凤翅堂中医师承丛书

樊正阳 主编

医门微言

凤翅堂中医讲稿

第三辑

U0189415

中国科学技术出版社
·北京·

图书在版编目（CIP）数据

医门微言：凤翅堂中医讲稿. 第三辑 / 樊正阳主编. — 北京：中国科学技术出版社，2019.1

（凤翅堂中医师承丛书）

ISBN 978-7-5046-8139-3

Ⅰ. ①医… Ⅱ. ①樊… Ⅲ. ①中医学 Ⅳ. ① R2

中国版本图书馆 CIP 数据核字（2018）第 208068 号

策划编辑	焦健姿
责任编辑	黄维佳
装帧设计	华图文轩
责任校对	龚利霞
责任印制	李晓霖

出　　版	中国科学技术出版社
发　　行	中国科学技术出版社发行部
地　　址	北京市海淀区中关村南大街 16 号
邮　　编	100081
发行电话	010-62173865
传　　真	010-62173081
网　　址	http：//www.cspbooks.com.cn

开　　本	710mm×1000mm　1/16
字　　数	253 千字
印　　张	15
版　　次	2019 年 1 月第 1 版
印　　次	2019 年 1 月第 1 次印刷
印　　刷	北京威远印刷有限公司
书　　号	ISBN 978-7-5046-8139-3/R·2313
定　　价	35.00 元

编著者名单

主　编　樊正阳

副主编　孔池龙　王　军

编　者　（以姓氏笔画为序）

王知秋　尤阳春　朱彩红　李　敦

吴艳艳　周　超　赵顶左　徐国华

唐健康　黄　晖　雷雪梅　樊士缨

校　订　信　建

内容提要

医之治病，贵理、法、方、药贯通一体。不知医理则难识病、识证，不知治法、医方、药物，虽知医理亦无从施治，犹巧妇无米不炊，工匠无器不作耳。理、法又如车之驾辕，方、药仿佛拉车之马，四马并驱，车乘可疾驰也！故学医者，应理、法、方、药同习之。本书为凤翅堂中医师承系列丛书的第五部，接续《医门微言·凤翅堂中医讲稿（第二辑)》，以《伤寒论》《金匮要略》的病、脉、证、治为经，讲授治里诸法为纬，并辑录有代表性之案例，详加按语以示识病、识脉、识证、制方，以及服药法之标准规范，裨读者临证有所遵循也！

前　言

张仲景《伤寒论》所述六病，是在古汤液方书所辑治诸病方基础之上，总结诸病之共性，以诸病所出现症候之共同病机，概括之为证，并法象阴、阳，以阴、阳气之多少，归纳为六病，故六病可赅诸病。六病所统之证，是诸病在某一阶段，某一节点有共同病机者所现之共性，证所附之方，即是对诸病出现此证之治，有是证用是方即可治诸病。《伤寒论》三阳、三阴之六病可统诸病，治诸证之方可治诸病，此为"智者察同"之扼要法。

丙申年秋，《医门微言：凤翅堂中医讲稿》第二辑完稿，于丁酉年正月出版。第二辑完稿之后，诊余继续写作，历经冬寒夏暑，于仲秋集二十万言，仍未能述尽仲景之方。虽辑录效案并加按语，也难尽言其意其用，仍有不详与疑惑之处，甚至错误之处也在所难免。医虽为小技，然攸关性命，其意博，其理奥，其趣深。非苦读勤学，博识达变者，难握其要；非智圆行方，心小胆大者，难会其用。余非苍生大医，无拯厄救危回天之术，然能精述医方，学以致用，亦可谓明医矣！读者品余所述，若心有所得，而后能有所用，则余心甚慰也。

樊正阳

戊戌年冬月于襄阳凤翅医堂

目录

医门微言 第三辑
凤翅堂中医讲稿

病脉证治与方药 · 从外感说中医的快速入门 · 凤翅医话

001 第一讲 病脉证治与方药

> 导读：在本讲稿第二辑"第二讲　病脉证治与方药"中，已经讲述了桂枝类方、麻黄类方、桂枝麻黄合剂类方，它们是治表法的代表方。这些方配伍有辛甘温、辛甘凉、辛甘平之异，以辛甘为主。本讲继续讲述治里诸法。治里法较丰富，有清热、温中、补益、攻下、逐水、逐瘀等法，它们用药性味有苦寒、甘寒、辛寒、辛热、甘温、苦温，甚至辛、甘、苦、寒、热合用等特点，这里先讨论清里热、温里寒两大治法，它们用药以栀子、石膏、黄芩、黄连、干姜、吴茱萸、附子等为代表。

壹

193　第二讲　从外感说中医的快速入门

> 导读:本讲讲述临床最常见的感冒、发热、咳嗽之病、脉、证、治。余常谓:不能速治外感的中医绝对不是好医生,也没有多高的诊疗水平。中医失去治疗急病阵地其中之一原因,即为此。然西医学对外感的认知与治疗尚且浅薄,故而治疗外感,并且能快速治愈外感是一个合格中医必备的技能,还能狙击因外感带来的诸多并发症,以及因外感导致的大病、重症。本讲所述三验方,是余临证多年在经方基础上之发明,读者若能深刻领会,定有获焉!

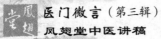

219　第三讲　凤翅医话

导读：凤翅医话系列文章，在网络流传甚广，被中医临床医生和广大中医爱好者所喜爱。所作有对治法治则的细致探讨，也有对医理药理的深刻认识，其中不乏临证经验与真知灼见，可师可法。洞察病机皆学问，人情练达成篇章。讲述娓娓道来，深入浅出；文字从心流露，雅俗共赏。本篇再次带您走进为医者诊治疾病的心路历程！

第一讲　病脉证治与方药

导读： 在本讲稿第二辑"第二讲　病脉证治与方药"中，已经讲述了桂枝类方、麻黄类方、桂枝麻黄合剂类方，它们是治表法的代表方。这些方配伍有辛甘温、辛甘凉、辛甘平之异，以辛甘为主。本讲继续讲述治里诸法。治里法较丰富，有清热、温中、补益、攻下、逐水、逐瘀等法，它们用药性味有苦寒、甘寒、辛寒、辛热、甘温、苦温，甚至辛、甘、苦、寒、热合用等特点，这里先讨论清里热、温里寒两大治法，它们用药以栀子、石膏、黄芩、黄连、干姜、吴茱萸、附子等为代表。

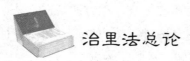

治里法总论

《医门微言：凤翅堂中医讲稿（第二辑）》"第二讲　病脉证治与方药"，讲述了依病、脉、证而确定治疗法则与方、药，并以实践经验为据，第一次提出按治表、治里、治半表半里三分方剂之法。在前作中，已经讲述了治表法之桂枝、麻黄及其类方，本辑及下辑讲述治里，以及治半表半里诸法。

表、里、半表半里，是人体结构的部位概念。表病、里病、半表半里病，是疾病发生后，病变所处之部位的不同。而表证、里证、半表半里证，则是对所出现症候病机的高度归纳，是形成了证的概念。

里病与表病相对应，表病赅皮肤、肌腠病变，里病赅脏、腑病变。表病部位为阳，表病之中还可分阴、阳。表病之阳是太阳病，或太阳病合、并少阳病之热，或太阳病合、并阳明病之实；表病之阴仍为太阳病，或太阳病合、并太阴病之虚，或太阳病合、并少阴病之寒。

里病部位为阴，里病之中也可分阴、阳。里病之阴是脏病，为太阴病湿，或合、并少阴、厥阴病厥逆而恶寒，是无热恶寒而病发于阴；里病之阳是腑病，为阳明病燥，或合、并太阳、少阳病发热而恶寒，是发热恶寒而病发于阳。太阴脏病为里虚寒证，阳明腑病是里实热证，所谓实则阳明，虚者太阴。故里病亦有阴、阳、寒、热、虚、实、燥、湿之辨。

里病之阴证，是太阴病，腹满而吐，食不下，自利益甚，时腹自痛，其脉浮而缓，手足尚自温；若阳气虚衰，脉沉而微细，手足厥冷，吐、利作，为太阴合、并少阴病寒。里病之阳证，是阳明病，津液少，肠中干燥，大便难，胃家实是也；若阳气旺盛，消渴，气上撞心，心中疼热，饥而不欲食，是阳明合、并厥阴病热。

里病之寒证，当治予理中、吴茱萸、四逆诸方；里病之热证，当治予栀子、白虎、茵陈、黄连、阿胶诸方等。里病之虚证，当治予建中、附子等汤；里病之实证，当治予承气、陷胸、桂枝加芍药大黄等汤。里病亦有寒热互见，虚实夹杂者，当治予泻心诸汤等。

里病诸般治法也与治表之桂枝、麻黄变法一样，可兼气、血、津、液之虚，可夹水饮、血瘀、食积之实，故治里基本方亦有诸多变法，衍生出很多类方。所谓法者一定之法，方者不定之方，类方即是在定法、定方之下，"知犯何逆，随证治之"的不定方。里病随着脏腑病位，具体病变性质的不同，亦有深浅层次之分，在气、在血，在腑、在脏，各应随证治之。

里病病性既然有寒、热、虚、实之不同，病位亦有三焦上中下之分，故温、清、补、泻诸法也随具体病位治有不同。譬如上焦温补心阳之桂枝甘草汤，清泻肺热之麻黄杏仁甘草石膏汤，泻肺饮之葶苈大枣泻肺汤，清胸膈热之栀子豉汤。中焦温胃之甘草干姜汤，温脾之理中汤，补脾虚之小建中汤，祛寒实之大建中汤。还有清肺、胃气热之白虎汤，泻胃、肠热之大黄黄连泻心汤，通大肠燥结之承气汤。下焦有温化水饮之肾气丸，清泻大肠湿热之黄芩汤、白头翁汤，温大肠虚寒之桃花汤，清大肠瘀热之大黄牡丹汤，下瘀血之桃仁承气汤、抵当汤等。

在表与里，即皮肤、肌腠与胸、腹腔之间，还有交通表、里的筋膜、空腔部位，即所谓"半在里半在外"者。"伤寒五六日，头汗出，微恶寒，手足冷，心下满，口不欲食，大便硬，脉细者，此为阳微结，必有表复有里也。脉沉亦在里也，汗出为阳微，假令纯阴结，不得复有外证，悉入在里，此为半在里半在外，脉虽沉紧，不得为少阴病，所以然者，阴不得有汗，今头汗出，故知非少阴也，可予小柴胡汤。设不了了者，得屎而解。"这里提出"必有表复有里"的"半在里半在外"的概念，即是约定俗成的半表半里证。病在半表半里，治不可汗、吐、下，便有了和解一法。

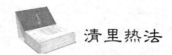
清里热法

清里热法，是《伤寒论》治疗里有邪热的治法。里热不仅有轻重缓急之差异，充斥内外之区分，在上、中、下三焦之不同，更有气分、血分层次之浅深。故栀子类方清上焦胸膈之热而除烦；白虎类方清气分之热而保津；泻心汤、小陷胸汤清中焦之热而消痞、涤痰；葛根芩连汤、黄芩汤、白头翁汤清下焦肠热而治利等。清热法所用之方药，多以寒凉为主，故过用、久用，易滑肠害胃，败坏脾阳，阳气素弱者虽病里热亦当谨慎使用，中病即止，不可过度。

◎ 栀子类方

1. 栀子豉汤　栀子甘草豉汤　栀子生姜豉汤

原文：发汗若下之，而烦热胸中窒者，栀子豉汤主之。

浅释：发汗能解表、攻下可治里，而胸膈的虚热不能去，故烦热胸中窒塞，用栀子豉汤主治。

原文：下利后更烦，按之心下濡者，为虚烦也，宜栀子豉汤。

浅释：因烦以为有热而用下法，下后大便通利反而更烦，按压心下软而不抵抗，是因胃脘有虚热而烦，适宜用栀子豉汤治疗。（此为腹诊鉴别虚实法）

原文：发汗吐下后，虚烦不得眠，若剧者，必反复颠倒，心中懊恼，栀子豉汤主之；若少气者，栀子甘草豉汤主之；若呕者，栀子生姜豉汤主之。

浅释：发汗、吐、下，治不恰当，胸膈遗留虚热，烦而不能眠，病情严重的患者，坐卧不安，心中烦恼而无奈何，用栀子豉汤主治。如果因为发汗或通下后中气不足者，加甘草，用栀子甘草豉汤主治；呕吐者，用栀子生姜豉汤主治。

原文：伤寒五六日，大下之后，身热不去，心中结痛者，未欲解也，栀子豉汤主之。

浅释：伤寒五六日，若无下证，反而用了下法，则为错治，所以身体发热不去，心中滞结而痛，是病未解，用栀子豉汤主治。

原文：阳明病，下之，其外有热，手足温，不结胸，心中懊侬，饥不能食，但头汗出者，栀子豉汤主之。

浅释：阳明病，当下，如果下不得法，仍然外有发热，手足温，还是阳证，又没有结胸，则无实证，然而有心中烦恼，无可奈何感，知饥而不能食，只是头汗出，是胸膈遗热，用栀子豉汤主治。

原文：阳明病，脉浮而紧，咽燥口苦，腹满而喘，发热汗出，不恶寒反恶热，身重。若发汗则躁，心愦愦反谵语。若加温针，必怵惕烦躁不得眠。若下之，则胃中空虚，客气动膈，心中懊侬，舌上胎者，栀子豉汤主之。

浅释：阳明病兼有外证而发热，虽然脉浮而紧，似乎有表证，但是咽喉干燥，津液少，口苦，腹满而喘息，又发热汗出，不恶寒反而恶热，身体沉重，不可发汗。如果发汗再伤津液，则身燥热，心中烦乱无奈而胡言乱语。如果温针取汗，必然惊惧烦躁不得睡眠。如果用下法，则虚其肠，再耗津液，虚热冲动胸膈，当心之中烦闷不适，舌上生苔，用栀子豉汤治疗。

◇ **栀子豉汤方**

栀子（擘）十四个　香豉（绵裹）四合

上二味，以水四升，先煮栀子，得二升半，内豉，煮取一升半，去滓，分为二服。温进一服，得吐者，止后服。

◇ **栀子甘草豉汤方**

栀子（擘）十四个　甘草（炙）二两　香豉（绵裹）四合

上三味，以水四升，先煮栀子、甘草，取二升半，内豉，煮取一升半，去滓，分为二服。温进一服，得吐者，止后服。

◇ **栀子生姜豉汤方**

栀子（擘）十四个　生姜五两　香豉（绵裹）四合

上三味，以水四升，先煮栀子、生姜，取二升半，内豉，煮取一升半，去滓，分为二服。温进一服，得吐者，止后服。

浅释：栀子类方主要由栀子、豆豉组成，是清热除烦法，主治上焦之热扰胸膈证。

里热，有实热与虚热之别，栀子豉汤所主治之虚热为无形之热，是相对于胃肠有形之实热而言。栀子，也名山栀子，味苦、性寒，功效泻火除烦，清热利尿，凉血解毒，是清热要药。用于治疗热病心烦、热扰难寐、三焦火热、湿热黄疸、血淋涩痛、血热吐衄、目赤肿痛、火毒疮疡等，外用还可治扭挫伤肿痛。《神农本草经》（后简称《本经》）言："主五内邪气，胃中热气，面赤酒疱皶鼻，白癞，赤癞，疮疡。"为除烦要药。豆豉，也称淡豆豉，《伤寒论》称为香豉，是黑大豆成熟种子的发酵加工品，首载《名医别录》，"味苦、寒，无毒，主伤寒头痛，寒热，瘴气恶毒，烦躁满闷，虚劳喘吸，两脚疼冷，又杀六畜胎子诸毒"。豆豉主要功效为解表，除烦，宣发郁热。用于治疗感冒、寒热头痛、烦躁胸闷、虚烦不眠。栀子类方有栀子豉汤、栀子甘草豉汤、栀子生姜豉汤、栀子厚朴汤、栀子干姜汤、枳实栀子豉汤、茵陈蒿汤、栀子柏皮汤、大黄硝石汤、栀子大黄汤等十方，基本方为栀子豉汤，其余都为遵"随证治之"原则之衍化方。

栀子豉方，用栀子十四个，实验大小平均称重所得约 15g，豆豉四合体积约 80ml，称重约 50g。从剂量可以看出，仲景用栀子剂量并不重，有谓治上焦如羽，是说治疗上焦的病，用药应该轻，用栀子 10g 多，古今用药有相同之处，符合此等心烦是虚热所致病机者。栀子作为除烦要药，所治病在上焦，故有谓栀子豉汤为阳明表剂之说。《医宗金鉴·删补名医方论》柯琴："盖阳明之里是胃实，不特发热恶热，目痛鼻干，汗出身重，谓之表；一切虚烦虚热，咽燥口苦舌苔，腹满烦躁不得卧，消渴而小便不利，凡在胃（肠）之外者，悉是阳明之表也。"意思是说，阳明病除肠结燥热之外，其他都系在阳明之表，若以生理结构部位来说，栀子豉汤所治重在上脘以及上脘当胸之处，也即贲门上下部位。重用豆豉，与栀子合用宣发胸膈郁热而除烦。豆豉为人工制品，是用辣蓼、青蒿等具有辛苦气味草药熬汤浸泡黑豆，蒸熟再覆盖药渣发酵生黄衣，晒干而得，也有以辣蓼、青蒿、佩兰、麻黄、紫苏叶、藿香等药制得者。仲景所用豆豉如何制得尚无定论，但是无论何法制得，其功效大约相仿，那就是能解除表邪，宣发胸中热郁而除烦。

栀子豉汤本不为吐剂，心中烦杂懊恼本为郁郁而烦，本有心中温温欲吐感觉者，服药若吐，热随吐而上越，是宣可决壅，也为病解，这个就暗示，栀子豉汤证的虚热并非完全胃中无物者，只是与胃肠燥热的实热相比较而言。少气，可以理解为心烦而掉气，也即心烦兼有中气不足之感，用栀子豉汤加味炙甘草补益中气；呕，必然夹饮，故于栀子豉汤清热除烦之外，重用生姜五两散饮止呕可以为证。

2. 栀子厚朴汤

原文：伤寒下后，心烦腹满，卧起不安者，栀子厚朴汤主之。

浅释：伤寒病用下法后，遗留虚热扰胸膈故烦，腹中气机壅塞故满，烦、满并见，必卧起不安，用栀子厚朴汤主治。栀子除烦，厚朴、枳实泻满。

◇ 栀子厚朴汤方

栀子（擘）十四个　厚朴（炙，去皮）四两　枳实（水浸，炙令黄）四枚

上三味，以水三升半，煮取一升半，去滓，分二服，温进一服。得吐者，止后服。

3. 栀子干姜汤

原文：伤寒医以丸药大下之，身热不去，微烦者，栀子干姜汤主之。

浅释：伤寒病以丸药大下，当为巴豆之类峻下之药等。伤寒者必发热，大下之后外热不去，里又虚热烦扰，当微烦，以栀子除烦，干姜温中，是寒热并治。本条当与"伤寒五六日，大下之后，身热不去，心中结痛者，未欲解也，栀子豉汤主之"互参。

◇ 栀子干姜汤方

栀子（擘）十四个　干姜二两

上二味，以水三升半，煮取一升半，去滓，分二服，温进一服。得吐者，止后服。

浅释：观栀子诸方煎服法，有豆豉者均后下，即先煮栀子，当有取栀子之苦味先除热，豆豉续宣郁之意。此类方均煎取一升半，温分二服，服药量较少，符合胃中不适服药法，且方后云："温进一服，得吐者，止后服。"当为消息处之法，观察是否中病，还需再服药否，以免过犹不及，徒生药害。至于栀子厚朴汤、栀子干姜汤均去豆豉，一为泄满除烦，一为温中除烦，故不需豆豉宣郁热。

《本经疏证》说："栀子厚朴汤，栀子干姜汤，无豆豉仍以栀子冠方，为其有烦也；茵陈蒿汤，大黄硝石汤，何尝无栀子？而方名不出栀子，则栀子者，为治烦之要剂欤。"故用栀子者诸方证必有心烦。

4. 枳实栀子豉汤

原文：大病差后，劳复者，枳实栀子豉汤主之。

浅释：大病初愈后，余热未清，有因劳作，而生虚热，或因多食难消，致生虚烦，用枳实栀子豉汤主治。

◇ 枳实栀子豉汤方

枳实（炙）三枚　栀子（擘）十四个　豉（绵裹）一升

上三味，以清浆水七升，空煮取四升，内枳实、栀子，煮取二升，下豉更煮五六沸，去滓，温分再服，覆令微似汗。若有宿食者，加大黄，如博棋子五六枚，服之愈。

浅释：所谓大病差后，应为热病愈后，胃气必弱。以方测证，当有心下痞满、食而难消、心烦等症候。虽然予枳实栀子豉以消痞除滞、清热除烦，然胃气弱当顾及，故用清浆水煮汤再煮药，以护胃气。若宿食难化，再少加大黄如棋子大五六枚，是取其健胃功效，并非是用来泻下。

本方眼目是用"清浆水"，清浆水何物古来众说纷纭。考清浆水是何物，有多种说法，其中有三说较为接近。其一说为小麦面团在清水中反复揉捏，去尽面筋，剩下之面水再放置发酵后有酸味即是，先煮为杀毒。小麦为五谷之首，味甘，性平，有健脾益气，养心除烦之功。麦面汤发酵后煮熟代水再煮枳实栀子豉成汤，即能增加胃中酸度而帮助消化；其二是淘米水放置发酵有酸味后即是，煮熟杀毒成为酸米汤，酸米汤熬药也能助消化，养胃阴而清热，比如白虎汤即用粳米与石膏、知母配伍，煮米熟汤成；其三有用井水化黄土搅浑沉淀取上清液，煎煮杀毒来煮药，黄土可助胃气，比如黄土汤所用即为灶心土。这些说法都有可取之处，我们在实际运用时可以参考取用。

原文：凡用栀子汤，病人旧微溏者，不可与服之。

浅释：凡是用栀子诸汤，因栀子苦寒，能害胃滑肠，如果素大便微溏，当谨慎与服。此栀子药禁。

案例一：懊恼（闫云科．临证实验录）

李某，女，45岁，干部。

懊恼半年余。病发时心烦意乱，胸憋心悸，如坐针毡，欲卧不卧，欲便不便，颠倒不安，不能自主。约一二时，症状缓解。初，每隔五至七日发病一次。近，日日皆发，多发于中午。某医院诊断为隐性冠心病，住院后又诊断为神经官能症，经治不效，遂来求诊。

望其面色暗红，形容急躁，舌边尖红赤，苔黄腻。询知失眠，多梦，胸中烦热，咳痰黄稠，口苦便秘。切其脉，沉滑略数。诊其腹，柔软无压痛。此懊恼证也，由热郁胸膈所致。治宜清宣泄热，栀子豉汤系专方也。

栀子10g　豆豉10g　2剂

二诊：懊恼止，续服2剂，症再未发。

凤翅按：心烦意乱，即是"心中懊恼"。"反复颠倒"是因心中烦而坐卧不安，起起落落之貌。面红、急躁、舌边尖红、口苦、舌苔、脉数都是有热之诊。心绪烦扰则失眠、多梦。脉滑、苔黄，若按之心下疼，则为小结胸证，而按之腹软不硬则无实邪，予栀子豉汤清热除烦。

案例二：心烦（闫云科．临证实验录）

王某，女，30岁，护士。

邻人恶作剧，毒死家养母鸡5只，气愤难忍，然力小势薄，不得伸张，嗳逆叹息，胸脘胀闷，未几更增心烦不宁，坐立不安，吞咽时胸骨后灼痛难忍，及于后背。

消化科诊为食管贲门炎，服用螺旋霉素、B族维生素等治疗，逾月不见转机，改求中药。望其舌边尖红，苔黄白相杂。诊其脉，沉滑略数。观其脉症，此懊恼证也。因气郁在胸，肝木不达，日久化火，上逆而不降，填胸扰心。治宜清热除烦，宣郁宽胸。拟栀子豉汤加味。

栀子10g　豆豉15g　紫苏叶10g

连服3剂，懊恼不再，诸症俱失。

凤翅按：积怨不能伸，肝气郁则化火，气火逆升，胆胃不降，胆、胃汁液反流灼伤贲门食管，导致心烦不宁，胸骨后灼痛难忍。本案加味紫苏叶也为理气设，若依其舌苔黄白相杂，脉滑略数，虽无心下疼痛，然胸骨后灼痛难忍，及于后背，此类胸痹病，不若加用瓜蒌，甘、苦、凉，清热涤痰，宽胸理气恰当。

案例三：心中懊恼证（熊梦．懊恼证的辨证施治）

沈某，男，30岁，小学教师。

患热性病，发热三四日不退。烦满欲吐，不眠，口渴喜热饮，医初以为表寒，投辛温疏解等药无效。延先父诊之，身热不退，烦渴不宁，欲吐，自觉心胃间有说不出的难过感，喜饮置于火炉上的热茶，且须自壶嘴中不时吸之始觉松快，小便短赤，舌苔白而滑，脉数而无力。

先父诊毕语曰：从心胃部烦满不安，按之柔软，烦渴不眠，欲吐等症候言，乃懊恼证。主经方栀子豉汤。

生栀子仁9g　淡豆豉18g

如法煎煮，分二次温服。

翌日复诊，热退脉平，诸症若失。仅精神疲软，食欲不振耳，以其体质素弱，改进补中益气汤，以善其后。

凤翅按：本案因发热，舌苔白而滑，渴喜饮热，医初以为寒，故予辛温疏解无效。以烦满不安欲吐，按之心下柔软，舌上生苔，小便短赤，脉数无力，认定为虚热烦扰导致懊恼证，可以看出栀子豉汤清热除烦，轻宣郁热之效。

案例四：急性心肌梗死并发心烦懊恼（房定亚．治急性心肌梗死并发症验案）

刘某，男，48岁，工人。1976年3月16日住院。

住院诊断：前壁心肌梗死，并发心律失常（完全右束支传导阻滞、期前收缩）合并糖尿病，迁延性肝炎，高血压病。经用葡萄糖、双嘧达莫、醋硝香豆素片、青链霉素、维丙胺等治疗，因患者心中烦闷，呕恶为苦，邀中医同治。

4月13日中医初诊：患者胸前区痛，满闷、恶心、呕吐，食欲差，胸腹发热已周余，弃衣被而卧，喜袒胸露腹，但体温不高，苦大便干，溲黄，脉象弦，苔黄褐色。患者主诉胃中甚为痛苦，难于表达。此为胃中有陈腐之气，湿浊蕴郁而化热，致使清气不升浊气不降之故。拟栀子豉汤加味治之。

栀子、淡豆豉、枳壳、藿香、荷叶、生大黄各9g　炒扁豆15g　薄荷（后下）6g

6剂，水煎服。

4月20日复诊：腑气已通，舌苔已化，诸症减轻，将生大黄改为熟大黄6g，加檀香9g，砂仁、黄连各6g，继续清化胃肠湿热，每日服药1剂。

4月26日，患者下地活动，诸症皆有明显好转。

凤翅按：糖尿病、高血压、迁延性肝炎这些都是西医学诊断的慢性病，是其人身体素有之痼疾。患者胸前区痛、满闷，应该是心梗的主要症状，因有慢性疾病，诸般治疗过后，心梗应该得以缓解。然素有之疾，如高血压、糖尿病应该是发作心梗的潜在因素，病因不去，终不能治愈。

杂药乱投治疗近乎一月，增恶心、呕吐，食欲差，胸腹发热，弃衣被而卧，喜袒胸露腹，便干，溲黄，苔黄褐，是与治疗用药不得法有关，还是病本该如此发展不得而知。然，依据现症诊断为胃肠中有陈腐浊气，湿浊蕴郁而化热，予栀子豉汤以清宣郁热，加味枳壳、大黄，即为枳实栀子豉汤，可消积滞而除胃中陈腐浊气，荷叶、藿香、黄连等清化湿热，以升清气。使气机升降有序，浊气去则诸症减。从本案可以看出，杂病虽名目众多，治应寻其现症之病机，辨明其证，施治其方，即可拨动机窍。

名家医案：叶天士《临证指南医案》栀子豉汤及类方数案

案1：叶，风温入肺，肺气不通，热渐内郁，如舌苔，头胀咳嗽，发疹，心中懊憹。脘中痞满，犹是气不舒展。邪欲结痞，宿有痰饮，不欲饮水，议栀豉合凉膈方法。

山栀子皮　豆豉　杏仁　黄芩　瓜蒌皮　枳实汁

浅释：风温，定义之概念不一。如仲景定义风温："若发汗已，身灼热者，名风温。"是依据用方辛温，如麻黄、桂枝等方发汗后之变证而定义。而温热病家如吴鞠通定义风温："风温者，初春阳气始开，厥阴行令，风夹温也。"是言时令之外感病，本案风温即此，必有发热。言头胀咳嗽，则病在上焦手太阴肺，是外邪不解，热渐内郁，发疹，是热有外发之征象。舌上生苔，心中懊憹，则热郁胸膈，用栀子加味黄芩即可凉膈热，如名方凉膈散治膈上热如焚烧，即从栀子方衍化加味黄芩、竹叶、大黄、芒硝等而来。胃脘痞闷是夹痰饮宿水，用栀子豉汤加黄芩清理胸膈郁热，加味杏仁、瓜蒌皮通肺气之痞，用枳实汁辛苦通降去痰水而消痞。

案2：郭，风温入肺，气不肯降，形寒内热，胸痞，皆郁之象。辛凉佐以微苦，手太阴主治。

黑山栀子　香豉　杏仁　桑叶　瓜蒌皮　郁金

浅释：外之表邪不解，必有恶寒；入里化热，热邪郁肺，必肺气不降，故见胸中痞闷，当有咳逆上气，都为肺气郁闭病象。病在手太阴，当治予辛凉透表，苦味降气。故用桑叶透表，栀子、豆豉宣发郁热，杏仁降气、瓜蒌皮宣肺痹。郁金气香而辛，味苦而凉，也为透泻郁热而用。

案3：张，57，脉小弦，纳谷脘中哽噎，自诉因乎抑郁强饮，则知木火犯土，胃气不得下行所致，议辛苦泄降法。

黄连　郁金　香淡豆豉　竹茹　半夏　丹皮　山栀子　生姜

浅释：脉小弦，气机郁结。因心愤懑怨恨而强饮，脘中哽噎，是胸中窒，必有烦热，舌上苔。言木火犯土，是肝火犯胃，心中也应有结疼，胃气不得下行则呕，故以栀子生姜豉汤加味治之。竹茹、黄连、半夏，清热止呕协助生姜，郁金、丹皮辛凉解火郁而清肝热。可见定法定方之外，也该随证小变其法其方而治之。

案4：某，暑温热气，触入上焦孔窍，头胀胸闷不饥，腹痛，恶心，延久不消，有疟痢之忧。医者不明三焦治法，混投发散消食，宜乎无效。

杏仁　香豉　橘红　黑山栀子　半夏　厚朴　滑石　黄芩

浅释：伤暑病热，其热重者为暑温，夹湿者为湿温。湿热弥漫，故熏蒸而头胀胸闷不知饥。其恶心、腹痛，湿热蕴结胃肠，当有心烦腹满，久而有发寒热下痢之虑。以橘红易枳实，合栀子、厚朴，便为栀子厚朴汤，治心烦腹满。杏仁、半夏降气止呕，黄芩、滑石清热利湿。

案5：张，脉涩，脘痞不饥，口干有痰，当清理上焦。

枇杷叶　杏仁　山栀子　香豆豉　郁金　瓜蒌皮　姜汁炒竹茹

浅释：叶案往往记叙简单，然从用方用药可见端倪。脉涩，往来不流利，气机不畅之诊。何以得此脉？结合口干有痰症状，是有痰阻碍气机，故脘痞不饥，口干者是有热，顺理成章，当见舌上苔。所谓清理上焦，是宣发胸膈之郁热，故以栀子豉主治。杏仁、枇杷叶、郁金、瓜蒌皮，合用可清上焦之热，开达上焦气机。竹茹本可清热，也可化痰、止呕，用姜汁炒则增强其化痰、止呕功效。

案6：吴姓又案，舌白不渴不饥，大便经旬不解，皮肤麻痒，腹中鸣动，皆风湿化热，阻遏气分，诸经脉络皆闭。昔丹溪谓肠痹，宜开肺气以宣通，以气通则湿热自走，仿此论治。

杏仁　瓜蒌皮　郁金　枳壳汁　山栀子　香豆豉　紫菀

浅释：皮肤麻痒，不知饥，腹中鸣动，大便十日不解，舌白不渴则无实热，是气机郁滞而表里之气不通之故。言风湿化热，必因外感不解，入里化热，与素有之湿相合，阻遏气机。所谓肠痹，大肠气机痹阻之意。肺与大肠相表里，宣通肺气，则大肠气机流通，湿热自化。用枳实栀子豉汤清热导滞，杏仁、瓜蒌皮、郁金辛苦宣肺痹而降气。紫菀味苦、辛、微温，可化痰降气，润通大肠，并可调通水道，湿自可与热分离从小便而去。

案7：陈，热病后，不饥能食，不寐，此胃气不和。

香豉　黑山栀子　半夏　枳实　橘白

浅释：热病后，胃气弱，强食则胃气不和，故虚烦不得眠。此为食复而致生虚热，邪热不杀谷故不知饥。以枳实栀子豉汤，消食导滞除虚烦不寐，半夏、橘白，降气和胃。

案8：李，脉左弦，呕吐，发热后脘闷不爽，宜慎口腹。清肃上中二焦，不致再延成疟，进苦辛法。

杏仁　郁金　山栀子　豆豉　白蔻　枳壳

浅释：脉弦，呕而发热，小柴胡汤主之。若治不如法，热解而遗留虚热，则脘闷不爽，消化不良，即所谓邪热不杀谷，当有懊恼虚烦，宜慎饮食，不可辛辣荤腥厚味。治当清热导滞除烦，予枳实栀子豉汤，加味杏仁、白蔻、郁金，宣通上、中二焦气机。

凤翅按：栀子豉汤轻清宣泄胸膈郁热，因病有兼、夹，证有变迁，故为增强栀子类方疗效，叶天士每佐入微苦、微辛之药，意取"微苦以清降，微辛以宣通"。常加入杏仁、白蔻、瓜蒌皮、枇杷叶、枳实、枳壳、橘红、郁金等，以治兼、夹证。

若兼外感咳嗽欲宣泄、清降肺气，则佐桑叶、杏仁、桔梗、瓜蒌皮、紫菀、枇杷叶、贝母等；若夹上焦气痹之实，欲行气开结，则佐瓜蒌皮、橘红、紫苏梗、枳壳、半夏、蔻仁、厚朴等；夹火热欲增清热泻火之力，则佐用连翘、石膏、竹叶、黄芩、黄连、丹皮、竹茹等；夹湿热欲行清热利湿法，则佐薏苡仁、白通草、滑石、茯苓皮、赤小豆等；若夹虚热伤津，则佐沙参、石斛、天花粉等。观叶案，栀子厚朴、枳实栀子豉都有运用，这些都是在主证确立情况下，遵"随证治之"原则而加味施治。所用药之功效可参考诸家本草，或《中药学》。

5. 茵陈蒿汤

原文：阳明病，发热汗出，此为热越，不能发黄也。但头汗出，身无汗，剂颈而还，小便不利，渴饮水浆者，此为瘀热在里，身必发黄，茵陈蒿汤主之。

浅释：阳明病，本胃家实，是燥热之病。如果发热汗出，是热能外越，即不能发黄。如果只是头汗出，身体无汗，又小便不利，渴而多饮，这是瘀热互结在里，身体必然发黄。用茵陈蒿汤主之。

原文：阳明病，无汗，小便不利，心中懊恼者，身必发黄。伤寒七八日，身黄如橘子色，小便不利，腹微满者，茵陈蒿汤主之。

浅释：无汗，小便不利，心中懊恼发烦，是发黄的伴随症候。若发热如伤寒状，身体发黄而明亮如橘子之黄色，是阳黄，又小便不利，腹满，当予茵陈蒿汤主治。

原文：谷疸之为病，寒热不食，食即头眩，心胸不安，久久发黄，为谷疸，茵陈蒿汤主之。

浅释：谷疸，疸病有宿食。外有寒热，宿谷难消而不食，食则浊气上攻而头晕目眩，浊气上攻心胸而烦满不安，食积久而生热，湿热结聚，身必发黄，这是谷疸的症候，茵陈蒿汤主之。

原文：阳明病，脉迟者，食难用饱，饱则微烦，头眩，小便必难，此欲作谷疸。虽下之，腹满如故，所以然者，脉迟故也。

浅释："阳明之为病，胃家实是也。"胃家实本该脉大、实、数，热则消谷善饥，若脉迟即为虚寒，胃阳不足，运化不力，故不能多食，勉为饱食不能健运则堵塞心下而烦闷，清阳难升则头眩，浊气难降则小便难。实则阳明，虚则太阴，此虽欲作谷疸，是为太阴寒湿，因脏寒而生满病，故不可下，腹满不去，脉迟治当温脏。此鉴别诊断，因阳明病主证是大便难，提示大便难虽然疑似阳明病，也不尽为阳明病，疸病有虚寒为太阴病者不可下。

◇ 茵陈蒿汤方

茵陈蒿六两　栀子（擘）十四枚　大黄（去皮）二两

上三味，以水一斗二升，先煮茵陈，减六升，内二味，煮取三升，去滓，分三服，小便当利，尿如皂荚汁状，色正赤，一宿腹减，黄从小便出也。

浅释：《本经》言茵陈蒿："味苦，平，主风湿寒热邪气，热结黄疸。"故利湿退黄是其主要功用。《本草经疏》："《伤寒》、《金匮》二书，几若无疸不茵陈。"本方重用茵陈六两，足证茵陈是本方主药，是故茵陈一药乃黄疸病要药。栀子是除烦要剂，也有利胆退黄功效。《药徵》："主治心烦，旁治发黄。"《药性论》："通小便，解五种黄病。"用大黄意不全在通腑泻下，在于泻热逐瘀而退黄，黄疸有瘀，故大黄在所必须。《本草正义》："大黄迅速善走，直达下焦……但久制者，可从小便以导湿热。"大黄同煎久煮攻下之能即弱，而泄热逐瘀效存，方后云："小便当利，尿如皂荚汁状，色正赤。"可证。

《金匮要略·黄疸病脉证并治第十五》："黄家所得，从湿得之，一身尽发热而黄，肚热，热在里，当下之。"湿热瘀血结聚而实，通利二便是正治法。

茵陈蒿汤现用于急慢性黄疸型肝炎、重症肝炎、胆囊炎、胆道结石症、钩端螺旋体等病，属于阳明内实，湿热、瘀血蕴结，符合上述症候者。

6. 栀子柏皮汤

原文：伤寒身黄发热，栀子柏皮汤主之。

浅释：伤寒身黄发热，是病疸，疸病必发黄而心烦，治以栀子黄柏，清热利胆退黄。

◇ 栀子柏皮汤方

肥栀子（擘）十五个　甘草（炙）一两　黄柏二两

上三味，以水四升，煮取一升半，去滓，分温再服。

浅释：《本经》言黄柏："味苦，寒，主五脏肠胃中结气热，黄疸，肠痔，止泄痢，女子漏下赤白，阴伤蚀疮。"有清热燥湿、泻火解毒功效，治热痢、消渴、黄疸、梦遗、淋浊、痔疮、便血、赤白带下、骨蒸劳热、疮疡肿毒等。《医宗金鉴》注："此方之甘草，当是茵陈蒿，必传写之误也。"可取。观本方若甘草为茵陈，则与茵陈蒿汤有大黄、黄柏之异，必有深意。身黄发热，有瘀热当下者予茵陈蒿汤，此以身黄发热而里未实，腹满未显，只是湿热结聚，宜栀子柏皮汤清解。

7. 栀子大黄汤

原文：酒黄疸，心中懊侬，或热痛，栀子大黄汤主之。

浅释：酒客患黄疸病，如果心中烦闷，懊恼烦躁，或者心中发热而痛，以栀子大黄汤主治。

◇ 栀子大黄汤方

栀子十四枚　大黄一两　枳实五枚　豉一升

上四味，以水六升，煮取二升，分温三服。

浅释：本方实为枳实栀子豉汤加大黄。"心中懊恼而热，不能食，时欲吐，名曰酒疸。""夫病酒黄疸，必小便不利，其候心中热，足下热，是其证也。"这些症候的描述准确说明酒疸必心中懊恼而热，故以栀子豉加味枳实、大黄下之。疸病常欲吐，故每次服药量较少，以利于胃能受纳，治疸病欲呕吐者方多如此服药。

8. 大黄硝石汤

原文：黄疸腹满，小便不利而赤，自汗出，此为表和里实，当下之，宜大黄硝石汤。

浅释：黄疸腹满病为在里，湿热瘀血结聚，胆汁泄于血中，小便浊而不利，热而色黄赤。自汗出是表和，里实当下，适宜用大黄硝石汤治疗。

◇ 大黄硝石汤方

大黄、黄柏、硝石各四两 栀子十五枚

上四味，以水六升，煮取二升，去滓，内硝更煮，取一升，顿服。

浅释：本方药量较重，并且煮取一升顿服，是里实急当祛邪者。清瘀热，泻湿浊，使瘀、浊从二便而去。硝石即火硝，《本经》："味苦，寒，主五脏积热，胃胀闭，涤去蓄结饮食，推陈致新，除邪气。……化七十二种石。"功效破坚散结，利尿泻下。

案例一：瘅热（刘渡舟临证验案精选）

孙某，男，55岁，1992年4月21日初诊。

3年前，洗浴之后汗出为多，吃了两个橘子，突感胸腹之中灼热不堪，从此不能吃面食及鸡鸭鱼肉等荤菜，甚则也不能饮热水，如有触犯，则胸腹之中顿发灼热，令人烦扰为苦，必须饮进冷水则得安，虽属数九隆冬，只能饮凉水而不能饮热水。去医院检查，各项指标未见异常，多方医治无效，专程由东北来诊。

经询问，患者素日口干咽燥，腹胀，小便短黄，大便干，数日一行。视其舌质红绛苔白腻，切其脉弦而滑。据脉证特点，辨为瘅热之病，《金匮》则谓"谷疸"，乃脾胃湿热蕴郁，影响肝胆疏通代谢之能为病。治法：清热利湿，以通六腑，疏利肝胆，以助疏泄。疏方柴胡茵陈蒿汤。

柴胡15g 黄芩10g 茵陈15g 栀子10g 大黄4g

服药 7 剂，自觉胃中舒适，大便所下秽浊为多，腹中胀满减半。口渴欲饮冷水，舌红、苔白腻，脉滑数等症未去，此乃湿热交蒸之邪，仍未驱尽，转方用芳香化浊，苦寒清热之法。

佩兰 12g　黄芩 10g　黄连 10g　黄柏 10g　栀子 10g

连服 7 剂，口渴饮冷已解，舌脉恢复正常，胃开能食，食后不作胸腹灼热和烦闷，瘅病从此而愈。

凤翅按：瘅通疸，"瘅热"为脾胃素有湿热，因饮食不节而发。湿热氤氲，则肝胆疏泄不利。若湿热郁蒸日久，小便不利，即可发黄。《素问·玉机真脏论》："肝传之脾，病名曰脾风，发瘅，腹中热，烦心，出黄。"其病与木土四脏腑，亦即肝、胆、脾、胃关系最为密切。胸腹热、心烦、口干、腹胀、小便短黄、舌红绛、苔腻等即为其见症，舌红绛说明郁热已久，深伏血分。本案即为"谷疸之为病，寒热不食，食即头眩，心胸不安，久久发黄，为谷疸"。心胸不安，即胸中烦热所致。

面食及鸡鸭鱼肉等荤菜，甚至热水都能助湿热，故食后胸腹热症状加重。当治予茵陈蒿汤。有咽干、脉弦，而加柴胡、黄芩，取小柴胡汤之意通达上焦，调畅气机。若以舌红绛、腹胀、大便干论，当取大柴胡法，加枳实、赤芍为善。药后口渴欲饮冷水，舌红、苔白腻，脉滑数等症未去，续以三黄解毒，栀子清热泻火，加佩兰芳香醒脾化陈腐，是针对湿热困脾"治之以兰，除陈气"。

案例二：茵陈蒿汤证（闫云科. 临证实验录）

李某，女，37 岁，木芝村人。

带下淋漓 1 年余，服消炎药，静脉点滴青霉素、甲硝唑，易医予服易黄汤加味，均不见好，遂来求诊。询其质状，黄稠如脓，阴痒蚀痛，少腹坠胀，体倦困乏，手足心热，口干口苦，纳谷正常，大便干秘。视其面色带赤，舌苔黄腻。闻其声音洪亮，口臭袭人。触诊腹壁厚，弹力强，无压痛，脉象沉滑有力。观其脉症，知阳明湿热内盛，下注胞宫为患。易黄汤补益脾肾之方，芡实、白果俱系收涩之品，不治阳明，徒劳无功也。拟茵陈蒿汤加味。

茵陈 30g　川大黄 10g　栀子 10g　土茯苓 30g　甘草 6g

3 剂。

二诊：药后日泻二三次，带下减少，倦怠亦轻，少腹仍胀坠，此湿热未尽也。原方加赤小豆 30g，3 剂。

三诊：带下已止，少腹坠胀亦轻，舌苔白腻，脉沉滑。阳明已清，湿热将尽。

原方减川大黄，加薏苡仁 30g，3 剂。

凤翅按：茵陈蒿汤本为治黄疸之方，其制方本意是清利湿热，利胆退黄。本案虽为带下病，然带黄稠如脓，体倦困乏，手足心热，口干口苦，苔黄腻是湿热下注的证，故以茵陈蒿汤加味土茯苓，利湿败毒，是异病同治者。

案例三：急性黄疸型传染性肝炎（黄伟康．茵陈蒿汤加减治疗黄疸型传染性肝炎 20 例初步观察）

袁某，男，23 岁，已婚，工人。住院号 19701，因黄疸 8 天而入院。

病人于入院前 12 天开始畏寒发热，伴有上呼吸道感染，疲乏，食欲不振。曾在联合诊所服助消化药片，无任何进步。4 天后热退，巩膜及皮肤随即出现黄疸，小便深黄，乃入院治疗。

体检：体温 36.5℃，脉搏 72 次 / 分，呼吸 20 次 / 分，血压 110/60mmHg；巩膜及皮肤有轻度黄染，心肺未见异常，腹软，无压痛，肝脾未触及。化验检查：黄疸指数 40，胆红素 4mg/dl，凡登白直接反应阳性，麝香草酚浊度 4U（正常值 0 ～ 2.5U），麝香草酚絮状试验阴性；胆固醇 152mg/dl，胆固醇酯 70mg/dl，马尿酸试验 2.0g（以苯甲酸计）。诊断为传染性黄疸型肝炎。

于入院后第 2 天开始服茵陈蒿汤，每日 1 剂。服药 1 周后黄疸显著减退，一般情况亦见进步，黄疸指数降至 8，胆红素 0.8mg/dl，马尿酸试验 3.1g。服药第 3 周末，临床上黄疸已不可见，黄疸指数 10，胆红素 0.5mg/dl，马尿酸试验 3.16g。食欲增加，情况良好，于住院第 25 天出院。

凤翅按：茵陈蒿汤所治乃黄疸阳证，是病在阳明，故有阳明病主证，发热，脉实，苔黄，腹满，小便赤，大便不利，合是证者即用是方，茵陈蒿汤是阳黄统治之方。

案例四：急黄（亚急性重型肝炎，肝昏迷）（林上卿．急黄）

刘某，男，39 岁，渔民。1975 年 10 月 13 日诊。

患者于就诊前 20 天，在舟山群岛捕鱼出现疲乏，食欲不振，尿黄。曾赴当地县医院就诊，经肝功能检查，黄疸指数 12，谷丙转氨酶 200U。拟诊为急性黄疸型肝炎，即在医院住院治疗。期间曾用保肝和支持疗法，并服中药 20 余剂，病情未见好转。继而出现腹水，昏迷，经各种急救处理并输血，仍未见效，出院回家，回家后急来我院求治。

检查：体温 37℃，脉搏 110 次 / 分，呼吸 24 次 / 分，神志昏迷，巩膜深度黄染。舌苔黑而浊腻，心肺未见异常，腹部膨胀，有移动性浊音。患者最后一次肝功能检查报告：黄疸指数 80，谷丙转氨酶 372U。西医诊断：亚急性重型肝炎，肝昏迷。中医辨证：阳黄，急黄。治以解毒、清热、化湿。急投大剂茵陈蒿汤加味。

茵陈 100g　大黄 24g　栀子 18g　黄柏 18g

水煎服，1 日 2 剂。

10 月 14 日，上方服后，当天连续排大便三次，色黑状如糊，量约一痰盂，小便亦行，色赤如皂角汁状，腹部稍软，神志略清醒，口干索饮，仍循前法。

10 月 23 日，病人已经神志清醒，能进流质和半流质，能问答对话。又服药 8 天，脉转缓和，黄疸减退，腹水也明显消退，能自行起坐，每日下午排黑色大便二次，将原方药量减其半，日服 1 剂。

11 月 3 日，黄疸基本消退，小便清长，腹水减退，精神好转，食欲转佳，能食干饭，自行在室内漫步。至此病已去八九，正在恢复阶段，若再用苦寒，恐伤脾胃，即将上方药量再减其半，并加金银花、丹参、白芍、泽泻、茯苓、甘草，然后用丹栀逍遥散加茵陈。同时配合保肝西药以调理善后。全程疗程 38 天，病告愈。

1976 年 1 月 10 日肝功能复查正常，同年 7 月竟能出海捕鱼。随访至今，身体健康。

凤翅按：黄疸病有"急黄""疫黄"或"瘟黄"，隋·巢元方《诸病源候论》首先提出了"急黄"的病名。清·沈金鳌《杂病源流犀烛·诸疸源流》："又有天行疫疠，以致发黄者，俗谓之瘟黄，杀人最急。"感受疫毒是急黄的主要病因。

亚急性重型肝炎是重症肝炎，可发生肝昏迷，是湿热疫毒弥漫三焦，熏蒸脏腑所致，属于危、重症，多有因此而丧命者。故辨明症候阴阳，重剂急投，使秽浊之邪从二便去方可顿挫病势。

案例五：阴黄（樊正阳．医门凿眼）

周某，女，74 岁，本院职工亲属。

1997 年秋，因腹满腹胀，恶心厌食而住院，诊断为甲型肝炎。治疗 1 周，毫无起色，遂邀门诊中医会诊。

查体温 36.2℃，身面微黄，色晦暗，倦卧不语，四肢逆冷。数日来只进少许稀粥，大便数日未解，小便黄而少。诊脉沉细而迟，舌苔腻而微黄。此寒湿阴黄证。同诊一老中医处龙胆泻肝汤加茵陈，力辨之为非。处方如下。

茵陈 20g 草果 6g 干姜 10g 乌附片 10g 炙甘草 6g 茯苓 30g

服数剂后出院。

案例六：重症肝炎（樊正阳. 医门凿眼）

王某，男，32 岁。

既往有慢性肝炎病史。2005 年春因发黄住襄阳市传染病医院半月余，后转至中心医院肝病科，诊为重症肝炎。治月余而病势垂危，下病危通知数次，欲行换血之类的疗法，一次即需六千余元，且医生说疗效不敢肯定，家属惶恐。经朋友介绍去医院诊治。

见色如烟熏，如灶灰，目珠昏暗。查体温 37.6℃，腹大如鼓，腹水已成，二便秘涩，肛门外翻，阴囊肿大。自述心中胀闷之极，时而烦躁欲死。诊脉沉细而滑，舌暗苔黄腻。此湿热困顿日久，脾之阳气衰微，欲变为死阴矣！疏方如下。

茵陈 60g 栀子 15g 大黄 10g 干姜 10g 乌附片 10g 滑石 30g 猪苓 15g 泽泻 15g 大腹皮 30g 苍术 10g 草果 6g 枳实 15g

在医院病房继服中药周余，诸症悉退而出院，续调治 2 个月余而安。

案例七：阴黄误治致病危（高辉远临证验案精选）

田某，男，29 岁。

因急性黄疸住某医院，发热，体温 39℃以上，身目俱黄，黄色晦暗，疲乏无力，腹部胀满，食欲不振，尿如浓茶，大便稀溏，血小板下降，胆碱酯酶降低，凝血酶原时间延长，血清白蛋白倒置，肝功能及转氨酶异常，血总胆红素增高。西医诊断重症亚急性病毒性肝炎，应用多种保肝药及对症治疗，并口服泼尼松（每日 60mg）。

某中医会诊辨证为湿热瘀滞之阳黄，采用中药制剂"去黄灵"静滴，并口服中药清热解毒汤剂。中西医结合治疗 20 余天无效，病情进一步恶化，请会诊时已报病危。观之神志昏迷，面色晦暗，大便泄泻，日 8～9 次，身目俱黄，色如烟熏，脉细濡无力，舌质晦暗，苔白腻而厚，此非阳黄，乃阴黄也！急宜温阳健脾，益肝除黄，以附子理中汤加味主之。

吉林参 10g 白术 10g 炮干姜 8g 炙甘草 5g 川附子 8g 白芍 10g 茵陈 15g

每日 1 剂，水煎 300ml，分 2 次鼻饲。

3 日后，病情稍见转机，体温略降，每日大便 2～3 次，意识渐复。继服 10 剂后，体温正常，黄疸明显消退，腹泻已止，神志清楚，已能纳食。守上方又服 10 剂，

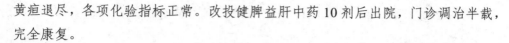

黄疸退尽，各项化验指标正常。改投健脾益肝中药10剂后出院，门诊调治半载，完全康复。

案例八：阴黄误用清热利湿（当代名医临证精华·肝硬化专辑）

1972年5月遇一黄疸型肝炎患者，发病仅5天，面目及身黄，黄疸指数达100以上，医予清热利湿中药，兼用西药保肝，1个星期后黄疸指数升到200，症状加重。

患者面目发黄，自诉脘腹作胀，口淡，清涎自涌，饮食不思，大便溏。面部微浮，舌质淡，苔虽薄黄但甚润滑，脉细缓。据此证象，乃是太阴发黄。停用前医中药，改予理中汤加茵陈、砂仁，嘱试服3剂。服药后患者自觉舒适，腹胀减轻，大便渐趋成形。如是守方续服7剂，症状继续好转。此时中焦阳气已复，可于健脾之中佐以疏肝利湿，遂以香砂六君子配合茵陈、郁金、赤芍、柴胡等化裁。一个月后黄疸指数下降到100，3个月后症状完全解除，肝功能及黄疸指数均在正常值范围。

凤翅按：以上四案均为黄疸阴证，名阴黄。案五周某，以黄色晦暗，倦卧不语，四肢逆冷，脉沉细而迟辨为阴证；案六王某，以色如烟熏，如灶灰，目珠昏暗，腹大如鼓，脉沉细而滑，烦躁欲死辨为阴证，它们的共同特征是脉沉细，舌暗苔腻，黄色晦暗。案七田某，以阳黄误治，病情转危，后以神志昏迷，面色晦暗，大便泄泻，身目俱黄，色如烟熏，脉细濡无力，舌质晦暗，苔白腻而厚辨为阴证；案八患者，以脘腹作胀，口淡，清涎自涌，饮食不思，大便溏，舌质淡，苔薄黄甚润滑，脉细缓辨为阴证。则辨析阴阳是治黄疸病之眼目，读者当以案中所述潜心细究之。

《伤寒论》："伤寒发汗已，身目为黄，所以然者，以寒湿在里不解故也，以为不可下也，于寒湿中求之。"仲景有论无方，仅言于寒湿中求之，则治法已经暗示。《圣济总录·黄疸门》把黄疸的危重症候称为"急黄"，并提出"阴黄"一证。《伤寒微旨论》特设"阴黄证篇"，说："发黄者，古今皆为阳证治之……无阴黄治法。"《临证指南医案·疸》："阴黄之作，湿从寒化，脾阳不能化热，胆液为湿所阻，责之于脾。浸淫肌肉，溢于皮肤，色如熏黄，阴主晦，治在脾。"《温病条辨·中焦篇》："足太阴寒湿，舌灰滑，中焦滞痞，草果茵陈汤主之，面目俱黄，四肢常厥者，茵陈四逆汤主之。"黄疸一症，阳黄固多，其证多急发而易治，阴黄亦复不少，其证多危重而难治。并且，阳黄易识，阴黄难辨。故不可舍茵陈四逆辈辛热、苦寒合法，而独任茵陈蒿汤等苦寒一法。

《临证指南医案·疸》："黄疸，身黄、目黄、溺黄之谓也。病以湿得之，有阴有阳，在腑在脏。阳黄之作，湿从火化，瘀热在里，胆热液泄，与胃之浊气共并，上不得越，下不得泄，熏蒸遏郁，侵于脾则身目俱黄，热流膀胱，溺色为之变赤，黄如橘子色，阳主明，治在胃。……今阴黄一证……唯寒唯湿，譬以卑监之土，须曝风日之阳，纯阴之病，疗以辛热无疑矣！……唯谦甫罗氏，具有卓识，力辨阴阳。遵伤寒寒湿之旨，出茵陈四逆汤之治，继往开来，活人有术，医虽小道，功亦茂焉。"

案例九：瘀血发黄（刘镜如．瘀黄治验）

1970 年夏，气候炎热，经常下雨。有患者赵某，病已半年，久黄不退而来就诊。据称病初经西医院诊断为梗阻性黄疸，疑为胰头癌引起，经剖腹探查，未发现肿瘤。近日精神萎靡，体重减轻，全身黄疸色暗，倦怠乏力，胃呆纳少，尿黄便溏，肝大平脐，质硬而触痛，脾亦肿大，舌绛，苔黄白兼见，脉弦。服西药及中药茵陈蒿汤、茵陈五苓散、茵陈术附汤、硝石矾石散等，均无效果。

分析其证候乃属湿热发黄，由于湿热滞留日久，侵其血分而至血瘀，若清湿热，血分瘀滞不化，则黄疸不愈；只化瘀滞，肝胆湿热不除，则黄疸亦不能除。治疗应化瘀滞，清湿热，两相兼顾。予丹栀逍遥散加三七、茵陈治之。

三七（冲）6g　茵陈 30g　牡丹皮 10g　栀子 10g　柴胡 10g　当归 10g　赤芍 10g　茯苓 10g　白术 10g　甘草 3g

水煎服，每日 1 剂，煎 2 次分服。服药 2 个月，黄疸消退，肝脾大恢复正常，病愈恢复工作。

凤翅按："太阳病，身黄，脉沉结，少腹硬满，小便不利者，为无血也；小便自利，其人如狂者，血证谛，属抵当汤。""伤寒瘀热在里，身必发黄。"瘀血可导致发黄，故治黄清热利湿或温化寒湿不应，当察有无瘀阻。

◎ 石膏类方

1. 白虎汤

原文：伤寒脉浮滑，此以表有热，里有寒，白虎汤主之。

浅释：本条文字古来有争论。白虎汤本治表里俱热者，里有寒即不可予白虎汤，故此寒字或为传抄热字之错讹，或解为邪字。"阳明病，外证云何？答曰：身热汗自出，不恶寒反恶热也。"《医宗金鉴》："脉浮滑者，浮为表有热之脉，阳明表有热，当发热汗出；滑为里有热之脉，阳明里有热，当烦渴引饮。故曰：表有热里有热也。此为阳明表里俱热之证，白虎乃解阳明表里俱热之药，故主之。"

原文：伤寒脉滑而厥者，里有热，白虎汤主之。

浅释：本条因厥而见厥阴篇，当为类证鉴别。脉滑里有热，见厥而手足逆冷，是热厥，用白虎汤主治是清里热。

原文：三阳合病，腹满身重，难以转侧，口不仁，面垢，谵语遗尿。发汗则谵语，下之则额上生汗，手足逆冷。若自汗出者，白虎汤主之。

浅释：此条与上二条，古人称之为"仲景白虎三证"。脉浮滑、脉滑、表里有热、自汗出，是白虎的证。"三阳合病，脉浮大，上关上，但欲眠睡，合目则汗。"从症候看，本条所述症候当为湿温证，湿热弥漫三阳，故"腹满身重，难以转侧，口不仁，面垢"，热甚则"谵语"，神昏则"遗尿"，故不可发汗，发汗更伤津液，阳热旺盛而谵语更甚；下之则伤阳气，遗留湿热上蒸而额上汗出。"若自汗出者"是湿温化燥，治用白虎汤清热润燥。

◇ 白虎汤方

知母六两　石膏（碎，绵裹）一斤　甘草（炙）二两　粳米六合

上四味，以水一斗，煮米熟汤成，去滓，温服一升，日三服。

浅释：知母"味苦，寒。主消渴热中，除邪气肢体浮肿，下水，补不足，益气"（《本经》），有滋阴清热，泻火除烦，润燥止渴功效。石膏"味辛，微寒。主中风寒热，心下逆气，惊喘，口干舌焦不能息，腹中坚痛，产乳，金疮"（《本经》），白虎汤所重在石膏清热，伍知母润燥，甘草和中。粳米就是平素所食大米，用大米入药，有服桂枝汤后喝热稀粥以助汗源，五苓散之白饮（米汤）和服，十枣汤药后糜粥自养，附子粳米汤之助胃气等，都是补养胃气法。这些方证，患者都是食欲不好，或者饮食少，营养暂时缺乏，故药、食同用。实践所知，单独煮石膏后汤药为清液，若配伍大米"煮米熟汤成"则为混悬液，说明在煎煮的过程中，大米与石膏可以结合，更有利于有效成分的煎出，同时，米粥又能

监制知母的寒滑之性而护胃气，滋养津液以解燥热。

白虎汤所治，证属外感风寒化热入里，或温热、伏气，热在阳明气分未及腑实者。热盛必耗津液，若以苦寒直折，又虑化燥再伤津液，故治以辛甘寒而清热保津。以用石膏为主药的白虎类方有白虎汤、白虎加人参汤、竹叶石膏汤、白虎加桂枝汤、白虎加苍术汤、化斑汤等，都是在白虎汤基础之上，依据病症变化，而"随证治之"的变化、衍化方。

本方对西医学"高热待查"等发热性疾病，系统性红斑狼疮高热，风湿热高热，细菌感染高热抗生素治疗无效，病毒性疾病高热，流行性传染病高热等，辨证属白虎汤证者，投方即效。

案例一：三阳合病（杨育周整理．张方舆医案四则）

某，男，70余岁。

某年秋患伤寒病，不治久而化热，便难溲赤，头常晕，渐加剧，不能坐起，坐起则房屋旋转。发热间或恶寒，继则昏瞆，发则口木舌强不能言，手足也不能动，耳聋，呼之如无所闻，目灼灼直视，约需1个小时始复常态，时谵语。

曾数更医，均以老年体虚，治当滋补，服药无效，病反日进。其中有认为病有热象，当用清凉者，投之小效。迁延至春不愈，后来我处诊治。脉六部洪滑，舌苔黄厚，口渴引饮，见其病杂且重，以其病久势急。经查阅《伤寒论》阳明病篇三阳合病一条，颇觉相近，治当用白虎汤。

鲜白茅根120g　生石膏60g　知母、天花粉各15g　粳米9g　甘草6g

服药后病人颇觉清爽，眩晕大减，是日昏瞆仅发2次，但脉之洪滑不减，知其蕴热尚炽，非一二剂所能肃清，原方加量：

鲜白茅根250g　生石膏120g　知母、天花粉各24g　党参15g　甘草9g　粳米1匙

先煎茅根取汤去渣，再入余药，煎取清汤三碗，每小时服一碗，日尽1剂。两天后身即不重，耳不聋，转侧自如，昏瞆已不发。又服六七剂，口也不渴，舌苔渐薄，大便亦通，更进5剂，头晕始去，嘱慢慢糜粥自养，又十日，已能扶杖出门活动。

凤翅按：《难经·五十八难》："伤寒有几？其脉有变不？然：伤寒有五，有中风，有伤寒，有湿温，有热病，有温病，其所苦各不同。"人为定义伤寒五病，是因为感伤季节有异，受病之人体质有不同，故其表现各不相同，都以病象而言。

本案秋季患感，久而化热，从舌苔黄厚，便难溲赤，头常晕，昏瞀，口木舌强不能言，手足不能动，耳聋，呼之如无所闻，可知是湿热弥漫三焦，乃湿温证。湿温化燥热入阳明故目灼灼直视，六脉洪滑，津液被劫，神明被扰故谵语。治因热伤津液口渴用白茅根、天花粉生津益胃，避免多用知母而寒中滑肠。

案例二：发热（岳美中医案集）

汪某，男，54岁。

患感冒发热，于1971年6月12日入住某医院，在治疗中发热逐步上升，曾屡进西药退热剂，旋退旋起，八天后仍持续发热达38.8℃，6月22日请中医治疗。

现症：口渴，汗出，咽喉痛，脉象浮大，舌苔薄黄，认为是温热已入阳明，内外虽俱大热，但尚在气分，不宜投芩连苦寒之剂，因疏白虎汤加味以治。

生石膏60g　知母12g　粳米12g　炙甘草9g　鲜白茅根（后下）30g　鲜芦根30g　连翘12g

水煮米熟汤成，温服。

下午及夜间连进2剂，热势下降，体温38℃。

23日又按原方续进2剂，热即下降到37.4℃，24日原方石膏量减至45g，进1剂，25日又进1剂，体温已正常，口不渴，舌苔退，唯汗出不止，以王孟英驾轻汤加减予之，随后进补气健脾剂，兼饮食调理月余而愈。

凤翅按：热入阳明，渴、汗、脉大是热在气分。气分之热是无形之热，黄芩黄连乃清热燥湿之药，苦燥不宜气分伤津之热。白虎辛凉甘寒清热保津，加白茅根、芦根都是生津之品，最宜热病津伤，不滋腻碍胃。加味连翘是因咽痛有热毒结聚。热解后汗出不止，是余热未尽，驾轻汤用竹叶、栀子、黄芩、石斛等可清余热生津液。本案其始既有口渴，当予白虎加人参汤清热益气生津液，即无热解后遗留汗出不止之后遗症。

案例三：大叶性肺炎（岳美中医案集）

赵某，男，17岁，学生。1964年4月1日入院。

咳嗽1个星期许，今晨突然寒战，发热汗出，咳嗽胸痛，痰呈黄色。检查体温39.1℃，急性病容，面色潮红。右下肺呼吸音降低。白细胞$19×10^9$/L，中性90%。胸部X线：右下肺大片密度增深阴影。诊断：大叶性肺炎。

现症：身热恶风，咳嗽黄痰，自汗出，口渴喜饮，小便黄赤，苔薄，脉浮滑。

证属风温卫分之邪未罢，气分热邪已炽，治以透热清气，宣肺化痰。处方如下。

蝉衣 4.5g　连翘 12g　知母 15g　粳米 30g　生石膏（打）60g　象贝母片（研细，分吞）4.5g　甘草 4.5g

4剂。每6小时服半剂，宁嗽露10ml，每日服3次。

4月3日二诊：热退，体温37.1℃，咳嗽，痰液呈铁锈色，右胸下部叩诊浊音，呼吸音粗，有少量湿啰音。白细胞 $10.1 \times 10^9/L$，中性78%，苔薄，脉滑。原方再进2剂，服法同前。

4月4日三诊：诸恙渐平，唯咳嗽未除，咳痰不爽，胸透右下肺炎已经吸收，苔薄，脉滑。余邪恋肺，清肃失常，乃与肃肺化痰，以除余邪。4月8日出院时，仅稍有咳嗽，白细胞计数正常，胸透右下肺炎症吸收好转，尚未完全消散。（《医案选编》）

凤翅按：大叶性肺炎是西医学病名，是由细菌、病毒等引起的肺实质的急性炎症。冬、春两季多见，起病急骤，寒战、高热、胸痛、咳嗽、咳铁锈色痰，病变广泛者可伴气促和发绀等。大叶性肺炎表现多为风温、春温、冬温，辨证多肺、胃气分热证。本案脉浮苔薄，身热恶风则外邪未去，故用蝉蜕、连翘清透表邪；脉滑，自汗口渴，小便黄赤里热已炽，是以用白虎汤清气热。咳痰黄稠，手太阴肺脏有痰热，用象贝母可清热化痰，亦可加味芦根、鱼腥草等。若细论本案，因有发热、咳喘、汗出、脉浮滑，本当予麻杏甘石汤，蝉蜕、连翘合白虎汤，也是变通之法。

案例四：热厥（黎少庇．黎庇留先生伤寒医案数则）

谭某之女，发热，医数日未愈。忽于黎明邀诊，至则其发热大渴，手足厥逆，脉浮滑。随断曰："此热厥也，太阳表邪随热气入里，致阴阳气不相顺接而厥耳。此证原系少阳，小柴胡汤本可解决，乃误服以燥药为主之剂，故变为热厥也。"遂予大剂白虎汤而愈。

凤翅按："凡厥者，阴阳气不相顺接，便为厥。厥者，手足逆冷是也。"这是仲景对厥的病机定义以及对症候的表述，是末梢循环的障碍所致。临床见发热者，虽身体大热，而手足冷便是。厥，有阴阳二端，当以脉证断其阴阳。脉浮滑，或沉数有力，舌燥干，渴而喜饮，甚至喜冷饮便是热，当清热；若脉沉细，或沉取少力，舌白润，虽喜饮而不多，甚至喜热饮便为寒，当温脏。此二者尤当辨析，错治祸不旋踵。

案例五：温热（秦伯未. 清代名医医案精华）

仲景云：阴气先伤，阳气独发，不寒但热，令人消烁肌肉。条例下不注方，但曰："以饮食消息止之。"后贤谓甘寒生津，解烦热是矣。今脉数，舌紫渴饮，气分热邪未去，渐次转入血分，斯甘寒清气药中，必佐存阴，为法外之法。

生地黄　石膏　生甘草　知母　粳米　白芍

凤翅按：《金匮要略·疟病脉证并治第四》："师曰：疟脉自弦，弦数者多热，弦迟者多寒，弦小紧者下之差，弦迟者可温之，弦紧者可发汗、针灸也，弦浮大者可吐之，弦数者风发也，以饮食消息止之。"又"师曰：阴气孤绝，阳气独发，则热而少气、烦冤，手足热而欲呕，名曰瘅疟；若但热不寒者，邪气内藏于心，外舍分肉之间，令人消烁肌肉。"疟但热无寒，久则消耗津液，故使消烁肌肉，甘寒生津解热是正治。然而舌紫深红色，是热入血分，不可单治一边，故以白虎汤甘寒生津中入地黄、白芍存阴，是气血双治法。本案热而渴，应当用人参。

案例六：头痛（闫云科. 临证实验录）

张某，女，21岁，纺织厂工人。

勤奋好学，纺织工作已很辛苦，为完成自考学业，下班之后，仍诵文啃书。夜以继日，废寝忘食，心血暗耗，犹不知晓。当出现前额、巅顶痛时，为时已晚，虽废学而痛不止，历时一年半矣。头痛时轻时重，多痛于午未之际，痛剧时头额筋脉怒张，抚摸按压均不减缓。询知五心烦热，眩晕少寐，易饥纳多，思饮思冷，大便干秘，一日一行。视其赤颊朱唇，舌红少苔，诊得脉象沉滑略数。由痛位观之，病于阳明、厥阴二经，据症状辨析，则属肝肾阴虚，阳明火盛。治宜滋养肝阴、清降胃火，拟白虎汤加味。

石膏60g　知母10g　粳米15g　甘草6g　丹皮10g　生地黄30g　菊花10g

3剂。二诊：头痛止，寐好转，时微眩晕，脉舌如前，原方续服3剂。

凤翅按：三阳病俱有头痛，当以脉证辨之。头痛多发在正午，乃至午后，是阳气正旺之时，主客加临，头痛发作，发作时筋脉怒张，伴随五心烦热，又眩晕少寐，易饥纳多，思饮思冷，大便干秘，是阳明病燥而气血随热气上逆，赤颊朱唇，脉沉滑数也可为证。然而，前额痛及巅顶，阳明、厥阴俱病，又舌红少苔，是血分有热，故用白虎清解阳明气分之热，加味菊花、丹皮、生地黄清解血分之热，也是气血双治法。

案例七：产后发热（山西中医）

患者女，24 岁。

1986 年 2 月 7 日顺产一男婴，产后小便不通，即行导尿。于 2 月 9 日午后开始寒战，继之高热，头痛，下午 5 时许，突然神志失常，狂乱躁动，惊呼骂詈，喧扰不宁。

症见：神昏躁狂，壮热面赤，恶露极少，大便三日未行，腹部胀满，按之不柔，脉虚大而数。辨证以产后正气未复，又染邪毒，毒热上扰神明而发狂证。投大剂白虎汤加味，每 3 小时一服。

第二天再诊：病势未减，神志时清时昧，时狂时静，以为热毒炽烈又加凉血解毒之品，1 剂仍未效。

三诊：据其恶露极少辨证，按瘀血内阻予桃仁承气汤加减，药进 2 剂后恶露骤多，恶臭有块，大便畅泻 2 次，腹胀满大减，神清脉静身凉，唯小便不利，前方去大黄加滑石，3 剂后小便自利，后据证调理而愈。

凤翅按：白虎汤所清之热乃阳明无形气热，不可见有高热便用之。本案用白虎失误，在于开始忽略了产后病的腹诊，恶露不下为其病因。《伤寒论》："太阳病不解，热结膀胱，其人如狂，血自下，下者愈。其外不解者，尚未可攻，当先解其外。外解已，但少腹急结者，乃可攻之，宜桃核承气汤。"热结膀胱是病理名称，指热邪结聚下焦，不一定就是热结在膀胱，其他脏器如胞官也在下焦。然热必因有所依乃结，瘀血是其中之一，若血自下排除，热无所依病即自解。本案产后壮热，乃至于神昏躁狂，是因恶露不下，蓄积胞官，腹部胀满，按之不柔，是少腹急结，瘀血之诊，故予桃仁承气汤下瘀血乃愈，见热不清热，是治病求本也！

2. 白虎加人参汤

原文：服桂枝汤，大汗出后，大烦渴不解，脉洪大者，白虎加人参汤主之。

浅释：桂枝汤证本有汗出，若本该服桂枝汤，过剂则大汗出而烦渴不解，或误服桂枝汤大汗出而大烦渴不解，脉变洪大，是大汗后伤津液而转属阳明。推广之，凡服解表之药汗出过度见烦渴不解，脉洪大，当予白虎加人参汤。

原文：伤寒，若吐若下后，七八日不解，热结在里，表里俱热，时时恶风，大渴，舌上干燥而烦，欲饮水数升者，白虎加人参汤主之。

浅释：汗法之外，吐法、下法失其度亦可伤津液。吐、下之后，发热日久不解而入里，表里俱热，汗孔开泄时汗出故恶风，津液少故大渴，舌上干燥，烦躁不宁，求水自救，似乎能喝水数升，用白虎汤清气热，加人参救津液。

原文：伤寒无大热，口燥渴，心烦，背微恶寒者，白虎加人参汤主之。

浅释：伤寒无大热，是表无大热。若口干燥而渴，心烦，是里有郁热，即使阳气郁遏不得外达，背微有恶寒感，也不可误认为表不解，用白虎加人参汤主治。

原文：伤寒脉浮，发热无汗，其表不解，不可予白虎汤；渴欲饮水，无表证者，白虎加人参汤主之。

浅释：本条是白虎之禁。脉浮为在表，发热无汗，是表未解，即使有里热，也不可予白虎汤。假设渴欲饮水，无表证的患者，用白虎加人参汤主治。

原文：若渴欲饮水，口干舌燥者，白虎加人参汤主之。

浅释：本条接续"阳明病，脉浮而紧，咽燥口苦，腹满而喘，发热汗出，不恶寒反恶热，身重。若发汗则躁，心愦愦反谵语；若加温针，必怵惕烦躁不得眠；若下之，则胃中空虚，客气动膈，心中懊侬，舌上胎者，栀子豉汤主之"而来，知阳明病里有无形之热，不可发汗、温针、下之。若发热汗出，不恶寒反而恶热，渴欲饮水，口干舌燥即为热耗津液，用白虎加人参汤主治。

原文：太阳中热者，暍是也。汗出恶寒，身热而渴，白虎加人参汤主之。

浅释：中热，感受暑热，暍是人为定义之病名，今之中暑即是。因暑热汗出过度，汗孔开卫气不固则恶寒，阳气独发则身发热，津液耗散故渴，所谓夏暑发至阳明，当清阳明气热益气补津液，用白虎加人参汤主治。

◇ 白虎加人参汤方

知母六两　石膏（碎，绵裹）一斤　甘草（炙）二两　粳米六合　人参三两

上五味，以水一斗，煮米熟汤成，去渣，温服一升，日三服。

浅释：白虎加人参汤功在清热益气生津，所治乃白虎证汗多燥渴，阳明气热弛张，津液因热劫而耗散，故脉多见洪大，或洪大无力，按之空虚，属气津两伤。是辛、甘、寒，清热益气生津法。白虎加人参汤可治时令热病，传染性热病，或诸疾生里热见所述症候者。

案例一：暑温误治案（《福建中医医案选编》第二辑）

朱某，男，44岁。

假日往郊外钓鱼，晚上回家后自感疲乏，次日即头痛，恶寒发热，汗出口渴。时值 6 月盛夏，前医认为寒暑交侵，用防风、荆芥、香薷、扁豆，送下六一散，服后却头痛如破，壮热、大汗、烦渴、神昏，其脉洪大，舌苔黄，症属暑温。前医误用荆、防、香薷发其汗，又以六一散利其小便，劫其津液，无怪其壮热、大汗、烦渴、神昏，即处白虎加人参汤予服。

石膏 30g　知母 12g　党参 30g　炙甘草 9g　粳米 15g

以白虎消其暑热，重用党参复其津液，连服 2 剂，病瘥。后以生脉散嘱服数剂而愈。

凤翅按：夏暑发自阳明。暑温病在夏日，伤暑中热而发，其候阳明气热证为主。《金匮要略·痉湿暍病脉证治第二》："太阳中热者，暍是也。汗出恶寒，身热而渴，白虎加人参汤主之。"不可以头痛、恶寒发热，断定为表寒而误投辛温发汗，更不可以淡渗之剂利其小便，劫其津液。

"服桂枝汤，大汗出后，大烦渴不解，脉洪大者，白虎加人参汤主之。"是举例服桂枝汤温药者，汗出烦渴，脉洪大，是伤津液而转属阳明。"问曰：阳明病，外证云何？答曰：身热汗自出，不恶寒反恶热也。"是阳明燥热，逼迫津液外越，有汗出、恶热之外证。又"问曰：病有得之一日，不发热而恶寒者，何也？答曰：虽得之一日，恶寒将自罢，即自汗出而恶热也"，是阳明病起始有短暂恶寒而不发热，是热尚未外发，随即自汗出而恶热。大热、大汗出、烦渴、脉洪大，是白虎加人参汤的证，非白虎汤所主者。

案例二：消渴（闫云科. 临证实验录）

赵某，女，54 岁，市党校家属，1986 年 10 月 13 日初诊。

口干欲饮已逾 3 个月，一日饮水四壶，渴犹不解，且消谷善饥。食则鲸吞虎噬，从未有饱足之时，而体重反日渐轻，3 个月消瘦 10kg，尿多且频，昼夜间小便十余次，夜间烦热，难以入寐。化验室检查：空腹血糖 15.1mmol/L，尿糖 +++。诊断为糖尿病。患者自幼喜爱中药，每病皆找中医，今持化验单来诊。

视其面黄消瘦，舌红少津，苔薄黄燥。诊得脉来沉滑略数。观其脉症，属消渴无疑。进一步分辨，当属上中消，为肺胃热邪亢盛之故。《灵枢·师传》云："胃中热则消谷，令人悬心善饥。"其治法，师《伤寒论》："若渴欲饮水，口干舌燥者，白虎加人参汤主之"之教，拟方。

石膏 100g　知母 18g　天花粉 15g　甘草 4.5g　党参 10g　粳米 30g

10剂。

每日1剂，嘱少食肥甘。

二诊：饥渴大减，小便仍多，原方加乌梅15g，5剂。

三诊：诸症减轻，守方续服。共服45剂，于12月20日化验检查，血糖、尿糖均在正常范围。

凤翅按：杂病之中，多有六病所述之证者。三消症，上消渴而多饮，中消饥而多食，下消饮而多尿，渴、饥、尿俱，谓之三消症。本案因有烦热、舌红少津、苔黄燥、脉沉滑数，虽无汗出，然尿多且频，与热迫汗出耗津液同，断为肺胃热盛，与白虎加人参汤清热保津，加天花粉止渴润燥。

二诊热邪顿挫，小便仍多，加乌梅是酸而收敛津液，寓酸甘化阴、酸苦泄热复法。《伤寒论》："厥阴之为病，消渴，气上撞心，心中疼热……"是热邪耗散津液，厥阴风动火升。阳明热盛土燥，久必波及厥阴，厥阴风木之脏，热则风火相煽，上扰手厥阴则烦心不寐，总是燥热为病。古籍即有乌梅、天花粉合用治消渴者，故以白虎人参加花粉合乌梅是治消渴又一良法。

案例三：热病（闫云科《临证实验录》）

罗某，40岁，本家境欠丰，子女众多，40岁复老蚌含珠。

产后体质虚弱，为风寒所袭，初发热恶寒，头痛骨楚，某医注射安乃近以治。汗大出而热不退，恶寒停止而恶热开始，虽解衣揭被，仍呼热甚。五内俱沸，大渴引饮，昼夜四壶，渴犹不解。翌日中午，邀余出诊。患者面红目赤，烦躁不宁，头汗蒸蒸，舌红少津，脉象洪数。此太阳病汗不得法，致邪传经入里，白虎加人参汤证是也。遂书。

党参15g　石膏30g　知母10g　甘草6g　粳米30g

彼虑中药不能速效，惧黑夜漫长，焚灼难熬，不欲购药。此前，余尚无用此汤之经验，然观其状，确与白虎加人参汤证吻合，深信仲圣不会误人，故力保速效，劝其快服。并晓之不治则阳明液亏，厥阴风动，变证将生之害，若城门失火，必殃及池鱼。患者疑信参半，勉强服之。日晡，热未再增，口渴亦减。至暮，热渐减退。迫凌晨，身凉神爽矣。此六九年冬季之事也。

凤翅按：《伤寒论》："问曰：何缘得阳明病？答曰：太阳病，若发汗，若下，若利小便，此亡津液，胃中干燥，因转属阳明，不更衣，内实，大便难者，此名阳明也。"发汗、泻下、利小便都能使津液亡失，虽然这些治法都是治疗热病的办法，如果运用错误，或者方法不恰当，汗、下、利小便后热不解，即刻传变阳明，入阳明之腑即胃中干燥内实而大便硬，热邪弥漫气分未入阳明之腑，即气分热盛，故有"问曰：阳明病，外证云何？答曰：身热汗自出，不恶寒反恶热也"之论。

本案病在冬日，虽然病在产后为风寒所袭，初发热恶寒，头痛骨楚，似乎正伤寒，注射安乃近汗大出热不解，续恶热烦渴，即为病温，乃冬温，本有伏热，外感诱发，误汗后变证即是温热误表。津液被劫，阳明热盛，不急予白虎加参清热保津，必传变厥阴热盛动风，有痉、厥之变。

案例四：中暑肢厥（苏伯鳌．白虎加人参汤治疗中暑肢厥）

林某，女，38岁。

夏月午睡之后，昏不知人，身热肢厥，汗多，气粗如喘，不声不语，牙关微紧，舌苔黄燥，脉象洪大而芤，证属暑厥。暑为大热之邪，燔灼阳明，故见身热炽盛，暑热内蒸，迫津外泄，则多汗而气粗如喘；热郁气机，所以四肢反见厥冷；邪热内迫，扰乱心神，故神昏不语。脉见洪大而芤，治以清暑泄热、益气生津，投白虎加人参汤。

朝鲜白参、知母、粳米各15g　石膏30g　甘草9g

服1剂，脉静汗止，手足转温，神志清爽，频呼口渴，且欲饮冷，再投1剂而愈。

凤翅按：脉诀："洪如涌浪邪热传"，脉洪而大，搭指即得，主热邪炽盛；"芤似着葱知血脱"，芤脉从浮而见，浮而中空，有边无中，主亡血失津液。暑热身热汗多伤津，也必耗气，气散不聚，脉洪大而芤在所必然，若脉洪大沉取而实当治予白虎，洪大而芤必治予白虎加参。

案例五：老年外感发热（王品山．万氏对"白虎加人参汤"之运用）

李某，男，62岁，4月6日就诊。

素日体弱，4月1日外感头痛发热，无汗，翌日周身壮热，不恶寒，口渴引饮，医治数日不效，乃来求诊。

脉来洪数，一息六至而无滑象，沉取不实，壮热口渴，思饮冰水，舌苔黄褐色，口干燥少津液，大便二日一行，小便赤涩，坐起时稍一费力即觉气不足用。此症虽属外感，因有伏热，病即发热而渴，但不恶寒，翌日即壮热引饮，延至数日，口干无津，舌苔黄褐。邪热炽盛，已传阳明，乃温病之重症。唯脉虽洪数而无滑象，是其素体弱所致，虚中有实，故于邪热炽盛之时，而现有不足之象。宜大清邪热，

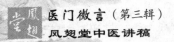

兼扶正气，白虎加人参汤加味。

党参15g　生石膏末45g　玄参30g　甘草6g　知母9g　枸杞子12g

加水五盅煎剩二盅，分三次温服。

连服2剂后，壮热已退，气已较充，唯脉仍有洪象，舌苔仅退一半，气虽较充，尚未恢复，因照原方改。

党参12g　生石膏15g　甘草6g　知母6g　枸杞子9g

又服2剂而愈。

凤翅按：脉诀："流利滑呈阴素足"，滑脉来往流利，取之有力，津液充足之象，脉来洪数而无滑象，沉取不实，即实中夹虚，唯有清热生津益气，补津液不足，白虎加参是清热生津法，再加玄参即是咸寒滋水法。为滋津液，加味枸杞子，不若芦根、天花粉、石斛辈恰当。

案例六：麻疹合并支气管炎肺炎重症（上海市第二人民医院中医科．儿科：掌握辨证施治法则抢救麻疹后并发支气管肺炎严重病例30例小结）

雍某，女，2岁。

患儿麻疹后6天，高热气急鼻煽，痰鸣而入院。入院后体检两肺满布啰音，胸部X线：两肺周围广泛性支气管肺炎，左肺为主。当时施用抗生素及可拉明（尼可刹米）、ACTH（促肾上腺皮质激素）急救，病情曾一度好转。入院9天，体温又复上升，达40.3℃，并出现面色苍白，精神委顿。情况严重，当时即采用中药治疗。

证属：麻疹之后，温邪余毒未清，正气已虚，面色苍白，汗多高热，咳嗽痰鸣，气急鼻煽，脉象软数，舌质绛，苔薄白。症势危重，治以清肺泄热、扶正养阴。拟人参白虎汤加味。

党参9g　生石膏30g　知母9g　甘草3g　前胡6g　金银花9g　双钩9g　鲜芦根1支

服上药2天后，热势下降，咳嗽气急痰鸣均得改善，两肺啰音亦见减少。继进清肺化痰养胃存津之剂。5天后热度退净，痊愈出院。

凤翅按：高热汗出，气急鼻煽，痰鸣，是肺脏有热，若以麻黄杏仁甘草石膏汤治之，肺热得泄，痰潮自去。若迁延日久，热邪内陷，甚或阳证转阴，面白神昏，冷汗肢厥，气息微弱，舌绛，即有内闭外脱之虞。好在仍然汗多高热，舌尚有苔，阳气尚旺，当汗多高热，咳嗽痰鸣，气急鼻煽，脉象软数，舌质绛，苔薄白之时，予人参白虎加味清肺泄热，生津液，治不为错，然终不若麻杏甘石汤加味清肺泄热，化痰、止咳、平喘为宜。

案例七：小儿发热口渴多尿（郭振球. 小儿发热口渴多尿症临床观察）

朱某，女，2 岁。1957 年 6 月 24 日初诊。

其母代述：患儿于本月上旬，即患发热、恶寒、咳嗽。曾在某联合诊所注射青霉素，发热仍然不退，继而渴饮无度，小便频数而量多。又在某中医处诊治，谓是"消渴症"，服药无效。

诊察：发育正常，营养尚可。面赤唇红，舌干有微黄苔。头、胸、上肢濈濈然汗出，哭声洪亮，呼吸微促，指纹浮紫。体温 39.2℃，血白细胞 $9.6×10^9$/L，中性粒细胞 20%，淋巴细胞 78%。据此见症，乃阳明燥热所致"热中"。治宜辛凉而甘，直清其热。方用白虎加人参汤加荷梗 5g。每天 1 剂，嘱服 5 天。

6 月 30 日二诊：服药后热仍持续未退，但夜间发热稍低，口渴减轻，尿量亦少，体温 39℃。原方加竹叶 2g，麦冬 3g。

7 月 4 日三诊：病情均见减轻，体温 37.6℃，唯食纳不佳，予原方加鸡内金 3g，炒薏米 2g，服 5 剂而愈。

凤翅按：小儿外感，发热、恶寒、咳嗽，本为小恙。发热、恶寒、咳嗽，视其寒、热轻重，予麻桂剂发汗解表则寒热退，宣肃肺气则咳嗽止，若因"炎症"而单独注射抗生素，表不解，久而热入阳明，"伤寒转系阳明者，其人濈然微汗出也。"燥热在气分渴饮不止即为"热中"，面赤、唇红、舌干、黄苔、汗出、发热即为其证，故治用白虎加参。荷梗可清热、升津，属于经验用药。二诊加竹叶、麦冬，取竹叶石膏汤法，可清余热不去。三诊用鸡内金、炒薏米是健脾开胃法。至于本案小便多，是因为渴饮过度，热迫津液泄，气不化津所致，热去渴止，小便即少，本非"消渴"。

3. 竹叶石膏汤

原文：伤寒解后，虚羸少气，气逆欲吐，竹叶石膏汤主之。

浅释：伤于寒必发热，热病经过治疗愈后，后遗身体虚弱，消瘦而少气无力，胃气上逆欲呕吐，是遗热未尽，当有低热徘徊不去，用竹叶石膏汤主治。

◇ **竹叶石膏汤方**

竹叶二把　石膏一斤　半夏（洗）半升　麦冬（去心）一升　人参二两　甘草

（炙）二两　粳米半升

上七味，以水一斗，煮取六升，去滓，内粳米，煮米熟汤成，去米，温服一升，日三服。

浅释：本方即白虎汤去知母，加竹叶、半夏、人参、麦冬，是甘寒清热重剂，变为甘凉清补之方。功效清热生津，益气和胃。竹叶清热、利小便除烦，石膏解肺、胃之燥热，人参、麦冬益气滋津液，半夏和胃而降逆气，甘草、粳米甘养胃气。主热病后余热未清，气津两伤，胃中干燥而气上逆，症见口干舌燥，烦渴呕逆，或咽干呛咳，心胸烦闷，或虚烦难寐。见虚弱少气，或肌肉消瘦，舌红少苔，脉虚而数，予白虎汤证虚实对待。现临床治流行感冒后遗症、肺炎、麻疹或麻疹合并肺炎、流行性乙型脑炎、流行性脑脊髓膜炎、小儿夏季热、中暑等，符合上述症候之热病。

案例一：热病（续名医类案·热病）

缪仲淳治辛衡阳铨部热病，病在阳明，头痛壮热，渴甚且呕，鼻干燥，不能眠。诊其脉，洪大而实。仲淳故问医师，曰：阳明症也。曰：然。问投何药？曰：葛根汤。仲淳曰：非也。曰：葛根汤非阳明经药乎？曰：阳明之药，表剂有二，一为葛根，一为白虎。不呕吐而解表，用葛根汤，今吐甚，是阳明之气逆升也，葛根升散，故用之不宜，宜白虎汤加麦冬、竹叶，名竹叶石膏汤。石膏辛能解肌，镇坠下胃家痰热。肌解热散，则不呕而烦躁壮热皆解矣。遂用大剂予之……又嘱曰：此时投药，五鼓瘥。天明投药，朝餐瘥。已而果然。或谓呕甚不用半夏，何也？仲淳曰：半夏有三禁，渴家、汗家、血家是也。病患渴甚而呕，是阳明邪热炽盛，劫其津液，故渴。邪火上升，故呕。半夏辛苦，温而燥，且有毒，定非所宜。又疑其不用甘草，曰：呕家忌甘，仲景法也。

凤翅按：阳明病头痛，必伴随阳明病症候。头痛壮热，渴甚，鼻干燥，脉大而实是其候。呕因热耗胃液，虚火之气上逆，不眠是因壮热烦躁而然，清解阳明除胃热，滋胃之津液，降胃气上逆是正治法。半夏伍麦冬，是因胃液虚而火气逆，需麦冬滋胃液，半夏降胃气，用麦冬之体，取半夏之用；甘草、粳米甘而养胃，若因渴不用半夏，因呕弃甘草则有失经旨。

案例二：乳痈术后发热（刘渡舟.伤寒论十四讲）

杨某，女，23岁。

患乳腺炎经手术治疗后，病不愈而高热39℃。西医诊断为炎症所致，用各种抗生素而发热不退，并且口腔黏膜长满霉菌。西医又恐将成败血病。其医院的医生何君，力主中医会诊，乃迎余诊视。切其脉数而无力，视其舌，因涂甲紫亦无法辨认，经全面了解，患者除发热外，尚有心烦、呕吐、不能食之证，唯二便尚调，精神犹佳。

辨证：乳腺炎手术后，而气液两伤。乳房内合阳明胃经，故热邪袭胃，胃气上逆，而作呕吐。今胃之气液两虚，而抗邪无力，是以病势缠绵，而治不见效。
治法：清热滋液，和胃扶虚。

生石膏30g 竹叶10g 麦冬20g 党参10g 甘草10g 粳米1撮 半夏10g
此方前后共服8剂，热退身凉，呕止胃开，因而病愈。

又，张某，女，25岁。住某县医院。

因患乳腺炎，经手术后而发热在38.5～39.5℃。西医认为手术后感染，注射各种抗生素而无效。后用"安乃近"发汗退热，然旋退旋升，不能巩固。因为手术之后，又几经发汗，患者疲惫不堪。证见呕吐而不欲饮食、心烦、口干、头晕、肢颤。切其脉数而无力，舌质嫩红而苔则薄黄。余问医院主治医曰：此何病耶？答曰：此乃败血病，不知中医能治愈否？余曰：患者已气阴两伤，尤以胃液匮乏为甚，而又气逆作呕，不能进食，则正气将何以堪？必须清热扶虚，而气阴两顾，方为合法。

生石膏30g 麦冬24g 党参10g 炙甘草10g 粳米1撮 竹叶10g
此方仅服4剂，则热退呕止，而胃开能食。

综上两案分析，凡患乳腺炎手术后，多并发阳明气分之热充斥不退，而又使气津两伤，胃逆作呕等证。抑属于续发手术后的规律之一欤？书之以供临床家之参考。

凤翅按：乳痈相当于西医学的急性化脓性乳腺炎。乳房结块、红肿疼痛，伴有发热，在酿脓早期，若未能及时消散，脓熟而后必溃。多发生于哺乳期，尤以尚未满月的初产妇多见。常因乳汁婴儿吸吮不尽，乳汁蓄积，又染毒所致。脓熟破溃或切开排脓后，一般会肿消痛减，寒热渐退，逐渐向愈，术后仍然持续发热，若以西医学观点看，是感染未能控制，也可能是脓未成熟，切开过早，腐秽不能去使然。给予抗生素治疗而无效，是人体正气不能抗邪。脓液本是热盛肉腐而来，又加发热不退，更耗气伤津液，脉数无力以及舌质嫩红而苔则薄黄均为虚热之诊，竹叶石膏汤清热养津液是对症治疗，激发人体抗邪本能。二

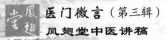

案均有胃气逆欲呕，第二案处方也应当有半夏。

案例三：牙痛（闫云科．临证实验录）

邓某，女，82岁。

左侧下牙疼痛20余日，昼夜不得眠，呻吟之声不绝于口。牙不松动，齿无龋孔。或谓牙根尖炎，注射青霉素，口服消炎药；或云胃火盛，用牛黄解毒丸、黄连上清丸，虽倍量之服，皆难得减。服布桂嗪、美沙酮亦仅缓解一时。后，某医院口腔科行拔牙术。岂料术后邻牙疼痛益剧。

邓妪大便干秘，数日一行，口干口苦，思冷欲饮，舌苔黄腻，显属胃热无疑。继从牙龈虽红不肿，舌红多裂，脉沉滑、两尺无力论，则系少阴不足之候。阳明有余、少阴不足之证，单纯苦寒清热，徒有败胃伤阴之弊。况耄耋之年，阴血不足，纵有胃火，亦当滋水清之，岂可苦寒燥之？是宜大队滋肾益阴，少佐苦寒清降以治。倘若津血得充，阴液得复，则少阴自有归藏之安，阳明绝无赤旌之摇。拟竹叶石膏汤加味。

竹叶10g　石膏30g　麦冬15g　甘草6g　半夏10g　生地黄30g　知母10g　怀牛膝10g　骨碎补30g　白芍15g　牡丹皮10g

2剂。

二诊：药后当晚疼痛减轻，复诊时仅留微痛而已。大便仍秘，于原方加肉苁蓉30g，3剂。

治病当求其本源，牙痛亦应明其所因，知犯何逆，随证治之。若依牙痛则拔牙之治，敢问头痛将何以拔？

凤翅按：张景岳有玉女煎方，其方用石膏、知母、麦冬、生地黄、怀牛膝，是从白虎汤衍化而来，有清热滋阴功效，可治虚火牙痛，甚则出血，证属火盛水亏，阳热有余而阴虚不足，即所谓"少阴不足，阳明有余"者。本案大便干秘，口干口苦，苔黄，思冷饮是胃热，然牙龈虽红不肿，舌红多裂，脉沉两尺无力是阴血不足，故合竹叶石膏汤、玉女煎而成方，其用芍药、牡丹皮是兼清血分伏热，骨碎补治虚火牙痛属于经验用药。老人便秘，多因肠燥液枯，二诊加肉苁蓉是在清热养阴之中温润大肠，避免寒凉冰伏。

4. 白虎加桂枝汤

原文：温疟者，其脉如平，身无寒，但热。骨节疼烦，时呕，白虎加桂枝汤主之。

浅释：温疟里热炽盛，外有表邪，里热盛则身无寒但热，胃气逆则时呕，表有邪则骨节疼烦，白虎加桂枝汤清里热祛表寒。《素问·疟论》以先热后寒为温疟，但热不寒为瘅疟，可知温疟并非无寒，热多寒少而已，瘅疟则邪热更盛。

◇ 白虎加桂枝汤方

知母六两　石膏一斤　甘草（炙）二两　粳米二合　桂枝三两

上锉，每五钱，水一盏半，煎至八分，去滓，温服，汗出愈。

浅释：本方以白虎汤加味桂枝，是仲景为治温疟但热无寒，骨节疼烦立方，本方并可治风湿热痹等病，证见身热汗出或无汗，气粗烦躁，关节肿痛等，亦可见证加味。

案例一：疟疾（温疟）（岳美中医案集）

友人裴某之第三女患疟，某医投以柴胡剂 2 剂，不愈。

余诊其脉洪滑，询之月经正常，未怀孕。每日下午发作时热多寒少，汗大出，恶风，烦渴喜饮。思此是"温疟"，脉洪滑喜饮是白虎汤证；汗出恶风是桂枝汤证，即书白虎加桂枝汤。

生石膏 48g　知母 18g　炙甘草 6g　粳米 18g　桂枝 9g

清水 4 盅，煮米熟汤成，温服。

1 剂病愈大半，2 剂疟不复发。足见迷信柴胡或其他疟疾特效药而不知灵活以掌握之者，殊有失中医辨证施治之规律。

凤翅按：《伤寒论》有"太阳病，得之八九日，如疟状，发热恶寒，热多寒少……宜桂枝麻黄各半汤""……若形似疟，一日再发者，汗出必解，宜桂枝二麻黄一汤"，也有"伤寒五六日，中风，往来寒热……小柴胡汤主之"的论述。因疟疾定时发作寒热，有似乎柴胡证者多，故常有以小柴胡为治者，然当合柴胡证方可予柴胡汤，非见寒热即可予小柴胡，合桂枝麻黄证者才能予桂枝麻黄合剂方。故《外台秘要》有载："柴胡去半夏加瓜蒌根汤，治疟病发渴，亦治劳疟。""柴胡桂姜汤，治疟寒多微有热，或但寒不热，服一剂如神。"本案患疟，发作时热多寒少，汗大出，喜饮，脉洪滑，恶风，即合方白虎加桂枝汤，辨证施治的核心即有是证而用是方。

案例二：产后发热（刘渡舟. 伤寒论十四讲）

张某，女。

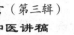
新产甫九日，即外出产房，而感受风寒，突然发病。自觉上身烦热不堪，汗出较多，而下身则无汗而寒冷彻骨，且口渴思饮，饮水而渴又不解。视其人面色缘缘而赤，汗出发湿而流于面。切其脉浮按之则大，视其舌色红绛而有薄黄之苔。问其二便尚正常，唯小便则黄。又问有头痛否？曰有，怕风否？有。

辨证：脉浮恶风为表有邪，口渴、面赤、上身烦热、汗出较多、脉按之大，为阳明气分有热之象。邪热内盛，阳阻于上，不得下达于腰膝，则下身无汗，反而觉寒冷彻骨。治法：清热生津、兼疏卫分之邪。

生石膏 30g　桂枝 6g　白薇 9g　玉竹 9g　知母 9g　甘草 6克　粳米 1 撮

此方仅服一剂，则霍然而病愈。

凤翅按：白薇，苦、咸，寒，有入血分凉血清热功效，大凡患热病、杂病血分有热，自汗盗汗；久疟汗多伤津，病后阴液未复余热未清者，皆可用之。而女子血分伏热，尤为恰当。玉竹古名葳蕤，性平味甘，可养阴润燥，益胃生津止渴，补津伤不足，更宜热病，如《温病条辨》玉竹麦冬汤、沙参麦冬汤等，用玉竹均治热病伤胃阴，津液不足者。

本案病在新产后，"新产血虚多汗出"，新产失血、多汗，汗血同源，津液多亏，又触冒风寒，病烦热面赤多汗，津液更伤。多饮而口渴不解，脉大即为白虎证；脉浮、头痛、恶风即桂枝证；舌红绛，深红色，乃津伤热已波及血分之诊。故用白虎桂枝汤加味白薇、玉竹。至于下肢无汗肢冷也可作热厥看，阳气独旺于上而不与阴气交接于下之故耳。

案例三：发热待查（焦树德. 方剂心得十讲）

曾治一患者，长期以来，定时发热，体温可达 39℃，虽经几家医院检查，都以"发热待查"出院，未能确诊。

我观其发热时间均在下午 2 点左右开始，至晚上 9 点左右热甚，体温可高达 39℃，至夜 12 时则汗出身热渐退。仔细询问仅在刚发热时微恶寒，几分钟即无，以后则但热不寒。诊其脉象弦数有力，故按"温疟"治法，用桂枝白虎汤，加柴胡、草果、黄芩、焦槟榔、青蒿，进 10 剂而愈。

凤翅按：定时发热一般认为是疟疾，然经过多家医院未能确诊，故应为"类疟"症，如《伤寒论》中有"如疟状""形似疟"等论述即是。依据初起微恶寒，即刻寒去热起，蓄热久则汗出热退，认定为"温疟"，以白虎加桂枝为主，加味柴胡等药也是治疗"类疟"症的常规方药。

柴胡　桂枝　青蒿　黄芩　石膏　知母　甘草　草果　槟榔　粳米

以柴胡、桂枝、青蒿透热以外，黄芩、石膏、知母清热于里，是治三阳合病法。以方测证，本案有身痛之外，当见舌苔黄厚腻，故又以知母合草果、槟榔，仿吴又可达原饮法透达"膜原"潜伏之湿热。从本案刚发热时微恶寒，随即但热不寒的描述看经文："身无寒，但热。"可以理解为患者主诉以发热为主，因恶寒极短而常常被忽略之故，可见问诊之必要性。

◇ 附方：白虎加苍术汤

《类证活人书》卷十八：治湿温多汗。

知母六两　甘草（炙）二两　石膏一斤　苍术三两　粳米三两

上锉如麻豆大，每服五钱，水一盏半，煎至八九分，去滓取六分清汁，温服。

浅释：本方即白虎汤加味苍术。白虎所治上已详解，加苍术是因夹湿。苍术亦称赤术，味苦、辛而微甘，性温，香气浓郁，有燥湿运脾之功效，芳香正气可辟秽浊邪气。叶天士："此治暑湿相搏而为湿温病者，以苦寒辛寒之药清其暑，以辛温雄烈之药燥其湿，而以甘平之药缓其中，则贼邪、正邪皆却，正自安矣。"《薛生白湿热病篇》："湿热证，壮热口渴，自汗身重，胸痞，脉洪大而长者，此太阴之湿与阳明之热相合，宜白虎加苍术汤。"《温病条辨》："手太阴暑温，或已经发汗，或未发汗，而汗不止，烦渴而喘，脉洪大有力者，白虎汤主之；脉洪大而芤者，白虎加人参汤主之；身重者，湿也，白虎加苍术汤主之……"暑温夹湿即为湿温，暑热病在阳明，夹湿责在太阴，故暑温夹湿是阳明、太阴合病，阳明之热是为贼邪，以白虎清之，太阴之湿是为正邪，以苍术燥之，并行而不悖。

案例一：湿温误用白虎汤（贺学泽．医林误案）

高某，男，48 岁，1956 年 3 月 28 日初诊。

壮热（体温 38.9 ～ 39.7℃）13 日，多汗，其热不为汗衰，头晕痛、胸闷、烦渴，偶或谵语、肢困，腹筒无所苦，按之濡。舌边尖红，苔黄白相间，脉数。汗，热，渴已备，于是投以白虎汤去粳米，加连翘、金银花、山栀子、桑叶、竹叶，1 剂。翌日复诊，身热未退而反见憎寒，胸闷益甚。今晨大便一行，质溏薄。细查颈、胸、背部有白痦累累，晶莹饱薄。询得口虽干而不引饮，头晕痛而如蒙如裹，观其面黄不泽，且肢体困重，此证颇有湿温之嫌。于是按湿温热在气分，热重于湿论治。

苍术 6g　知母 6g　生石膏 15g　薏苡仁 15g　连翘 9g　生山栀 9g　豆卷 9g

粉甘草 1.5g　淡竹叶 33 片

1 剂。

药后热虽未退而自觉舒适，胸胁痞塞渐开。药既应手，再重其制。前方苍术加至 9g，石膏加至 21g。连服 2 剂，体温降至 37.8～37.6℃。越三日，热退而瘥。

凤翅按：病有兼、夹，则证有变迁。壮热多汗，热不为汗衰，烦渴，脉数，白虎证备。然而头晕如蒙如裹，胸闷肢体困重，面黄不泽，胸、背部白痦，便溏，舌边尖红，苔黄白相间，即热中夹湿之诊。虽病在 3 月，非病湿温季节，亦当以见证为准，此即为有是病用是药，有是证用是方。

案例二：无名高热 [樊正阳. 医门凿眼（第 2 版）]

罗某，男，40 岁，枣阳市人，2008 年 8 月 4 日初诊。

患者于 7 月初发热，体温在 38℃左右，自服感冒退热药数日无效，到当地医院就诊，输液五日，发热不退。转至枣阳市人民医院住院，临床常规检查无果，行抗感染、对症治疗。住院十余日，发热少退，但翌日又发，疑似疟疾，查疟原虫未果。建议转襄阳上级医院进一步检查治疗。其弟系我朋友，遂来叙说病情，云当地医院怀疑是血液病，要到中心医院检查确诊，想让我先看看。

病人发热近 1 个月。诊脉六部皆大，舌红苔白厚，口不知味，微渴，不喜凉饮，体温 39.8℃，时已近下午 5 时，言每日上午体温不超过 38℃，微恶寒，子夜后体温渐退，身微汗出，早上一般在 37.5℃左右，身困酸痛，体倦乏力，大便二日一次，不干结，小便黄赤，脉证合参，此暑温夹湿证。疏方如下。

生石膏 120g　肥知母 30g　天花粉 30g　生甘草 10g　茅苍术 20g　大米一把

现场煎药，米熟汤成，取汁 600ml，嘱温分四服。

续 3 剂病去大半，下午最高体温 37.5℃。

二诊为疏善后方。

淡竹叶 20g　生石膏 30g　人中黄 30g　茅苍术 15g　天花粉 15g　肥知母 15g　西洋参 10g

5 剂，以清余热。

追访，病瘥。

凤翅按：《伤寒论》："伤寒三日，阳明脉大。""病人烦热，汗出则解。又如疟状，日晡所发热者，属阳明也。"阳明旺于"日晡"申酉时，每日下午体温增高，如潮水之来，是为潮热，诊之脉大，病在阳明。身困酸痛，体倦乏力，舌红苔白厚，微渴，不喜凉饮，是热为湿蕴而郁遏，故治予苍术白虎汤。善后方乃合竹叶石膏汤法，因发热持久不解，耗气伤津之故。

案例三：脑型钩端螺旋体病（吕再生．苍术白虎汤治疗脑型钩端螺旋体病一例）

刘某，男，37 岁，于 1965 年 9 月 27 日入院。

患者于 9 月 16 日突起发热寒战，头痛周身不适，四肢酸痛，腰痛，大汗淋漓，精神差，乏力，不思饮食，厌油，恶心呕吐，右下胸部疼痛，皮肤及巩膜黄染，体温 38℃。翌日每 6 小时注射青霉素 20 万 U，19 日体温降至正常，头痛及腰痛减轻，22 日黄疸消退，乃停用青霉素。23 日夜又发热，头痛如破，全身不适，呕吐腹胀，又肌注青霉素，剂量同前，但体温不降，头痛加重，尿色深黄，全身酸痛，尤以腰及下肢为重，且右侧胸壁刺痛，乃入院诊治。起病前 2 个月内，在钩端螺旋体病流行地区有疫水密切接触史，同单位有该病散在发生，病前 1 周左手曾被树枝刺破皮肤。

体格检查：入院体温 37.5℃，急性病容，皮肤灼热，微汗，背部有针头大出血点两处，口腔两颊黏膜、腮腺管口处有密集如粟粒大小之小出血点，颈有轻度抵抗。

治疗经过：入院当日即予青霉素治疗，翌日并配合氯霉素。第 3 天又增金霉素、四环素等，但体温反逐渐增高。至 9 月 30 日体温上升到 39.6℃，头痛剧烈难以忍受，并放射至耳，颈硬更甚。肩及胸、背、腰、腹壁及下肢酸痛厉害。双眼胀痛，视物双像，大汗淋漓。背及腰部有多处散在出血点，克尼格征阳性，心尖部可闻 I 级吹风样杂音，肺部出现干啰音，乃请中医会诊。

病人面容潮红，大汗淋漓，口渴欲热饮。脉来洪大有力，舌苔白腻而厚。系病在阳明，邪热夹湿。处方如下。

生石膏 30g 肥知母 9g 生甘草 6g 秫米 15g 苍术 12g 川芎 6g 羌活 6g

1 剂。

当晚服头煎，翌日体温下降至 37℃，头痛及周身酸痛减轻，但腰部仍然疼痛。第 3 日即能下床活动，颈软，克尼格征阴性。第 4 天全身肌肉酸痛消失，第 5 天头痛完全消失，精神转佳，10 月 15 日（第 15 日）复查脑脊液，未发现异常，住院共 37 天，痊愈出院。

凤翅按：钩端螺旋体病是由各种不同型别的致病性钩端螺旋体所引起的一种急性全身性感染性疾病，属于疫病，病原体通过皮肤、黏膜侵入人体，是传染本病的主要途径，起病急骤，早期有高热、全身酸痛、软弱无力等症状。起病数日后可有各器官损害表现，脑膜炎型即为其中之一，头痛如破，呕吐，克尼格征阳性（一种脑膜刺激征），还发生肝细胞损害，出现黄疸，并有出血倾向等，这些并发症出现是相当危急之候。提取主要症候：面容潮红，大汗淋漓，口渴欲饮，脉来洪大有力即为白虎证，然而舌苔白腻而厚，喜热饮又为夹湿之诊，故以白虎加苍术主治。羌活虽然能燥湿，然发散之力甚大，与川芎合用辛温香燥更有动血之虞，故与有皮肤、黏膜有出血点的症候不合，不若用水牛角、白薇、丹皮、赤芍等，取之一二，凉血败毒散瘀。

案例四：湿温高热案（刘渡舟医案）

周某，男，24岁。

病高热，头痛身痛，胸中满闷，恶心不欲饮食。曾注射"安乃近"几支，汗出甚多而发热却不退，体温持续在39.6℃上下，并时时作呕，睡则谵语。脉浮而数，舌苔则白腻。余见证有胸满作呕与苔腻之征，辨为湿温蕴于上中二焦所致，因拟三仁汤1剂。患者服药后发热不退，至下午则体痛不可耐。其家人督促再诊。切其脉转濡数，舌赤而苔黄白杂腻，面缘缘而赤，且口渴思饮，两足反冷，小便黄赤，大便不燥。细审此病，曾经发汗，津液受损可知，口渴喜饮，睡则谵语，热在阳明无疑；然而热虽甚但身反无汗，身痛沉重，胸满作呕，足冷尿黄，舌苔又腻，则热中挟湿，阻遏气机而又昭然若揭。此证非白虎不足清其热，非苍术则不能祛湿化浊而使邪解。

生石膏30g　知母10g　苍术10g　炙甘草6g　粳米1大撮

此方仅服1剂，则热退痛止而瘳。

从此案忆及文1966年前，北京夏季患乙型脑炎者甚多，根据河北钱乐天先生用白虎汤治疗的经验，而收效不大，且死亡相继，令人心惊。后请蒲辅周老大夫，改用苍术白虎汤，始反败为胜而全活者不少。蒲老认为白虎汤清热治燥，故温热病者宜之，苍术白虎清热祛湿，故湿温病者宜之，若以此例彼，而不分燥湿之气，则鲜有不败者。

又案：曾治一患者，高热不退，午后为甚。住院治疗已1周多，曾服用三仁汤、银翘散等方药，并注射各种抗生素皆无效。证见汗出多，但热不能随汗出而外越，扪其额头，其热不扬，伴见渴欲饮水，头痛且重，小便黄短。舌质红，苔黄腻，脉滑数。从辨证角度分析，高热，汗出，口渴，脉滑数，白虎汤证俱；但发热以午后为甚，其热不场，且头重痛，小便黄短，舌苔腻，内有湿邪相挟为患。用白虎加苍术汤原方，服药几剂后，热退身凉而安。

凤翅按：三仁汤见《温病条辨》："头痛恶寒，身重疼痛，舌白不渴，脉弦细而濡，面色淡黄，胸闷不饥，午后身热，状若阴虚，病难速已，名曰湿温。……三仁汤主之。"其方组成为：杏仁五钱，飞滑石六钱，白通草二钱，白蔻仁二钱，竹叶二钱，厚朴二钱，生薏仁六钱，半夏五钱，为芳香淡渗化湿法。本方若治湿热弥漫上中二焦，面色不泽，口腻不渴，低热身体困重效良，若持续高热，面有赤色，口渴思饮，三仁汤即不适宜。上案脉濡数，舌赤而苔黄白杂腻，热甚身无汗，身痛沉重，胸满作呕，睡则谵语，当为三阳合病，治予白虎加苍术汤是因热中夹湿。下案高热不退，午后为甚，其热不扬，似乎合三仁汤，然而汗多渴饮，小便黄短，舌红脉滑数，是白虎的证，因苔腻夹湿，故也予白虎加苍术汤。乙型脑炎也是疫病，发热是其主症，虽有白虎证，也当辨有无兼、夹证。

◎ 黄芩黄连类方

1. 大黄黄连泻心汤

原文：心下痞，按之濡，其脉关上浮者，大黄黄连泻心汤主之。

浅释：痞，以病称谓，否以卦象名，乾上坤下，取象命名，闭塞不通意。心下胃脘胀闷不舒，按而濡软，若脉关上浮，用大黄黄连泻心汤主治。

原文：伤寒大下后，复发汗，心下痞，恶寒者，表未解也，不可攻痞，当先解表，表解乃可攻痞。解表宜桂枝汤，攻痞宜大黄黄连泻心汤。

浅释：病伤寒而大下、又发汗之后，导致心下痞满。若恶寒是表未解，不可先治痞，应该先解表，表证解才可治痞。解表适宜桂枝汤，治痞适宜大黄黄连泻心汤。此申明先表后里治则。

原文：脉浮而紧，而复下之，紧反入里，则作痞，按之自濡，但气痞耳。

浅释：脉浮而紧是表有邪，不解表反而用下法，表邪下陷而入里，结聚心下而成痞。若按之濡软，这只是气结成痞。

原文：心气不足，吐血，衄血，泻心汤主之。

浅释：热盛而伤阳络，迫血妄行，为吐、为衄，故以泻心汤泻热而吐衄自止。

心气不足当辨析。《医宗金鉴》："心气'不足'二字，当是'有余'二字，

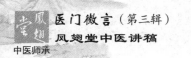

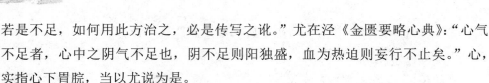

若是不足，如何用此方治之，必是传写之讹。"尤在泾《金匮要略心典》："心气不足者，心中之阴气不足也，阴不足则阳独盛，血为热迫则妄行不止矣。"心，实指心下胃脘，当以尤说为是。

◇ 大黄黄连泻心汤方

大黄二两　黄连一两　（黄芩一两）

上二味，以麻沸汤二升渍之，须臾绞去滓，分温再服。（臣亿等看详：大黄黄连泻心汤，诸本皆二味，又后附子泻心汤，用大黄、黄连、黄芩、附子，恐是前方中亦有黄芩，后但加附子，故后云附子泻心汤。本云加附子也。）

浅释：黄连，"味苦，寒，主热气，目痛，眦伤泣出，明目，肠澼腹痛下痢，妇人阴中肿痛"（《本经》），功效清热、燥湿、泻火、解毒。《本草经疏》："黄连能以苦燥湿，以寒除热，一举而两得焉。"清热泻痞、燥湿止痢、清胃止呕、清心降火、泻火止血等为其专长。黄芩，"味苦，平，主诸热黄疸，肠澼泄痢，逐水，下血闭，恶疮，疽蚀，火疡"（《本经》），其苦寒之性味弱于黄连，而功效类同，故常相须为用而清热、燥湿。大黄，"味苦、寒，主下瘀血、血闭，寒热，破癥瘕积聚，留饮宿食，荡涤肠胃，推陈致新，通利水谷，调中化食，安和五脏"（《本经》），大黄能通腑泻下，逐瘀荡实，用法不同，功效有异。

本证为热痞证，是无形邪热结于心下，气塞不通而成。心下即胃脘，属中焦，是气机升降要道，邪热阻滞，则气机痞塞。以心下自我感觉痞满为特征，因无实物结聚，故按之濡软不硬。大黄、黄连、黄芩泻热痞自消。本方不煎煮，以沸水浸泡片刻，绞汁去渣，即可服。药汁浓度较低，是取药气轻清，不取味之重浊，以清泻无形邪热。本方运用广泛，不仅治疗热痞，还可治因火邪所致吐血、衄血证，以及胃热攻上所致目赤肿痛、头痛、牙痛、口舌生疮、胸膈烦热等症。治吐、衄血之泻心汤药味相同，用法有异，"以水三升，煮取一升，顿服之"，取药汁浓厚，苦味重浊，急泻火降胃气冲逆。言泻心者，实则泻胃。陈修园《金匮要略浅注》："此为吐衄之神方也。妙在以芩连之苦寒，泻心之邪热，即所以补心之不足。尤妙在大黄之通，止其血，而不使其稍停余瘀，致血愈后，成咳嗽虚劳之根，且釜下抽薪，而釜中之水自无沸腾之患。"

2. 附子泻心汤

原文：心下痞，而复恶寒汗出者，附子泻心汤主之。

浅释：心下痞是因里有无形之热，恶寒汗出是因表有卫阳气之虚，附子助卫阳，泻心汤泻胃热，并行不悖。

◇ 附子泻心汤方

大黄二两　黄连一两　黄芩一两　附子（炮，去皮，破，别煮取汁）一枚

上四味，切三味，以麻沸汤二升渍之，须臾绞去滓，内附子汁，分温再服。

浅释：三黄沸水渍取汤，别煮附子汁，合剂服，使泻痞之力缓，而扶阳之功胜。病有寒热相杂，则用药也需寒热互用，并行而不悖。

案例一：热痞（自主神经功能紊乱）（刘渡舟医案）

王某，女，42岁，1994年3月28日初诊。

心下痞满，按之不痛，不欲饮食，小便短赤，大便偏干，心烦，口干，头晕耳鸣。西医诊为"自主神经功能紊乱"。其舌质红，苔白滑，脉来沉弦小数。此乃无形邪热痞于心下之证，予大黄黄连泻心汤以泄热消痞。

大黄3g　黄连10g

沸水浸泡片刻，去滓而饮。服3剂后，则心下痞满诸证爽然而愈。

凤翅按：心下痞满为患者自感胀满不适。按，切诊，也叫腹诊，按之不痛是腹诊所得结论，一定是柔软的，即所谓"按之自濡"，若自感疼痛或按之疼痛则另当别论。伴随不欲饮食，小便短赤，大便偏干，心烦，口干，头晕耳鸣等症候，都是因心下胃脘有无形之热，致使气机升降失调所致，故抓住心下痞满主症，即可得到"痞证"的概念，予大黄黄连泻心汤而病解。本案用方中当有黄芩。

案例二：眩晕（刘渡舟医案）

王某，男，41岁。

患"高血压病"多年，久服复方降压片、降压灵等药，血压一直未能控制，近日因生气而血压上升至190/130mmHg。

自诉：头目晕眩，如坐舟车，而且心烦急躁特甚，有时彻夜不眠，且口渴欲凉饮，舌红苔黄糙老，脉弦滑数而有力。病情加重后曾多方服药未效。索取前方观之，尽为平肝、息风、潜阳之剂。思之良久，断为阳亢火盛动风之证，乃处大黄黄连泻心汤。

大黄 9g　黄连 9g　黄芩 9g

水煎煮令服 3 剂。

服后大便溏泻，但心烦减轻，且能入睡。继服 2 剂，诸证皆轻，血压降至 150/110mmHg。

凤翅按：眩晕症，古来有风、火、气、痰、饮、虚等之辨。本案头晕目眩伴随心烦急躁，不寐，口渴喜凉饮辨为胃热火盛而动风，是因舌红苔黄糙老，脉弦滑数而有力为其佐证。若因检查血压增高而予强制降压，见心情急躁就予平肝、息风、潜阳都是对标而治，非为治阳亢火盛之本。若欲标本兼治，苦寒泻火之外，亦可加用息风潜阳镇定之法，如菊花、钩藤、磁石、赭石、龙骨、牡蛎等可随证加入也未尝不可。

案例三：偏枯（刘渡舟医案）

一患者，1 年前突然昏仆在地，不省人事，经抢救虽然神志转清，但左侧肢体活动失灵。据述曾多服丹参、赤芍、红花等药，效果不显。近来终日烦躁不宁，大便秘结，数日不行，小便赤如浓茶。舌红边有瘀斑，苔糙老起芒刺，六脉滑数挺指。据此，诊为瘀热阻滞，血脉不通之证。

大黄 9g　黄连 9g　黄芩 9g

服 3 剂后，患者欣然来告，自谓进 1 剂，大便通；3 剂尽而心烦顿消，肢体活动明显好转。且当场示范，手足活动颇灵便。复视其舌，糙老之苔已退，其脉已趋平缓。

凤翅按：偏枯，卒中后遗症。大黄黄连泻心汤本非治此病专方，然据现有之症，从烦躁不宁，大便秘结，小便赤，舌红有瘀斑，苔老粗糙起芒刺，脉滑数有力症候看，是瘀血阻滞，血脉不通而化热，可以断定患者本阳旺之体。按治疗此病一般常规，执活血化瘀理论，与丹参、赤芍、红花同用者，必有益气之药，如黄芪等，久服气有余更助热。大黄本可逐瘀通经，加之黄连、黄芩去热，瘀去热消，则经脉畅行，理当如此。

案例四：狂证（精神分裂症）（刘渡舟医案）

张某，男，38 岁。

两月前，因家事纠纷，而致精神失常。本市某医院诊为"精神分裂症"，服氯丙嗪、氯普噻吨等药无效，遂邀余诊治。就诊时，患者言语无羁，怒目视人，口味臭秽。又询，知其大便数日不行，舌红苔焦黄而干，脉滑疾，诊为气郁化火，心火内盛之证。处大黄黄连泻心汤。

大黄9g 黄连9g 黄芩9g

水煎服，3剂。

二诊，服上药3剂，大便已通，且能入睡，烦躁诸证亦有好转。又嘱其继服3剂，而告痊愈。随访至今未复发。

凤翅按：《难经·二十难》云："重阴则癫，重阳则狂。"神志病变阴旺则癫，阳旺则狂。若以脉言，尺寸俱得阳脉，谓之"重阳"；尺寸俱得阴脉，谓之"重阴"。《丹溪心法·癫狂》说："癫属阴，狂属阳。"此等论述扼要概括了神志病变的发病机制。因家事纠纷，情志不遂，郁而化火，言语无羁，怒目视人，狂躁之象毕现。此等症条畅情志，宁心安神为一般治法，然而依据口味臭秽，大便数日不行，舌红苔焦黄而干，脉滑疾之据，是一派胃腑火热之象。《素问·至真要大论》："诸躁狂越，皆属于火。"予大黄黄连泻心汤泻火伐阳，胃热去，火邪泻，则神自安。

案例五：胃胀口舌生疮（杨培春. 对《伤寒论》五泻心汤的认识及临床运用）

曹某，男，30岁，工人，1970年5月10日初诊。

患者自诉胃脘部胀闷欲呕7天，近3天加重，口渴心烦，口舌生疮，不发热恶寒，小便短赤，大便黄色稀水。西医诊断为"急性胃肠炎""口腔炎"，服用西药土霉素，复合维生素B无效，来院邀余诊治。

诊视其颜面潮红，口唇舌尖可见散在绿豆大溃疡面，被覆脓苔，舌质红苔黄，口气热臭；按其腹部稍膨胀，濡软无硬块，无压痛感，脉滑数。证属胃火炽盛，无形邪热壅聚胃脘，痞塞不畅，胃气上逆则呕，邪热下逼肠道则下利，乃热痞耳！治宜泻火解毒，泄热消痞，方用大黄黄连泻心汤加味。

大黄15g 黄连6g 黄芩6g 竹茹6g 木通6g 炒莱菔子9g 炒枳壳6g

每日1剂，仿仲景法，令将三黄渍须臾去渣，余药另煎汁，兑匀，分三次温服。

5月13日复诊：患者自诉服上药后诸症悉除，仅觉口干欲饮，遂予益胃汤少加芩、连，清其余热，复其津液，2剂而愈。

凤翅按：口舌生疮也称口糜，糜烂之意，现称口腔溃疡，此病常责之胃热。口渴心烦，小便短赤，心胃有热，上下充斥，上则口糜，热气下流，在小便则短赤，甚则热痛，热逼大肠则下利。本案用方在大黄黄连泻心汤为君的基础之上，加竹茹清胃热止呕，用木通利小便，清心导热下行，是为臣药；"脉滑数"，有宿食，莱菔子、枳壳理气消食是佐使药。益胃汤出自《温病条辨》，由沙参、麦冬、生地黄、玉竹、冰糖组成，"阳明温病，下后汗出，当复其阴，益胃汤主之"，是甘凉复胃阴方。黄芩、黄连苦燥，虽能清热亦能化燥，因口干欲饮，故少加之清余热即可。

案例六：吐血（林文犀．古方新用）

李某，1966年夏，因长途跋涉，心火胃燥致吐血甚多，时止时作，特来邀诊。症见心中烦热，面容憔悴，唇燥，舌红苔黄，脉洪。遂拟大黄黄连泻心汤加味生地黄、鲜茅根，1剂。服后当夜血止，次日守原方加太子参，去鲜茅根，1剂，以巩固疗效。后嘱其清淡饮食自调而愈。

凤翅按：心中烦热，唇燥，舌红苔黄，脉洪，都是胃热之诊。因吐血甚多，故面容憔悴。阳络伤则血上溢，火热灼伤胃络，血溢则吐血，大黄黄连泻心汤清泻胃火，生地黄、白茅根性味甘寒，清热凉血，可用于血分有热，迫血妄行之吐血、衄血等症。我有经验方"黑白治衄汤"，即以生地黄配伍白茅根，加仙鹤草止血，反佐炮姜，引用牛膝，治衄血不止。

案例七：泻火除热治吐血（血证专辑·姜春华医案）

金某，男，46岁。

面红目赤，吐血甚多，心中烦热，唇燥，舌红苔黄，脉弦大，血压200/110mmHg，治宜泻火除热，用大黄黄连泻心汤。

大黄9g　黄芩3g　黄连9g

服药1剂，出血即止，3剂后血压降至180/110mmHg。

凤翅按：脉弦大，面红目赤，心中烦热，唇燥，舌红苔黄，肝胃热而火升，故吐血不止，血气上逆则血压增高，予大黄黄连泻心汤苦寒直折其热，血随火降，吐血止，血压亦降。大黄本可止血，且又性降下沉，促进肠蠕动，可使下部充血，则使上部血减少，间接起到止血作用。吐、衄症，若汤药冲服代赭石细末则疗效更好。张锡纯说："治吐、衄之症，当以降胃为主，而降胃之药，实以赭石为最效。"

案例八：咯血（空洞型肺结核）（黄耀人医案）

柯某，男，48岁，1962年5月21日入院。

有与肺结核患者长期接触史，去春咳嗽，咯少量血。今年3月间，咳吐脓血痰，经X线片检查，诊断为"空洞型肺结核"。

诊见面色苍黄，两颧微赤，舌苔粗白微黄，溺白便秘，痰出白腻而带腥臭，发音微嘶。脉弦滑数，右手特大，甚则滑动搏指。入院 5 小时出血约 500ml，当即灌服童便及十灰散，继予肃肺保金豁痰止血之剂。血止后觉胸中热痛，怔忡盗汗，音低而嘶。又进养阴清肺、咸寒降火宁心方 5 剂，仍大量出血，且较第一次更剧。经急救止血后，尚频频咳痰带血，脉洪数滑动，胸痛心烦，改投苦寒泻火方。

大黄 15g　黄芩 9g　黄连 12g　生栀子 12g

连服 12 剂，血止，咳息，胸痛平，脉转缓滑，于 6 月 11 日出院。追访两月余，未见再出血，胸部 X 线透视，病灶已愈合。

凤翅按：咯血经十灰散收涩止血，又给肃肺保金，豁痰止血之剂，再予养阴清肺、咸寒降火之方而咯血更甚，说明收涩止血、清降肺气、养阴清热都为治标之剂而不能切中病机。咯血频频，胸中热痛心烦，便秘，脉洪滑动数，显然是胃中火热上逆而刑伐肺金，迫血妄行，故予大黄黄连泻心汤加味栀子，苦寒直折，釜底抽薪，血随火降咯血自止，治病必求其本也。

案例九：齿衄（牙龈肿痛）（闫云科．临证实验录）

张某，女，22 岁，忻州粮食局工人。

素体健鲜病。今齿龈肿痛、出血近 1 个月，不能咀嚼食物，更不能刷牙。消炎剂、维生素 C 始终未停，症不见轻，遂求服中药。

望其面色红润，舌边尖红，苔薄黄，齿龈焮红，牙缝中有深红色血迹，无脓。询知口臭思冷，心烦头晕，消谷善饥，二便正常。诊其脉，沉滑略数。腹诊无压痛。观其脉症，知为胃火伤络。盖过食辛辣厚味，胃火炽盛，气血悖逆，致络脉损伤而衄。叶天士《临证指南医案》："酒热戕胃之类，皆能助火动血。"故宜清胃降火，凉血止血。拟大黄黄连泻心汤加味。

川大黄 10g　黄芩 10g　黄连 10g　甘草 10g

1 剂。

沸水浸 15 分钟取汁，分两次服。并嘱禁忌辛燥食品。患者服后即愈，再未复诊。月余后陪友来诊，询而知之也。大黄黄连泻心汤，仅大黄、黄连、黄芩三味，为治邪热在胃之心下痞，因未至于胃家实，故不宜攻下。用麻沸汤浸服，取其轻清泄热之功也。

凤翅按：牙龈肿痛，称为牙宣，多为胃热，当辨虚实。《医宗金鉴》："此证牙龈宣肿，龈肉日渐腐颓，久则削缩，以致齿牙宣露。……牙龈出血，恶热口臭，宜服清胃汤。"即是西医学所说牙周炎。面色红润，舌边尖红，苔薄黄，齿龈焮红，牙缝中有深红色血迹，口臭思冷，心烦，消谷善饥都是火热症候，脉滑数可证。故予大黄黄连泻心汤轻泻胃热，合甘草更能解毒消肿而止痛。用本方，当看热邪有无结聚，从腹诊可知满、痛与否；问诊可知大便软、硬。热未与大便结成燥屎是虚热，当以开水泡服；已与大便结聚成燥屎是实热，当煮汤服之。

案例十：上热下寒（刘渡舟医案）

韩某，男，28岁。

患背热如焚，上身多汗，齿衄，烦躁不安。但自小腹以下发凉，如浴水中，阴缩囊抽，大便溏薄，尿急尿频，每周梦遗两三次。在当地易数医治疗无效，专程来京请余诊治。

视其舌质偏红，舌苔根部白腻，切其脉滑而缓。此上热下寒之证，治当清上温下。然观病人所服之方，率皆补肾固涩之品，故难取效，处予附子泻心汤。

黄芩6g　黄连6g　大黄（沸水浸泡十分钟去渣）3g　炮附子（文火煎四十分钟，然后兑"三黄"药汤，加温后合服）12g

服3剂，大便即已成形，背热减轻，汗出止，小腹转暖，阴囊上抽消失。又续服3剂而病愈。

凤翅按：背热如焚，上身汗，齿衄，烦躁是上热，小腹以下发凉，阴缩囊抽，大便溏薄，是下寒。病有象可证，诊之舌质偏红是有热，苔根白腻是有寒。因见下寒，加之尿频尿急、梦遗滑精，前医予补肾固涩遗留上热，故不生效。唯寒热并投，寒热异其性，生熟异其味，泻痞之力轻，温阳之力重。上热下寒兼顾，方可切中病机。

案例十一：上热下寒证（何廉臣．全国名医验案类编）

王某，年近20岁。

得外感数月，屡变不愈，取视前所服方，皆时俗清利之品。症见胸满，上身热而汗出，腰以下恶风。时夏历6月，以被围绕。脉弦，舌苔淡黄，此上热下寒证。遵仲景古方治之，予附子泻心汤清上温下。

黑附块（煮取汁）3g　生川大黄3g　小川黄连1.8g　片黄芩1.8g

三黄以麻沸汤渍之，须臾绞去滓，纳附子汁，分温再服。

服完2剂，病如失，为疏善后方收工。

凤翅按：清上温下是附子泻心汤立方本意，故"复恶寒汗出"的症候描述应该灵活理解，比较如上案背热如焚，上身多汗，小腹以下发凉，本案上身热而汗出，腰以下恶风，症候表现不尽相同，而上热、下寒的病机实则一致，故俱可予附子泻心汤治之。

案例十二：呕血黑便（姜琴医案）

罗某，男，31岁，1991年4月24日下午4时初诊。

患者既往有慢性胃炎及十二指肠溃疡病病史，入院前1天因进食不当突感胃脘嘈杂，脘痞不适，心悸，恶心、呕吐，始为胃内容物，继则呕血，共呕吐7次（为咖啡色液及鲜红血）共约1000ml，大便下血，色紫黑如柏油样。此刻患者眩晕欲仆，面色苍白。拟诊为上消化道出血急诊入院。检验：血红蛋白40g/L，大便隐血（+++），测血压52/30mmHg，立即给氨甲苯酸、垂体后叶素、卡巴克洛、升压药等治疗，并输血。于晚11时血压稳定于90/52mmHg。翌日，自感胸脘痞闷，干呕不止，又呕吐3次约200ml，为咖啡色液体，并排柏油样稀便2次。

症见消瘦神疲，胸闷，面色浮红，汗出，形寒肢冷，口干口苦，口唇干裂，舌质红绛、苔黄腻而糙，脉细数，证属阳明积热，虚火上炎，络血外溢，又呕血后，虚阳外越，气虚不摄，形成上热自热，下寒自寒现象。现呕血仍未止，急以泻心汤釜底抽薪，清泄阳明积热，下降无形之气，配附子以温阳固脱。处方如下。

附子、大黄、黄芩各10g　黄连6g

连服3剂，药后呕血即止，精神好转，胸闷消失，大便一次转黄，食欲增进。药合病机，拟上方去大黄，加党参、炒白芍、麦冬、白蔻各10g，山药30g，以益气养阴，温中健脾。连服12剂，元气渐振，食欲正常，大便隐血试验转阴，血红蛋白升至110g/L，血压98/68mmHg，诸症消失，共住院20天，痊愈出院。

凤翅按：呕血、黑便是上消化道出血的基本症候。既往有慢性胃炎及十二指肠溃疡病史，因饮食不当，刺激血络破损则出血，出血过多可至失血性休克，这在中医学称为气随血脱，还有亡阳之虞。急予止血、输血是救急之法。然呕不止，续出血，胸脘痞闷，口干口苦，汗出恶寒肢冷，面色浮红即为"其面戴阳"，是虚阳上越之危候。舌质红绛、苔黄腻而糙，又有伏热，治必须寒热互投，泻热温阳。

案例十三：发热下痢（冯剑南医案）

杨某，男，1岁7个月，1988年9月11日诊。

患儿 4 天前因不明原因发热住院，伴有呕吐，厌食，腹痛，解脓血便。检查：大便培养沙门菌阳性，血清凝结反应阳性。结论为沙门菌属感染急性胃肠炎型。用氯霉素、四环素治疗半个月无效，并出现颗粒白细胞减少反应，乃改服中药。

症见：神乏，嗜睡，呕吐，厌食，午后壮热汗多，面色红赤，烦躁多啼，腹痛胀满拒按，痢下赤白脓血，小便短赤，舌尖起疱，舌质鲜红，舌苔黄而厚腻，脉象滑数。证属热毒内盛，正阳不足。

附子、大黄各 6g　黄连、黄芩各 3g

水煎频服。服 2 剂后，热退，呕吐止，纳增，小便转清，黄苔消失。仍有腹胀肠鸣，大便稀溏兼有少量黏液，脉象浮滑。改用理中汤加减调脾胃，以滋化源。5 剂而愈。

凤翅按：能准确查明病源得益于西医学检验技术，针对性抗感染治疗无效，还引起白细胞减少的药毒反应，说明细菌虽然是引起发热下痢的病因，然而引起机体的发热、下痢等症，不是抗生素能完全解决的。痢下赤白，是感染细菌后，肠道发生炎症反应的病理产物。呕吐、壮热汗多、面色红赤、烦躁、腹痛胀满是其伴随症候，因痢下脓血、小便赤、舌尖起疱、舌红、苔黄厚腻、脉滑数，诊断为热毒内盛而用大黄黄连泻心汤，可清热败毒，并排除湿热内蕴之毒邪从大便而去，是通因通用法。因神乏、嗜睡、厌食，诊断为阳气不足，用附子，是温补阳气法。故附子泻心汤也为补正祛邪方。

3. 半夏泻心汤

原文：伤寒五六日，呕而发热者，柴胡汤证俱，而以他药下之，柴胡证仍在者，复予柴胡汤，此虽已下之不为逆，必蒸蒸而振，却发热汗出而解。若心下满而硬痛者，此为结胸也，大陷胸汤主之。但满而不痛者，此为痞，柴胡不中予之，宜半夏泻心汤。

浅释：伤寒五六日后，发热未解，又见呕，是用柴胡汤的证据，如果错误地用其他的泻下药后，没有其他的变证，是柴胡汤证仍然存在，可以再予柴胡汤，这虽然错误地用了泻下药治疗，还不算大的错误，此后必然蒸蒸发热而寒战，汗出而病解。如果心下胃脘胀满、硬痛，这是结胸病，可以与大陷胸汤治疗；只是胀满，不疼痛，是痞证，不能再予柴胡汤，适宜用半夏泻心汤治疗。

原文：呕而肠鸣，心下痞者，半夏泻心汤主之。

浅释：呕吐、腹中肠鸣，心下胃脘胀满不适，用半夏泻心汤主治。

◇ **半夏泻心汤方**

半夏（洗）半升 黄芩、干姜、人参、甘草（炙）各三两 黄连一两 大枣（擘）十二枚

上七味，以水一斗，煮取六升，去滓，再煮取三升，温服一升，日三服。

浅释：泻心类方特点是用干姜、半夏与黄芩、黄连配伍。半夏降逆，干姜温中，芩、连清热，人参、炙甘草、大枣益胃和中而补津液，使气机升降有序，中焦运转复常，则痞满，呕吐，下利等症止。体现了寒、热互用，辛开、苦降，甘温益气补津液的治痞大法。本方主治胃气不和，心下痞满不适，或干呕，或呕吐，腹中肠鸣，下利等症，是胃肠疾病之专方，可作为感染性胃肠疾病的消炎剂，慢性胃肠疾病黏膜炎性病变的修复剂，以及胃肠功能紊乱的调节剂，亦可用于其他疾病，有中焦虚弱，湿热蕴结，寒热互见，升降失常病机，而见所述痞证症候者。

痞证的实质，实际就是胃中有炎症反应，或因使用不当的药物，或因饮食不当的刺激，或因外来感染，损伤胃黏膜，产生过多的分泌物，使胃排空功能发生障碍，导致胃内的食物、液体以及发酵产生的气体滞留，胃中的堵塞憋闷、胀满不舒感。这种情况还多伴有肠道吸收水液功能障碍，水液、粪便潴留，腐败之物刺激使肠管蠕动加快，其症候即可表现为上有呕吐、中有痞满、下有肠鸣甚至下利。

生姜泻心汤、甘草泻心汤都由半夏泻心汤变化而来，半夏泻心汤是辛开苦降，和胃消痞代表方，方中暗含有干姜黄连黄芩人参汤，治"食入口即吐"，黄芩、黄连苦降，干姜辛开，人参奠定中气，寒温并用，补泻兼施。半夏泻心汤也可看作是小柴胡汤去柴胡加黄连，去生姜用干姜的变方。因无寒热往来，胸胁苦满，故去柴胡，病在心下，涉及肠道，加黄连苦燥清湿热，用干姜温中化寒湿。小柴胡证有"呕而发热"，本方证呕而无发热。干姜易生姜，证即有寒热之别，小柴胡汤所主有半表证用生姜即有发散之用，本方治在心下有寒用干姜即有温中之意。黄连汤证因"腹中痛"，是腹中寒更甚，故去黄芩，增桂枝助干姜之热而祛寒。故泻心汤类方也可以说是小柴胡汤的衍化方，因病位不同，病机有异，则药有增减，移步换形。

案例一：痞满肠鸣泄泻（冯剑南医案）

古某，男，50岁，1974年4月首诊。

患者脘腹痞满伴有肠鸣，泄泻已1年余。自诉胃脘至脐以上痞满而胀痛，稍嗜寒凉食物则肠鸣下利，或稀薄软便，胸膈烦满，食纳减少，口苦，尿色淡黄，舌质偏红，苔薄黄而根部厚腻，脉象缓而带弦。证属脾胃气虚，湿热壅滞，虚中夹实，应当和胃燥湿同治，虚实兼顾。方拟半夏泻心汤加味。

制半夏9g　黄连6g　黄芩6g　干姜6g　炙甘草6g　党参12g　枳壳12g　广木香6g

嘱服3剂。

二诊：痞满胀感消失，肠鸣减利止，胃口好转，食量略增，腻苔退而薄润。嘱原方再进5剂。继则以健脾养胃法善后调理而痊愈。1年后随访，病未复发。

凤翅按：痞在心下，本不痛，按之自濡，与小陷胸汤证"正在心下，按之则痛"、大陷胸汤证"心下痛，按之石硬者""从心下至少腹硬满而痛，不可近者"相对待，鉴别诊断则虚实判然。胃脘至脐以上满而胀痛，则痞结更甚，以致气滞不通则痛，必柔软而不硬，近乎结胸矣。遇寒凉则肠鸣便溏、下利，缘脾阳运迟水液不化而然，脉弦缓可证；胸膈烦满、痞满胀痛，因湿热结聚壅滞之故，口苦舌红，苔黄腻有据。证据确凿，投方即效。至于加味枳壳、木香有理气导滞之功，使参、草补而不壅，是为辅助用药。不用大枣是因为痞满而胀痛之故，药味过甜则病益甚。

案例二：痞满呕吐（刘渡舟．伤寒论十四讲）

张某，男，36岁。

素有饮酒癖好，因病心下痞满，时发呕吐，大便不成形，日三四次，多方治疗，不见功效。脉弦滑，舌苔白。

辨证：证为酒伤脾胃，升降失调，痰从中生，痰饮使胃气上逆则呕吐，脾虚气寒则大便不成形，中气不和，气机不利，故作心下痞。

半夏12g　干姜6g　黄芩6g　黄连6g　党参9g　炙甘草9g　大枣7枚

服1剂，大便泻出白色黏涎甚多，呕吐遂减十分之七。再1剂，而痞与呕吐俱减，又服2剂，则病痊愈。

凤翅按：酒，乃秫、麦、米等投曲酝酿而生，本湿热之物，阳旺之人多饮则生热，阴盛之人多饮则生湿。本案患者因癖好饮酒，伤脾害胃导致水液吸收功能障碍，津液不归正化，滋生痰饮留聚心下，是为酒癖，此痞满所由来也。痰饮上逆而呕吐，下走肠间则便溏，治当调和中气，使升降有序。服半夏泻心汤后大便泻出白色黏涎，是脾阳来复，中气能治，气机得调，则滞留之痰饮自去。

案例三：胃脘痛（张志豪. 半夏泻心汤加减治疗寒热夹杂型胃脘痛的体会）

吴某，男，40岁，泉州人，1976年5月15日初诊。

上腹部饥饿性闷痛已多年。10天前因饮食不当上腹部疼痛又复发，饥饿时尤甚，得食可缓解，疼痛喜按，伴嗳气、吐酸、心下烧灼感，上腹部深按之感到疼痛，舌质红、苔黄腻，脉弦而数。证属寒热夹杂型胃脘痛，方用半夏泻心汤加味。

半夏9g　党参9g　干姜9g　黄芩9g　黄连6g　炙甘草4.5g　大枣9g　吴茱萸4.5g　煅牡蛎10g

3剂。

5月19日复诊：服药后上腹痛缓解，嗳气吞酸消失。依前方去煅牡蛎，再服3剂，症状消失。

凤翅按：上腹部疼痛，饥饿尤甚，得食缓解，伴嗳气、吐酸、胃中烧灼感，深按之疼痛，是糜烂性胃炎或胃溃疡、十二指肠溃疡的症状与体征。嗳气、心下闷则为气痞，舌质红、苔黄腻，脉弦数是有热。寒热杂投，清热消痞治为允当。烧灼感即为胃中嘈杂，舌红苔黄，嘈杂吞酸是运用左金丸的症候，以黄连配伍吴茱萸即为左金，可清热制酸，用煅牡蛎可中和胃酸；主证用主方，辅证用辅药，也是灵活使用经方。

案例四：肝炎腹胀（岳美中医案集）

徐某，男，42岁。

1958年8月起食欲不振，疲乏无力，大便日2～4次，呈稀糊状，腹胀多矢气，曾在长春某医院诊断为"慢性肝炎"，治疗10个月出院。此后因病情反复发作，5年中先后4次住院，每次均有明显之肠胃症状。1964年元月住入本院，8月7日会诊。经主治医师报告：病人肝功能正常，谷丙转氨酶略高，在150～180U。唯消化道症状明显，8个月来多次应用乳酶生、复方氢氧化铝、酵母片、小檗碱等治疗，终未收效。

现仍食欲不振，口微苦，食已胃脘满闷腹胀，干噫食臭，午后脘部胀甚，矢气不畅，甚则烦闷懒言，不欲室外活动，睡眠不佳，每夜2～4小时，肝区时痛。望其体形矮胖，舌苔白润微黄，脉沉而有力，右关略虚。为寒热夹杂，阴阳失调，升降失常的慢性胃肠功能失调病症。取用仲景半夏泻心汤，以调和之。

党参9g　清半夏9g　干姜4.5g　炙甘草4.5g　黄芩9g　黄连3g　大枣（擘）4枚

以水500ml煎至300ml，去渣再煎取200ml，早晚分服，日1剂。

药后诸症逐渐减轻，服至40余剂时，患者自作总结云：月余在5个方面有明显改善。食欲增进，食已脘中胀闷未作，腹胀有时只轻微发作，此其一；精力较前充沛，喜欢散步及室外活动，时间略长也不感疲劳，此其二；大便基本上一日一次，大便时排出多量气体，消化较好，此其三；肝区疼痛基本消失，有时微作，少时即逝，此其四；睡眠增加，中午亦可睡半小时许，此其五。多年之病，功效明显，后因晚间入睡不快，转服养心安神之剂。

1965年2月5日再次复诊：前症复作，仍处半夏泻心汤，10余剂后，效果不著，改服附子理中汤，7剂后，诸症不唯不减，反心下胀闷加剧，大便次数增多，复又用半夏泻心汤加茯苓，20余剂，获得显效。

凤翅按：西医学认为，慢性肝炎是指病程在半年以上的肝脏慢性炎症性疾病。可以分为慢性活动性肝炎和慢性持续性肝炎两种。慢性肝炎主要是由乙型肝炎或非甲非乙型肝炎病毒的感染引起的，某些药物、酒精中毒及慢性胃肠道炎症也可以引起本病。纳呆、乏力、胁痛、腹胀等是其主要症候表现。中医治疗此病当辨证施治，不可以为病毒感染滥施清热解毒之品。本案病程持久，反复发作，表现俱为胃肠症状，从症候表现判断为胃肠功能失调，以痞证施治，是有是证而用是方。用半夏泻心汤寒热并投，辛开苦降，斡旋中气，升降脾胃，坚持服药，获得显效。

案例五：顽固腹胀（岳美中．顽固腹胀治验案）

白某，男，41岁。

患者于1959年8月发现肝大，当时无自觉症状，肝功能正常，以后逐渐觉两胁间歇隐痛，甚则及背，腹胀肠鸣，日轻暮重，食欲渐退，嗳气频频，大便不实。体检发现颈部有数个蜘蛛痣，肝大胁下10cm，质软，无扣、压痛。1962年9月以后，谷丙转氨酶曾2次升高，西医诊为"慢性肝炎"。曾先后4次住院，采用一般保肝疗法等治疗，都可暂时取得效果，但遇紧张和劳累，则病症复发。1963年11月第5次住某医院，经保肝、针灸、推拿等治疗，腹胀胁痛依然。

1964年1月24日诊：六脉虚迟无力，舌胖大，苔浮而腻，腹胀肠鸣，干噫食臭，有时两胁及背、少腹作痛，大便呈糊状，日2行，或间日1行。良由早年饥饱劳役，脾胃失调所致。先以仲景半夏泻心汤治之。

法半夏、党参、黄芩各9g 干姜、炙甘草各6g 黄连（吴茱萸炒）3g 大枣（擘）4枚

2月8日：服药2周，干噫肠鸣，矢气稍减，纳食转馨，腹胀亦减。胁痛隐隐如故，大便先干后溏，日2行，舌体胖大，舌苔薄黄带腻，脉数中空而无力。前药见效，然脾虚气弱较甚，拟前方加重益气之品，党参改为15g，加太子参15g，茯苓9g。

2月29日：服药后干噫食臭，肠鸣矢气大减。唯腹胀稍增，胁痛隐隐，大便有时成形，舌体胖边尖有齿痕，舌苔厚腻，脉虚无力，肝脉尤显。此虚不受补，用厚朴生姜半夏甘草人参汤与半夏泻心汤交替服用。（方略）

服药2个月余，腹胀明显减轻，干噫食臭，嗳气、肠鸣消失，偶有两胁隐痛，肝脉稍有弦象，较前有力。予半夏泻心汤常服，晨起吞服补中益气丸，缓缓善后，于1964年4月12日出院。

凤翅按：腹胀，即为腹满。《金匮要略·腹满寒疝宿食病脉证治第十》："病者腹满，按之不痛为虚，痛者为实。""腹满时减，复如故，此为寒，当与温药。"本案顽固腹胀数年，表现为腹胀肠鸣，日轻暮重，干噫食臭，嗳气频频，食欲渐退，大便不实，医学检查是"慢性肝炎"，然导致"慢性肝炎"的原因除了感染病毒以外，一定有自身脾胃功能失调因素在其中。按压肝大质软不痛，故两胁间歇隐痛，甚则及背、少腹作痛，并非肝大所致，是腹中胀气攻冲使然，依干噫、腹胀、肠鸣，苔腻之据，辨为痞证，予半夏泻心汤收效。其后变方，或因虚弱与益气健脾，或因虚满而益气消胀，都是随证治之，然终不离半夏泻心汤，是治病求其本。

案例六：胆胀（巫百康医案.胆胀）

陈某，男，32岁，干部。1962年9月11日入院。

患者于3年前发生恶寒发热2个月，皮肤巩膜黄染，右上腹阵发性疼痛并牵引至胸背部，食欲不振，小便黄，大便灰白。曾往某医院，诊为"胆囊炎、胆结石"，治疗3个月好转出院，此后右上腹胀痛不时发作，尤以走路或劳动时为甚，触之愈痛。屡经医治未愈。

现症：右上腹部痞块胀痛，拒按，呼吸、走路也有疼痛感，巩膜皮肤无黄染；微有发热，头晕，食少欲呕，疲倦，小便黄赤，大便时呈灰白色。身材中等，面色少华，不能侧卧。舌质淡紫，舌苔白腻，脉弦缓。

病属：胆胀。治以辛通苦泄为主，佐以芳香行气，方用半夏泻心汤、金铃子散合左金丸加减。

川黄连 4.5g　法半夏 9g　川楝子 9g　延胡索 6g　条黄芩 4.5g　干姜 3g　党参 4.5g　白芍 9g　香附子 6g　枳壳 9g　青皮 4.5g　白蔻 3g　吴茱萸 1.8g

服药 1 剂症减，3 剂右上腹胀痛消失，5 剂右上腹在行走、呼吸及轻按时均无痛感。继以原方制丸服用，以尽全功。

凤翅按：胆囊炎、胆结石病位在右胁下。急性胆囊炎发作常外有寒热，右上腹疼痛并牵引至同侧胸、背部，伴有恶心、呕吐，食欲不振。如果有胆结石，胆汁排泄阻碍，胆囊胀满疼痛，即为胆胀，大便灰白，小便黄，发生堵塞性黄疸是其候。本案右上腹部痞块，即小柴胡证所描述之"胁下痞硬"，有微热、欲呕，俱为柴胡汤所主，故治当取小柴胡加减法"去大枣加牡蛎"，胀痛，拒按是硬满而痛，是胆气不降，加味理气药及金铃子散是为理气止痛，观本方实应为大柴胡法，只是用药有异。如症状消失，结石尚在，当化石排石以了病根。

案例七：反胃（俞长荣．福建中医药）

郑某，男，32 岁，1964 年 3 月 21 日就诊。

2 年来不时发生朝食暮吐或暮食朝吐。近来发作更频，每一二日便呕吐一次。呕吐物除食物外，尚有多量酸水。平时口淡无味，食后胃脘胀满，郁闷不舒，心中嘈杂，腰痛，肢末欠温，大便尚可，小便清长，次数增多。唇色红赤，舌质红，舌苔薄白而滑，脉沉细弱。诊为土虚木乘，胃气上逆。治拟抑肝和胃，予半夏泻心汤合左金丸。

半夏、白皮参各 9g　黄连、黄芩、干姜、吴茱萸各 6g　炙甘草 3g　大枣 3 枚

4 月 9 日二诊：服药以来，仅轻微呕吐 2 次。吐出物系清水、痰涎，夹少许食物，无酸味。心中嘈杂已除，但时时清涎自涌，肢末欠温，小便仍清长而频。唇色、舌质转正常，舌苔薄白而滑。予半夏泻心汤去芩、连，加附子、炒白术、补骨脂各 9g，煨肉蔻 6g，肉桂（另冲）1.2g，白皮参易为白晒参。嘱每三日服 1 剂，连服 10 剂，余症基本消除。

凤翅按：半夏泻心汤本寒热平调方，师其法，在实际运用中，可据症候寒热调整药味剂量，并非一成不变者，如生姜、甘草泻心汤即为变化的范例。虚寒是反胃之本，口淡无味，食后脘胀，肢末欠温，小便清长，苔薄白，脉沉细弱，

都为虚寒之诊，治宜温中。然而唇赤舌红、嘈杂、吐酸，又是有热之候，治当清热。故以半夏泻心汤和胃，温中、清热并行，合左金丸抑肝制酸同施。二诊热已去，虚寒尚在，去苦寒之芩、连，加术、附、桂等专事温补。但用药较杂，不如予附子理中汤、丸。

案例八：不寐（李克绍. 伤寒解惑论）

李某，女性，年约六旬。

1970 年春，失眠症复发，屡治不愈，日渐严重，竟至烦躁不食，昼夜不眠，每日只得服安眠药片，才能勉强略睡一时。当时我院在曲阜开门办学，应邀往诊。按其脉涩而不流利，舌苔黄厚黏腻，显系内蕴湿热。因问其胃脘满闷否？答曰：非常满闷，并云大便数日未行，腹部并无胀痛。我认为这就是"胃不和则卧不安"，要使安眠，先要和胃。拟予半夏泻心汤原方，加枳实。

傍晚服下，当晚就酣睡了一整夜，满闷烦躁，都大见好转。接着又服了几剂，终至食欲恢复，大便畅行，一切基本正常。

凤翅按：阳入阴则寐，阴出阳则寤。若胃脘不适，中焦痞结，有所阻碍，阳气不得与阴交合则不寐，此即"胃不和则卧不安"之理。验之临床，常见不寐、梦多、眠差，多有胃中不适者，卧不安实为胃不和所致。本案因胃脘满闷导致失眠、烦躁、不食，依脉涩，舌苔黄厚黏腻，断为湿热内蕴之证。半夏泻心汤加枳实通幽门，开心下结聚，增泻痞之力，是急欲下气去其满，畅通气机而通其便。

案例九：心下痞（闫云科. 临证实验录）

陈某，男，76 岁，解原村人。

心下痞满已历三载，食后嗳逆吞酸，消化甚难。今年做钡餐检查，诊断为胃下垂、十二指肠溃疡。服药（不详）已多，症不见轻，反有不适之感。

望其面色萎黄，体瘦如柴，额纹状如核桃，舌淡红，苔薄黄。切其脉，沉滑无力。诊其腹，心下痞，脐周无压痛。询知食冷则脘胀益甚，大便溏薄，食热则牙龈肿痛，眩晕头痛。寒热不耐，娇气无比。古有肺为娇脏之称，由是观之，彼胃可谓娇腑矣。审症察脉，此乃中州虚弱，升降失司，形成上热下寒之痞塞局面。论其治则，单纯温中祛寒或苦寒清泻皆不恰当，宜苦辛兼用，补中健脾。

半夏 10g　黄芩 6g　黄连 3g　炙甘草 6g　党参 10g　干姜 6g　大枣 10 枚

3 剂。

二诊：痞满大减，诸症亦轻。上方再进 3 剂。

凤翅按：依据"医学检查"，"现代中医"多认为胃下垂是中气下陷，故多有予补中益气为治者，然疗效并不如人意。

因痞满中阻，清浊不分，浊气不降则清气难升，是故久则胃因痞满而运动功能减退，松弛而下垂，以为中气下陷，补气升提，愈补愈堵，终无愈期。本案患者望之面色萎黄，体瘦如柴，是虚弱之象。诊腹心下痞满，则虚中夹实判然。食后嗳逆吞酸，消化不良，大便溏薄，且食冷益寒，食热益热，寒热不耐，则其病寒热俱有。苔薄黄，脉沉滑有热，脉再沉取无力为虚，故以半夏泻心汤辛开苦降，补泻兼施，去邪消痞，浊气降则清气自升。此等病久，消化功能减弱，故用药量宜小，能拨动气机即可，不可重剂投之复伤脾胃。

案例十：呃逆（闫云科．临证实验录）

王某，男，45岁，某银行行长。

感冒解后，又服清热药2剂，翌日，呃逆连声不断，难以入睡，寐后呃声方止，寤则复然。有时竟因呃而醒，如此连续9日。其间服过丁香柿蒂汤、旋覆代赭汤，针刺足三里、内关、会厌皆不效。望其体胖肌腴，面色红润，舌淡红，苔微腻，咽红而不肿，然有痛感，吞咽尤甚，呃声长而洪亮。询知胃纳可，不恶心，大便日一行，小便清白，口不干苦，不欲冷。诊其脉，沉弦滑，触其腹，心下满，无压痛。

脉症分析：呃逆一证，虽有虚实寒热之分，然皆因胃气上逆所致。脾胃虚寒者，余以《症因脉治》之丁香柿蒂汤取效；脾虚肝旺、胃有振水音者，则用旋覆代赭汤以治。今咽红、咽痛，为上热之候，服寒凉所诱；口不苦、不欲冷及小便清白为下寒之象。上热下寒者，必中焦痞结也。故以调寒热、通痞结为治。拟半夏泻心汤加减。

半夏15g　黄连4.5g　吴茱萸6g　党参10g　炙甘草10g　白芍30g　沉香（冲）3g　生姜10g　大枣10枚

2剂。1剂尽，当晚呃逆减轻，翌晨醒后，呃逆不再。

凤翅按：感冒解后，无遗症，当糜粥自养。再误服清热药是诛伐无过。临床常见因他病用药导致呃逆者，如感冒小恙过度输液用药即可发生呃逆，与此感冒愈后再服清热药类同。呃逆，医理常解释为胃气上逆，其实则是膈肌痉挛所致，治当解除膈肌拘挛为要。

本案见咽红咽痛有上热，小便清白有下寒，脉沉滑，苔微腻，心下痞满，治取半夏泻心汤意，辛开苦降，消痞散结。膈肌痉挛亦如寒疝攻冲，当有寒，用吴茱萸即能温肝下气镇冲逆，重用芍药是取芍药甘草汤解痉，沉香辛苦，温胃降气是辅助用药。本案遣方用药极具巧思，可以师法。

案例十一：泄泻（闫云科．临证实验录）

闫某，女，30岁，教师。

泄泻五日，日三四行，无脓血，亦无里急后重，消炎药连服四日，泻仍不止，遂来求诊。

刻下饮食不思，恶心呕吐，脘腹胀满不适，肠鸣辘辘，口干，口苦，不思饮。舌苔黄腻，脉沉细弱。诊腹心下痞满，脐周无压痛。观其脉症，此脾胃虚弱，升降失调之痞证也。盖中土虚衰则水湿失运，脾胃损伤则升降障碍。热笼于上而呕恶，寒积于下而泄泻。至于治法，则以补脾胃、通痞结为其首要，然止吐泻、调寒热、补中启痞之方，莫过于半夏泻心汤者。

半夏10g　黄芩6g　黄连4.5g　党参10g　甘草10g　干姜6g

3剂。

二诊：1剂泄泻止，3剂后心下舒适，黄腻舌苔退化。唯纳谷仍差，改投理中汤加黄连、焦三仙治之。

凤翅按：呕吐、泄泻，无下痢脓血，里急后重，是急性胃肠炎的症候，若外有寒热，脉浮苔白，当解表温中，降逆止呕，表解里自和，下利自止。今见脉沉细弱，舌苔黄腻，口干，口苦，心下痞满，肠鸣辘辘，是湿热蕴结，脾胃虚弱，升降失调，清浊不分，半夏泻心汤清热燥湿，益气温中降逆，有调中斡旋脾胃之功。

用本方，若见舌黄腻，又痞隔中满甚者，大枣甘腻，当少用之为宜，肠鸣有水液不吸收，当加生姜辛散水饮。二诊泄泻止，心下舒适则痞满除，呕吐亦止，黄腻苔退，即当去黄芩清热、半夏降逆，以理中汤温中祛寒，佐用黄连燥湿厚肠，实则是为继续修复胃肠黏膜。焦三仙即焦麦芽、焦建曲、焦山楂，食欲不振加焦三仙助运化，是治疗消化不良的经验药对。

案例十二：头痛（闫云科．临证实验录）

李某，男，45岁，市委宣传部干部，中文系毕业，读尽三坟五典，文章锦绣生辉。1984年1月12日初诊。

头痛15年余，时轻时重，时缓时急。轻缓时胀闷如裹，尚可工作；重急时剧烈难忍，伏案少动。日发二三次，每次持续1小时左右，书不能读，笔难以舞。

做脑电图、脑 CT 检查，未见异常。服药针灸，总不得愈。询知素日脘腹痞闷，恶心呃逆。头痛剧时，脘胀呕恶尤为突出，纳谷不香，二便尚可，口干、口苦，食冷则脘胀不适。舌苔黄腻，脉象沉缓不足。诊腹心下痞，脐周无压痛。脉症相参，此中虚而痰湿壅盛证也。

《素问·通评虚实论》云："头痛，耳鸣，九窍不利，肠胃之所生也。"盖脾胃居中州，主运化，司升降，虚则运化无力，生痰成饮，升降失职，则清浊无序，故有头痛及上热下寒诸症之发生。治宜补脾胃、化痰饮，方如半夏白术天麻汤。考半夏白术天麻汤有二：一为程钟龄制（半夏、天麻、茯苓、橘红、白术、甘草、蔓荆子），一为李东垣创（半夏、天麻、白术、黄柏、干姜、苍术、神曲、陈皮、麦芽、党参、泽泻、黄芪、茯苓）。余于体虚脉弱、寒热夹杂者用东垣方；虚弱不甚，寒热不显者用钟龄方。本案心下痞满，上热下寒，此二方显然不若半夏泻心汤为妥。半夏泻心汤，可健脾胃、化痰饮、调寒热、启痞结，虽不言治头痛，然中气健运，升降有序，头痛岂能独存？

半夏 15g　黄芩 6g　黄连 4.5g　干姜 6g　党参 10g　炙甘草 6g　藿香 10g　生姜 6 片　大枣 6 枚

3 剂。并嘱节晚餐，少肥甘。

二诊：头胀痛明显减轻，胃纳增加，脘胀呕恶止，脉舌同前，守方续服 3 剂。

三诊：头痛止，诸症悉减，苔仍腻，嘱守方续服，苔净药停。

凤翅按：素日脘腹痞闷，恶心嗳逆，舌苔黄腻，脉沉，心下胃脘必有痰浊。头为诸阳之会，五脏清气以奉养。胃中浊气上逆则呕恶，上冲巅顶则头痛。依据心下痞，予半夏泻心汤，是为调寒热，化痰浊，健运中气，清气上奉，浊气下降，头痛自止。《伤寒论》："干呕，吐涎沫，头疼者，吴茱萸汤主之。"本案方若合方吴茱萸汤，温中下阴寒逆气，止呕吐，善治痰涎上攻头痛者更为恰当。

4. 生姜泻心汤

原文：伤寒，汗出解之后，胃中不和，心下痞硬，干噫食臭，胁下有水气，腹中雷鸣下利者，生姜泻心汤主之。

浅释：伤寒汗出病解之后，已无恶寒、发热等外证。然而胃肠中不舒适，胃脘满、硬，常嗳气、恶心，有不消化食物的腐秽味道上逆，胁（心）下有振水音，腹中有肠鸣音亢进，声响如雷鸣，腹泻甚至如水样，用生姜泻心汤主治。

◇ **生姜泻心汤方**

生姜（切）四两　甘草（炙）三两　人参三两　干姜一两　黄芩三两　半夏（洗）半升　黄连一两　大枣（擘）十二枚

上八味，以水一斗，煮取六升，去滓，再煎取三升，温服一升，日三服。

浅释：本方即半夏泻心汤减干姜为一两，加生姜四两，是半夏泻心汤的变化方。因心下有水气，饮食难化，故重用生姜散水，少用干姜温守。半夏、生姜、甘草三泻心汤同可治痞，临床运用以心下痞，呕吐，下利为主要症候。所不同者，生姜泻心汤证偏于呕吐，用于水停心下，嗳腐吞酸者；甘草泻心汤证偏于下利日数十行，治完谷不化，水谷不别者；半夏泻心汤证则用于呕吐、心下痞，肠鸣或有下利者。

案例一：胃脘痛（广州中医学院．老中医经验选）

李某，女，71岁。1974年1月8日诊。

胃脘痛伴呕吐、嗳气、恶心已数月，大便干结，数日一次，唯腹濡不胀，脉细数，舌苔黄而腻。此为脾胃气虚，湿热食滞之症。治宜清热导滞，方用栀子厚朴汤加味。（方略）

1月21日二诊：服药3剂，症状未有改变，胃脘仍痛，不欲食，食下作呕，嗳酸，大便5天不下，脉细缓，苔淡黄带白，方用半夏泻心汤加苍术。

法半夏15g　干姜9g　黄连9g　黄芩9g　炙甘草6g　大枣5枚　党参15g　苍术6g

每天1剂，服3剂。

2月1日三诊：胃痛减轻，颇欲食，食下不作呕，无嗳酸，大便三日一行，先结后溏，舌苔薄白，脉弦数无力，方用生姜泻心汤。

法半夏12g　生姜15g　黄芩12g　黄连9g　炙甘草6g　干姜9g　党参12g　大枣4枚

每天1剂，服4剂。

2月23日四诊：胃痛已止，胃口好转，腹亦不痛，大便三日一行，粪质正常，舌质淡红，苔白，脉缓大带弦，以半夏泻心汤巩固疗效。

凤翅按：栀子厚朴汤所主为心烦腹满，卧起不安，方用栀子、厚朴、枳实，可清热除烦，理气导滞，并不能治脘痛、嗳气、呕吐，故一诊无效，是辨证用

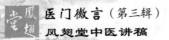
方有误。第二三诊依据食下作呕、嗳气吞酸，予半夏、生姜泻心汤，取得了较好的疗效。痞证本无痛，从本案首诊心下痛，舌苔黄腻，大便干结，数日一次看，当有小陷胸汤证，不如予生姜泻心汤加瓜蒌更为适宜，则无后续之蛇足。

案例二：慢性胃炎（广州中医学院．老中医经验选）

胡某，男，患慢性胃炎。自觉心下有痞闷感，经年累月当饱食后嗳生食气，所谓"干噫食臭"；腹中常有走注之雷鸣声，形体瘦削，面少光泽。认为是胃功能衰弱，食物停滞，腐败产气，增大容积，所谓"心下痞硬"；胃中停水不去，有时下走肠间，所谓"腹中雷鸣"。以上种种见症，都符合仲景生姜泻心汤证，应疏方予之。

生姜 12g　炙甘草 9g　党参 9g　干姜 3g　黄芩 9g　黄连 3g（忌用大量）　半夏 9g　大枣 4 枚

以水 8 盅，煎至 4 盅，去渣再煎，取 2 盅，分 2 次温服。

服 1 周后，所有症状基本消失，唯食欲不振，投以加味六君子汤，胃纳渐佳。

凤翅按：本案解释"干噫食臭""心下痞硬""腹中雷鸣"发生机制言简意赅，甚为允当。

仲景于"伤寒汗出解之后"，表述"胃中不和，心下痞硬，干噫食臭，胁下有水气，腹中雷鸣下利者，生姜泻心汤主之。"从临床实践看，此等症候不尽为"伤寒汗出解之后"者，也即不尽为外感之后所患此证者，如此举一隅而表述本证之笔法在大论中比比皆是，或为举例示意，当谨守其病机而由此及彼。如本条生姜泻心汤证，其一，外感解后，消化功能减弱，或因治疗药物影响，胃肠道对水液吸收障碍而诱发此证者有之，是外感之后的并发症；其二，平素因故如饮食不节，饥饱适宜，辛辣刺激，使胃肠有伤，埋下病根，值外感后发病者有之，是新感诱发宿疾。此二者是胃肠黏膜损伤所导致的功能性疾病。其三，即使无外感，无宿疾，因饮食不洁，感染病邪患病者亦有之，如急性胃肠炎出现呕吐、腹泻、心下痞等症候，为感染性胃肠疾病。举一隅可三反之，他条以"伤寒""中风"冠名，或于"伤寒""中风"误汗、误吐、误下后，表述某证者亦当如是观，有是证即可予是方，不可呆板于文字之下。

案例三：泄泻（闫云科．临证实验录）

闫某，女，19 岁，工人。

前年患黄疸，经余治愈。今年盛夏，气温炎热，瓜果梨枣，恣意取凉，致泄泻无度。某医用庆大霉素、呋喃唑酮等治疗，十余日泄泻方止。近又饮食不洁，致泄泻复作，一日五六行，腹不痛，不后重。

心下满闷，纳谷不馨，嗳腐食臭，腹中雷鸣，矢气频频，口苦。舌淡红少苔，脉沉缓。诊腹，心下痞软，脐周无抵抗。证属脾胃虚弱，寒热互结之心下痞也。盖胃不和，谷不消，则嗳腐食臭;脾不运，湿不化，则肠鸣泄泻。治当健脾散结，苦辛消痞。拟生姜泻心汤加味。

生姜12g　炙甘草10g　黄芩6g　黄连6g　干姜6g　半夏15g　党参10g　茯苓15g　大枣5枚

3剂。

二诊：泻止痞消，诸症随杳，嘱其饮食自调。

凤翅按：半夏、生姜、甘草三泻心汤俱可治疗痞满，所主侧重不同，是因症候而变化。仲景以外感误下，邪热内陷于素胃肠功能虚弱，也即脾胃虚弱之体者而成痞证，所谓"病发于阴，而反下之，因作痞也"。实则阳明，虚则太阴，故痞证是将来之太阴病，是故泻心汤用干姜、炙甘草、人参，是去白术之理中之半，与半夏、黄芩、黄连配伍。验之临床，凡脾胃功能素弱、消化吸收功能障碍、升降失调皆可成痞，不一定就是外感误下而成痞。

本案即过食生冷，脾胃功能碍于寒凉，运化失职而成痞，故痞证不必成于误下。痞证特点是腹诊心下濡软，按压不痛，故虽见嗳腐食臭，亦不宜予消导之剂克伐，而应补益脾胃，调其寒热，辛开苦降，恢复消化吸收功能，其痞自消。泄泻一日五六行，必有小便不利，利小便而实大便是治泄泻常法，故用茯苓健脾利水也合理。

5. 甘草泻心汤

原文：伤寒中风，医反下之。其人下利，日数十行，谷不化，腹中雷鸣，心下痞硬而满，干呕，心烦不得安。医见心下痞，谓病不尽，复下之，其痞益甚。此非结热，但以胃中虚，客气上逆，故使硬也，甘草泻心汤主之。

浅释：伤寒或中风,医不解表而误用下药。导致下利,甚至一日数十次而无度，食物不消化，腹中肠鸣音亢进如雷鸣声，胃脘胀硬而满，恶心，又不能吐而干呕，心烦不能安卧。医生见胃脘饱满而硬，以为病未去，又继续用泻下药，满硬更加严重。这种症候，并非有热未去，是因为胃肠功能虚弱，运化无力，肠道中浊气上逆而导致，用甘草泻心汤主治。

◇ 甘草泻心汤方

甘草（炙）四两　黄芩三两　黄连一两　干姜三两　半夏（洗）半升　大枣（擘）十二枚

上六味，以水一斗，煮取六升，去滓，再煎取三升，温服一升，日三服。

浅释：本方增甘草量，重用为四两，是因下利甚而急迫，突出和中、缓急而补虚法。《本经》言甘草："味甘、平，主治五脏六腑寒热邪气。"可知甘草可调和脏腑偏胜不协调的寒热邪气；《药徵》："主治急迫也，故治里急、急痛、挛急，而旁治厥冷、烦躁，冲逆之气等诸般迫急。"知甘草可和中、缓急。需重剂才能体现此等功效，它如炙甘草汤、芍药甘草汤、甘草干姜汤、桂枝人参汤等均用甘草四两。

宋本《伤寒论》方后有按："上生姜泻心汤法，本云理中人参黄芩汤，今详泻心以疗痞，痞气因发阴而生，是半夏、生姜、甘草泻心三方，皆本于理中也，其方必各有人参，今甘草泻心中无者，脱落之也。又按《千金》并《外台秘要》治伤寒䘌食用此方，皆有人参，知脱落无疑。"考小柴胡加减法："若胸中烦而不呕者，去半夏、人参，加瓜蒌实一枚。"又考《古本康平伤寒论》本方无人参，《金匮要略·百合狐惑阴阳毒病脉证治第三》用本方治狐惑病有人参，所以用不用人参还当看具体症候。《本经》言人参："安精神，定魂魄，止惊悸。"若有心烦当适当减少剂量或去之不用。如大柴胡汤证因"郁郁微烦者"而不用人参；柴胡加龙骨牡蛎汤证因"胸满烦惊"，人参只用一两半；茯苓四逆汤证所治虽为阳虚"烦躁"，人参也只用一两，而重用茯苓利小便，止惊悸，"安魂魄，养神"。

案例一：呕利痞（毕明义医案）

于某，女，36岁，1983年9月15日初诊。

患者素体强健，1个月前因夜间睡时着凉，翌晨六时突然感到腹痛、肠鸣，随即腹泻，呈水样便，四十至五十分钟泻下一次，泻如暴注下迫状，频频呕吐水样物，继则住院治疗，诊为急性胃肠炎。治疗3天，病情好转出院。

出院后2日，复吐泻不止，吐出为黄绿样水，泻下不化之物，又二次住市医院治疗6天，呕吐腹泻止。

出院后复因食冷吐泻复作，呕吐食物，有时夹有血样物，泄下水粪夹杂，时有完谷不化，伴胃脘胀闷，食则甚，形体消瘦，面色萎黄，脱水状。舌尖红、边有齿印、苔白厚微黄稍腻，脉沉、关上弦滑。脉证合参，为中气虚，寒热不调，脾胃升降失职所致。治当缓急补中，和胃消痞止泻。以甘草泻心汤治疗。服1剂后呕吐即止，胀满减轻，又继服两剂，大便成形，日行3次，再服2剂而诸症皆除，未再复发。

凤翅按：泻心汤证从舌象看，多见有黄白夹杂的腻苔，这个也为"舌上苔"，所以多伴有口腻、口苦，或者味觉异常。脉象则不尽相同，随人而异，也随病之久、暂，有无其他疾病而异。诊断除了患者主诉胃脘胀满为主之外，腹诊很重要。按压心下濡软，少抵抗感，加上嗳气、嘈杂、吞酸、恶心、肠鸣、下利或便溏其中之二症候就可以确诊。如果按压心下肌肉紧张，抵抗、疼痛，则另当别论，不可单纯以泻心汤主治。

案例二：胃窦炎（中医研究院．岳美中医案集）

张某，男，军人，1975年10月9日来诊。

患者喜饮酒，2个月前开始感到每酒后胃脘胀痛不适，渐至食后亦胀痛且有堵塞感，其后不时发作，夜眠常为痛醒，饭量大减，不敢食辣味，不敢饮酒，嗳气，无矢气，曾服复方氢氧化铝等西药，效果不显。X线钡餐透视确诊为"胃窦炎"。便结如羊屎，现已五六日未行，诊其心下拒按，脉浮缓而虚，用《伤寒论》小陷胸汤加枳实。

黄连6g　半夏9g　全瓜蒌9g　枳实6g

10月27日二诊：服前方3剂，饭后及夜间脘痛减轻，怕冷，右脉滑大而缓，大便仍稍干，此脾胃正气仍虚，寒热错杂之邪未能尽去，改用甘草泻心汤加吴茱萸、柴、芍、龙、牡以辛开苦降。

甘草30g　黄芩6g　干姜6g　半夏9g　大枣4枚　吴茱萸3g　柴胡9g　白芍9g　龙骨、牡蛎各18g

10月30日三诊：疼痛已止，大便仍干，右脉滑象已减，仍用上方改吴茱萸为6g，干姜为炮姜6g，再服数剂。

1976年2月来信云：愈后2个月脘痛未发，食欲明显增加，辛辣亦不复畏。

凤翅按："小结胸，病正在心下，按之则痛，脉浮滑者，小陷胸汤主之。"胃脘胀痛不适，心下拒按，一定是按压胀痛加重，是"按之则痛"，故按压心下疼痛与否，是辨别结胸与痞证的关键。按之疼痛为实，不痛为虚，小结胸为实邪，

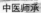
痞证是虚邪，虚实治疗各异，不可混淆。

本案患者嗜酒，刺激胃黏膜产生"胃窦炎"，影响消化功能，排空延迟，故食后胀痛、堵塞，一诊用小陷胸加枳实，清热化痰之外，取枳实辛苦通降，通幽门去心下结，是急则治标法。二诊以疼痛已止，正气仍虚，寒热错杂之邪未能尽去，用甘草泻心汤加柴、芍、吴茱萸辛开苦降，是柴胡泻心汤，为治本法。用吴茱萸，必然还有胃中泛酸嘈杂，用龙骨、牡蛎就是为了护胃膜制酸止痛可证，然不若用乌贼骨为好。三诊因大便仍干，所以易干姜为炮姜，免辛热过度而燥津液。本案缺少舌象描述，当见舌上苔黄，或黄白相间而腻。

案例三：慢性泄泻（张常春．甘草泻心汤治疗慢性泄泻）

刘某，男，36岁，1976年10月23日初诊。

四年前因伤食引起腹泻，经治获愈，但遇进食稍多或略进油腻即复发，发时脘腹胀闷，肠鸣辘辘，大便稀溏，挟有不消化食物或黏液，日2～3次。并有心悸、失眠、眩晕。脉象沉细，舌苔白而微腻，腹平软，脐周轻度压痛，经治无效。甘草泻心汤。

炙甘草、党参各12g　黄连3g　黄芩、姜半夏、干姜各9g　大枣6枚

加白术、厚朴、茯苓、秫米、焦三仙。

服3剂即大便成形，纳增，睡眠转佳，尚有肠鸣、心悸。原方去厚朴，加桂枝，续服6剂，大便正常。续以参苓白术丸，归脾丸善后。于二年零八个月后随访，泄泻未再发作。

凤翅按：本案遇进食稍多或略进油腻即脘腹胀闷，肠鸣，大便稀溏，当为慢性胃肠炎。胃不和卧不安，故失眠；脉沉细，苔白微腻则脾虚生饮，故心悸、眩晕。治在甘草泻心汤基础上加味茯苓、白术、秫米健脾化饮，加秫米合半夏，是半夏秫米汤，可以安眠。用厚朴是合厚朴生姜半夏甘草人参汤，以治虚满。腹满已去，即去厚朴，加桂枝合茯苓化气去饮治心悸。续用参苓白术丸、归脾丸无非是善后补养法。

案例四：大便燥结（中医研究院．岳美中医案集）

宋某，男，59岁，1960年12月31日初诊。

便燥数月，每于饥饿时胃脘胀痛，吐酸，得按则痛减，得矢气则快然，唯矢气不多，亦不口渴。诊见面部虚浮，脉象濡缓，投以甘草泻心汤加茯苓。

3剂后大便甚畅，矢气转多。改投防己黄芪汤加附子4.5g。

1剂后大便甚畅，胃脘痛胀均减，面浮亦消，唯偶觉胃灼热感，原方加茯苓服用2剂。3个月后随访，诸症皆消。

凤翅按：甘草泻心汤为脾虚下利，胃热之痞而设，补而兼通，寒热并投，可辛开苦降，调畅气机升降。本案大便燥结，无口渴燥热津伤，也无肠枯液燥病象，所见者唯饥饿时胃脘胀痛，吐酸，按之痛减，是虚；痛而且胀，得矢气畅快知为气滞。合之色脉，是气虚气滞症候，治当通补兼施，斡旋气机。下利与燥结病不同而治同者，病机相同，皆为痞耳，是异病同治法。

案例五：胃脘痛（慢性胃炎、十二指肠球部溃疡）（梁惠光医案）

霍某，男，35岁，1974年5月21日初诊。

患者胃脘部疼痛已有4年之久，曾被诊断为慢性胃炎及十二指肠球部轻度溃疡，服药暂得缓解，终未痊愈。近1年来病情增重，疼痛时有灼热感，胸胁满闷，饮食减少，嗳气频频，腹中鸣响，形神疲乏，饥则痛甚，食热食甘则痛缓。舌质淡，尖边略红，苔薄腻而略黄，脉弦细无力。此为肝郁脾虚，湿滞热壅，寒热互见，升降失和。治用舒肝健脾、燥湿清热法，以甘草泻心汤加木香、佛手投服5剂。服后其病若失，唯有纳谷尚差，遇刺激时胸胁尚感饱闷，又加入鸡内金、谷芽、白芍等再服5剂。至今随访，未再复发。

凤翅按：胃脘痛有痉挛痛者，是功能性病变；有胃黏膜发炎充血水肿或溃疡者，是器质性病变。功能性疼痛多为一过性，而器质性病变久久难愈。疼痛时有灼热感，是胃黏膜损伤胃酸刺激所致，消化功能减弱，产气过多则嗳气、满闷、肠鸣。脉细无力，舌质淡，为虚、为寒，这都似乎为小建中汤证，然舌边尖红，苔薄腻见黄则有湿、有热，符合痞证病机。饮食减少是因消化延迟，亦为谷不化，虽然不见下利，也可予甘草泻心汤补虚消痞。脉弦是因土虚木乘，加味木香、佛手疏肝理气也为合理。

案例六：狐惑病（刘渡舟医案）

郑某，女，32岁。

患病而有上、中、下三部的特点。在上有口腔经常糜烂作痛，而不易愈合；在下有前阴黏膜溃破，既痛且痒；中部则见心下痞满，饮食乏味。问其小便尚可，大便则每日二次犹能成形。切其脉弦而无力，舌苔薄白而润。三部之证由中州发起。辨为脾虚不运，升降失常，气痞于中，而挟有湿蚃之毒。治宜健脾调中，升清降浊，兼解虫毒之侵蚀。

　　炙甘草 12g　黄芩 9g　人参 9g　干姜 9g　黄连 6g　半夏 10g　大枣 7 枚

　　共服 10 余剂，以上诸症逐渐获愈。

　　案例七：眼、口、生殖器综合征（李兴华．中药治疗眼、口、生殖器三联征 7 例临床观察）

　　某某，女，27 岁，已婚。

　　入院前 1 个月发现会阴部有黄豆大小两处红色硬结，继则溃烂、流黄水，伴有疼痛。8 天前突然咽部不适，吞咽时疼痛，全身低热，食欲不振，易疲劳。4 天来咽痛加剧，高热，而且下肢出现多处红色硬结，有压痛，尿黄。

　　体检：体温 39.6℃，口腔内舌左侧及颊黏膜有溃疡，右舌腭弓及咽腭弓有多数小溃疡。面部及下肢有较多散在 1 ～ 2cm×1cm 大小的红色结节，微凸出皮面，有压痛。右大阴唇上下各有 5cm×3cm 及 4cm×4cm 的溃疡，较深，有黄色分泌物。阴蒂右侧有 1cm×0.5cm 的溃疡两处。咽分泌物培养，有甲乙两类链球菌，会阴溃疡分泌物涂片，有革兰阳性双球菌及四联球菌。血常规：白细胞 5.8×10⁹/L，中性粒细胞 71%，淋巴 24%。

　　入院后每日肌内注射青霉素、链霉素，并用朵贝氏液含漱口腔。经 8 天治疗病势不减，邀中医诊治。脉象弦细数，舌苔黄腻，诊为狐惑病，方用甘草泻心汤加减。

　　生甘草、炙甘草各 10g　黄芩 10g　西洋参 6g　干姜 3g　法半夏 10g　桔梗 6g　川贝母 10g　蒲公英 15g　金银花 30g　大枣 3 枚

　　日 1 剂，同时用苦参 30g 煎汤，日洗外阴 3 次。

　　连服 9 剂，热退，共服 10 剂，口腔与会阴部溃疡及皮肤结节全消而出院。

　　凤翅按：上两案均为西医学所谓白塞病，本病主要表现为反复口腔和会阴部溃疡、皮疹、下肢结节红斑、眼部虹膜炎、食管溃疡、小肠或结肠溃疡及关节肿痛等。《金匮要略》称之为狐惑病。"狐惑之为病，状如伤寒，默默欲眠，目不得闭，卧起不安。蚀于喉为惑，蚀于阴为狐，不欲饮食，恶闻食臭，其面目乍赤、乍黑、乍白，蚀于上部则声嗄，甘草泻心汤主之。"

　　从甘草泻心汤证描述"其人下利日十余行，谷不化"来看，应该有胃肠黏膜的糜烂、充血、水肿病变，影响了水液的吸收。甘草泻心汤补虚解毒、清热燥湿，可以修复消化道黏膜，是黏膜修复剂。"狐惑之为病，状如伤寒"，就是说可有发热、恶寒的表现。因口腔、咽喉、食管、前阴、肛门等处的溃疡疼痛刺激，导致"卧

起不安"，故疲倦而"默默欲眠，目不得闭"，可因心烦、疼痛而"不欲饮食，恶闻食臭"，定义"蚀于喉为惑，蚀于阴为狐"。"蚀"字即是描述黏膜有溃疡病变。故甘草泻心汤即可以作为此类黏膜相关病变的专方。治此类黏膜相关病，甘草应该生用、重用，才显解毒功效。

6. 小陷胸汤

原文：小结胸，病正在心下，按之则痛，脉浮滑者，小陷胸汤主之。

浅释：小结胸的病变部位正在心下胃脘，按压则疼痛，脉浮而滑，用小陷胸汤主治。

◇ 小陷胸汤方

黄连一两　半夏（洗）半升　瓜蒌（实大者）一枚

上三味，以水六升，先煮瓜蒌，取三升，去渣，内诸药，煮取二升，去渣，分温三服

浅释：瓜蒌实，即瓜蒌，性寒，味甘，微苦，有涤痰开结、润燥滑肠功效。本方黄连、半夏与瓜蒌实配伍，用于邪热与痰饮结聚心下胃脘、胸膈之证，是清热化痰开结法。

案例一：胃脘痛（刘渡舟医案）

孙某，女，58岁。

胃脘作痛，按之则痛甚，其疼痛之处向外鼓起一包，大如鸡子，濡软不硬。患者恐为癌变，急到医院作 X 线钡餐透视，因需排队等候，心急如火，乃请中医治疗。切其脉弦滑有力，舌苔白中带滑。问其饮食、二便，皆为正常。辨为痰热内凝，脉络瘀滞之证。小陷胸汤为疏。

糖瓜蒌30g　黄连9g　半夏10g

共服 3 剂，大便解下许多黄色黏液，胃脘之痛立止遂消，病愈。

凤翅按：仲景每言心下者，即为胃脘。"病发于阳，而反下之，热入因作结胸。"是结胸多为阳证。结胸有大小，小结胸是心下痰热互结，有实物可据，故按之疼痛，以此与痞证心下无物者相鉴别。本案胃脘疼痛，按之濡软不硬，似乎痞证，然按之则痛甚，是小结胸症候。脉弦者有饮，滑而有力则饮与热相熬成痰，舌上苔滑者可佐证，日久必成黄腻苔，予小陷胸汤后大解许多黄色黏液，

即痰从大便去之征。

案例二：肺心病（刘渡舟．水气上冲证与苓桂剂临床使用）

王某，男，59岁。

咳逆倚息不得卧，心悸而气短，每日靠地高辛维持治疗。其人面色黧黑，大便已数日未解，舌苔白腻根黄，脉数而时结。

辨证：痰热内结，腑气不畅。肺气膹郁则喘，心阳虚有饮则脉结。此证本虚标实，治当先清痰热以利肺，后以温阳化饮以治心。

瓜蒌（先煎）30g　半夏9g　黄连6g

服2剂，大便通畅，咳喘俱减，已能平卧……唯标病虽解，本虚未复，况脉结心悸犹在，固未愈之。

茯苓12g　桂枝9g　五味子6g　杏仁9g　半夏9g

上方服6剂，咳喘皆平，脉不结而出院。

凤翅按：咳逆倚息，心悸气短，面色黧黑是饮证之候。然脉数，苔腻根黄，饮已化热为痰矣！师曰："脉来缓，时一止复来者，名曰结；脉来数，时一止复来者，名曰促。脉阳盛则促，阴盛则结。"故脉数而时止是促脉，阳盛之诊也明矣！标实为痰热，故先予小陷胸汤清热涤痰利肺气之壅塞，瓜蒌润燥涤痰，黄连清热，半夏化痰下气，大便通肺气自降耳。痰热清，数脉去，本虚有水饮，结脉即现，故后与苓、桂、杏、夏、五味温化水饮。若不明标本缓急治则，是为失标本。小结胸病本在心下，然痰热结甚则上壅胸膈，是故小陷胸汤也为肺家痰热专剂。

案例三：急性胃炎（金维．小陷胸汤新解）

叶某，女，32岁，工人。

端午节食粽子及鸡蛋后，发热咳嗽，胸闷脘胀，心下有压痛。欲吐不能吐，欲利又未利，懊恼不安。脉浮滑，舌苔白腻，根部微黄。此属伤食兼受外邪，投以小陷胸汤合栀子豉汤加味。处方如下。

川连3g　半夏12g　瓜蒌12g　淡豆豉12g　炒栀子9g　枳实4.5g　神曲9g

服2剂，诸证悉安。

凤翅按：小陷胸汤证之舌、脉，苔黄或黄腻，脉浮滑。伤食易生痰，兼感则发热，是故肺气逆则咳嗽，胃气逆则欲呕，肺胃之气不降则欲利又不利。病欲吐者不可下之，欲利者不可吐之，故治遵中满者泻之于内之治则，予小陷胸汤。懊恼不安，舌上苔者，是因夹食而成枳实栀子豉汤证，加味枳实、淡豆豉、神曲，即为枳实栀子豉汤法，也是小陷胸加枳实法。若有兼、夹，病、证即有相合，治则有合方之谓也。

案例四：小陷胸汤证（闫云科．临证实验录）

罗某，男，体素健，古稀之年，仍勤于躬耕。

1973 年 10 月 1 日，大雨滂沱，田间遭淋，归来便感不适。翌日心下胀满，烘砖温熨，以求轻快，见食生厌，恶心呕吐，大便溏薄，一日二行，小便黄浊，口干口苦，舌苔黄腻，脉象滑数，皆一派湿热壅结之候。余以手诊腹，心下板硬疼痛。薛生白《湿热病篇》云："湿热证，始恶寒，后但热不寒，汗出，胸痞，苔白，口渴不思饮。"若结于心下，按之痛者，名小结胸。治当清热利湿，通结下气，遵《素问·至真要大论》"燥胜湿，寒胜热""湿淫所胜，平以苦热，以苦燥之，以淡泄之"之法度。拟小陷胸汤加味。

黄连6g 半夏15g 瓜蒌15g 枳实10g 厚朴10g 茯苓10g 泽泻10g 生姜3片

2 剂。

二诊：胀满大减，纳食增加，按压心下已不觉痛，板硬亦不似先前，舌苔白腻，脉滑不数，原方加苍术15g，2 剂。

凤翅按：心下胀满，厌食，恶心呕吐，大便溏，小便黄，口干口苦，舌苔黄腻，脉象滑数，湿热蕴结之候，本为痞证，可予半夏泻心汤，然腹诊心下板硬疼痛，即为小陷胸汤证。加味枳实、厚朴，是泄满，茯苓、泽泻利小便为湿热寻出路。二诊舌已不黄，脉已不数，苔腻是热去湿仍在，故用苍术辛温苦燥祛湿。

案例五：脘痛（闫云科．临证实验录）

张某，男，66 岁，忻州煤运公司退休工人。

脘腹疼痛 4 天，呕吐不便，"120"医师诊为肠梗阻。由救护车接运进城，岂知一路颠簸，矢解痛止，梗阻竟开。住院一周，康复出院。居家 5 日，疼痛复起，呕恶不食，胀满不便，症状一如前昔。张翁不愿进城，求服中药治疗。望其白发苍颜，肌瘦神衰，舌淡红，苔腻微黄。切其脉象，浮滑略数，触其脘腹，心下拒压。

浮数为阳热，滑脉主湿痰。综观脉症，属痰热结胸，痹阻于中，致升降失职，呕恶不圄。治当清热燥湿，以通其结，因非大热大积，故不宜硝、黄、甘遂，而宜力轻性缓之小陷胸汤。

瓜蒌 30g　半夏 15g　黄连 10g

1 剂便通痛止，2 剂思食脉和。

凤翅按：忆 30 年前，余本家一爷辈，60 余岁，时在秋季，因发热待查住院近 1 个月病未愈，归家后仍低热不去，呕恶不食，腹满不便，昏睡不语，卧床不起，又 10 余日。邀父治，父因诊务繁忙令余往诊。至其家，见门前木匠正在做棺材，正备后事。腹诊心下硬满，虽不能言语而蹙眉，脉数，沉取滑而有力，舌上满布浊腻黄苔，因思"小结胸，病正在心下，按之则痛"，予小陷胸汤加味芳香、辛苦之药如白蔻、枳实、厚朴等化浊，1 剂大便下甚多黏腻秽物，2 剂知饥索食，热去能语。是年余 20 岁，读医数年未敢出手治病，知经方乃活人方不虚言也。本案老者诊断为肠梗阻，诊其脘腹，心下拒按，虽呕恶不食，胀满不便，重用瓜蒌润燥通便，半夏止呕，黄连清热燥湿，痰热去，中焦升降复职，气机通畅，梗阻自通矣！

案例六：胸膜炎（上海中医学院附属龙华医院．医案选编）

陆某，女，58 岁，家庭妇女。1962 年 7 月 7 日入院。

患者于 1 个月前已有发热畏寒，干咳少痰，纳食不振，口干喜冷饮，胸痛为甚。近 1 周来气急加重，低热起伏不定，逐渐消瘦而入院治疗。体检：体温 37.5℃，呼吸 24 次／分。右胸呼吸运动减弱，语颤音明显降低，叩诊浊音，呼吸音近乎消失，心浊音界左移，左胸无病理性体征检出。心律规则，心尖部可闻及 1～2 级吹风样收缩期杂音。X 线胸片显示为右侧大量积液，液面在第 2 肋前水平，心脏纵隔左移。诊断：胸膜炎。

中医以身热起伏，干咳少痰，胸膺作痛，口干喜冷饮，气急，纳食不振，舌苔白腻中剥，脉象滑数，辨为痰热蕴结，胸阳不振。治拟清化痰热，行气通阳。

全瓜蒌 12g　薤白头 9g　姜半夏 9g　川黄连 3g　炒枳壳 4.5g

上方连服 5 剂，心悸气急，胸痛胸闷明显好转。脉象小滑，苔薄黄。原方服 10 剂后，胸透复查，右侧胸膜积液液面在第 3 肋前水平。再予前方 6 剂，体温恢复正常，气急，胸痛胸闷等症基本消失。脉搏 76 次／分，呼吸 18 次／分。再经胸透复查，胸腔积液继续吸收好转，液面在第 4 前肋水平。16 天出院，以后门诊照原方加减 1 月余，胸腔积液全部吸收，随访十年未复发。

凤翅按：本案胸腔因胸膜炎症反应渗出导致积液，干咳、气急、心悸、胸痛是其候。水饮积在胸中，是为胸腔积液。胸中为空旷之处，不得有痰、饮等病理产物窃据，有则影响心肺功能，即为胸阳痹阻。以身热、口干喜冷饮、脉滑数、苔白腻断为胸中有痰热，予小陷胸汤加味薤白、枳壳，清热化痰，行气通痹，实为瓜蒌薤白半夏汤加味黄连、枳壳，方非不错，法非不善。若结合医学检查，针对积饮为患，增祛痰去水之剂，药如紫菀、旋覆花、桑白皮、葶苈子等，当取效更捷，缩短治疗病程。

案例七：结核性腹膜炎（吴少怀医案整理组．吴少怀医案）

陈某，男，12岁。

家长代述：患儿不规则发热半年余，明显消瘦，食欲渐退，腹部胀满不痛。在当地公社及区医院治疗未见好转，而来本院小儿科门诊。诊断为"结核性腹膜炎"，给服抗结核药物。家属要求中医协助治疗。

诊见患儿面色苍白，潮热、盗汗，肢瘦腹满，脐旁有轻度压痛，不欲饮食，便结，小便黄，脉弦细数，舌苔微黄腻。

辨证：此为疳痨，属于痰热互结，投以小陷胸汤合小柴胡加减。

川黄连2.4g 半夏6g 瓜蒌12g 柴胡6g 黄芩4g 枳实4.5g 白芍6g 炙甘草3g

服药3剂后，腹满减轻，续用原方加减调治旬余，各症均有明显好转。

凤翘按：本案用方实为柴胡陷胸汤，是大柴胡汤与小陷胸汤合方之制。患儿发热、不欲食、便结、腹满、小便黄、舌黄、脉弦数，即可断为大柴胡证。若潮热、盗汗，见舌红少苔、脉细数，便为肺、胃阴虚之诊，不得以柴胡汤主治。因舌黄腻是夹有痰热，故合小陷胸汤。可见病有兼、夹，即当合方而随证治之，此也为仲景心法。本案用方，柴胡剂量不足。

案例八：食管贲门炎（自案）

梁某，女65岁，铁路分局退休职工。2017年2月28日诊。

患者数年前患"脑梗"，经过治疗基本痊愈，服药与治疗经过不详。一年多来，常感胃口硬满而痛，不敢多食，食硬物如米饭、馒头等即症状加重，疑惑为"食管癌""胃癌"，后检查确诊为"反流性食管炎""贲门炎"，治疗乏效。

问诊食管常有刺痛，剑突下胃口有嘈杂感，嗳气、泛酸，欲呕、口苦、口干欲饮，大便秘结，数日一行。诊脉弦而滑，舌黯红苔微黄，按压心下痛，断为柴胡陷胸汤证。

柴胡12g 黄芩6g 半夏6g 黄连3g 全瓜蒌10g 枳实8g 白芍8g 天花粉

10g　丹参10g　生姜4片

7剂，水煎服。

3月17日再诊。述上次药后，诸症俱减，几无不适。这几日因饮食不慎，病有复发。再予上方7剂。

凤翅按：小陷胸证，病位正在心下，若病关胸膈、胁肋，即可合方柴胡汤。本案心下硬满疼痛，即为"心下急"，便秘、欲呕、口苦、口干、舌黄即可与大柴胡合方。因口干欲饮，遵小柴胡加减法加天花粉润燥止渴，加味丹参是经验用药，因久痛脉络多瘀，用丹参协同芍药，和营化瘀通血络。

案例九：胆囊炎（金维．小陷胸汤新解）

潘某，女，34岁，工人。

患胆囊炎多年，每于进食不慎，即右上腹胀痛，阵发性加剧，呕吐不食，无发热，大便秘结，口苦，脉弦，舌苔黄腻。此属湿热搏结于中清之腑，胆失通降，不通则痛，投以小陷胸汤合大柴胡汤加减。

黄连3g　半夏9g　瓜蒌15g　柴胡9g　黄芩9g　白芍9g　枳实9g　香附9g　郁金9g　玄明粉（冲）9g

服药3剂，大便清溏，诸症缓解，改方逍遥散调理。

凤翅按：《金匮要略•腹满寒疝宿食病脉证治第十》："病者腹满，按之不痛为虚，痛者为实，可下之。舌黄未下者，下之黄自去。"胆囊炎发作，疼痛拒按，为实证。胆道瘀滞不利，横逆犯胃，胃气逆则呕吐、口苦，气机不降则大便秘结。胆、胃俱为腑，腑以通降为顺，胆气降则胃气亦降，故以利胆降胃为治疗法则。瓜蒌涤痰，本有润燥通下之功，右上腹即胁下，柴胡证本有胁下痞硬之或然症，故以大柴胡汤为君，合方小陷胸汤为臣，是胆、胃二腑同治法。香附理气即可止痛，郁金利胆兼能通瘀，芒硝软坚功效泻下，是佐使用药。

案例十：胸痹（冠心病、心绞痛）（刘强区医案）

赵某，男，52岁。

素有高血压史，近年来时觉胸闷憋气，并时隐隐作痛，初以为长期伏案写作所致肋间神经痛未得重视。近几日突觉疼痛加剧，其痛如过电向肩背放射。1979年10月6日来我院急诊治疗，经西医心电图检查，为不正常心电图，S-T段有改变，诊为"冠心病、心绞痛"。经西药治疗疼痛虽时能缓解，但不能完全控制，后根据患者要求，邀中医会诊。

患者主诉眩晕、胸闷憋气胸痛时作。脉沉弦滑，舌质暗红，苔黄腻。此乃痰湿内蕴，郁而化热，痰热内扰阻痹心脉，气血瘀滞而不畅。余思瓜蒌白白酒汤虽为胸痹而设，而其治在通阳宣痹，与此证不符。而小陷胸汤虽为伤寒误治而设，但仍不失清热涤痰，宽胸散结之功。遂予小陷胸汤加活血化瘀之品治之。

全瓜蒌60g 半夏10g 黄连10g 丹参30g 枳壳10g 郁金12g 延胡索12g 赤芍15g 川芎20g

患者服药3剂后病情大有好转，服药6剂胸痛已除，后又以此方增损连服月余，心电图已趋于正常，遂出院。

凤翅按：《金匮要略·胸痹心痛短气病脉证治第九》有用瓜蒌治胸痹三方，瓜蒌薤白白酒汤、瓜蒌薤白半夏汤、枳实薤白桂枝汤，俱用瓜蒌涤痰开胸痹为主。或与薤白、白酒配伍通阳宣痹；或加半夏蠲饮；或瓜蒌、薤白与枳实、厚朴、桂枝配伍下气降逆，大法已备。

因病有变迁，当方有变化而随证治之。或阳郁化热，当清热涤痰，宽胸开痹；或气滞血瘀，当理气活血，化瘀通脉。本案胸中气塞胸痛，脉沉弦滑、舌质暗红、苔黄腻，即痰热交阻，壅滞在胸，使气滞血瘀，胸中阳气不展而发为胸痹。治宜清热、化痰、理气、通瘀并施，方不致误，故而以瓜蒌薤白白酒涤痰、通阳、宣痹之剂，变化而为小陷胸涤痰、清热，加味理气、通瘀之方。

案例十一：胆道蛔虫症（金维．小陷胸汤新解）

陈某，男，16岁，农民。

突发性心窝部剧痛3天。痛剧则手足厥冷，呈间歇性，伴呕吐痰涎及胆汁，并吐出蛔虫一条。经门诊诊断为"胆道蛔虫症"收住内科病房。给注射哌替啶止痛及抗感染治疗，痛仍不止，要求服用中药。诊其脉弦紧，苔黄腻，便秘3天，此属蛔厥。投小陷胸合乌梅丸加减。

川黄连3g 半夏9g 全瓜蒌15g 乌梅30g 川楝子15g 槟榔15g 川椒6g 玄明粉（冲）12g

服药2剂，在3天内先后排出蛔虫200条，痊愈出院。

凤翅按：《伤寒论》："……蛔厥者，其人当吐……蛔上入其膈，故烦，须臾复止，得食而呕，又烦者，蛔闻食臭出，其人常（尝）自吐蛔。蛔厥者，乌梅丸主之。"蛔虫症，本来即可予乌梅丸治之，本案因乌梅丸中热药如干姜、细辛、桂枝、附子等，不利苔黄腻、便秘之湿热结聚，故化裁制方。蛔虫遇酸则静，得辛则伏，

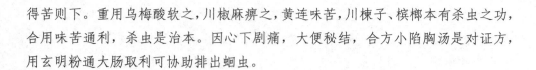

得苦则下。重用乌梅酸软之，川椒麻痹之，黄连味苦，川楝子、槟榔本有杀虫之功，合用味苦通利，杀虫是治本。因心下剧痛，大便秘结，合方小陷胸汤是对证方，用玄明粉通大肠取利可协助排出蛔虫。

7. 黄连汤

原文：伤寒胸中有热，胃中有邪气，腹中痛，欲呕吐者，黄连汤主之。

浅释：胸中有热，是胸、脘有热，则欲呕吐；胃中有邪气，是肠中有寒，故腹中痛，用黄连汤主治。

◇ **黄连汤方**

黄连三两　甘草（炙）三两　干姜三两　桂枝三两　人参二两　半夏（洗）半升　大枣（擘）十二枚

上七味，以水一斗，煮取六升，去滓，温服，昼三夜二。

浅释：本方也是泻心汤类方，也即半夏泻心汤去黄芩，加桂枝。因腹痛，故去黄芩，因肠中有寒，故加桂枝助干姜祛寒，以方测证，或有下利。也可看为治因上热下寒，寒气格逆，食入口即吐的干姜黄连黄芩人参汤，去黄芩，加半夏、桂枝、甘草、大枣。也可看成理中汤去白术，加黄连、桂枝、半夏、大枣。亦可看成小柴胡以桂枝易柴胡，干姜易生姜，去黄芩加黄连。

案例一：呕吐下痢（刘渡舟. 伤寒论十四讲）

徐州李某，呕吐而大便下痢，日三四行，里急后重，有红白黏液。病经一载，各处就医不愈。因事来京，经友人介绍，让我为之诊治。脉弦而滑，按之无力，舌红而苔白。

辨证：此乃寒热错杂之邪，分据脾胃上下，若只治其一，或以寒治热，或以热治寒，皆不能奏效，当寒热并用，应仿黄连汤法。

黄连9g　干姜9g　桂枝9g　半夏9g　人参6g　炙甘草6g　大枣7枚

前后共服6剂，一载之疾从此而愈。

凤翅按：呕吐下痢赤白黏液，里急后重，必有腹痛。病一载未愈，为慢性痢疾，抑或为休息痢。痢疾腹痛，里急后重，下痢赤白，脉滑数苔黄腻，常予黄芩汤或芍药汤，清热燥湿，和营理血，然此患者脉弦滑，沉取无力，舌红苔白，是虚实夹杂，上吐下痢，是因寒热格拒，半夏泻心汤去黄芩加桂枝，重用黄连清热燥湿，加桂枝合干姜、甘草温中，变化为黄连汤清温并用。后世医家治痢久而不愈，见脾胃虚寒，湿热内蕴症候者，有连理汤，也即理中汤加黄连，温中燥湿，清热治痢。理中汤加减法云："吐多者，去术，加生姜三两。"故诸泻心汤证因有呕，遵此加减法，俱不用白术。

案例二：呕吐（闫云科. 临证实验录）

张某，女，54 岁，后郝村人。

呕吐三月矣，每餐必吐，多为清水，杂有食物。心下胀满，或疑胃有肿物，作钡餐造影，未见器质性病灶。化验肝功能，诊断为慢性肝炎，转中医科治疗。

患者虽病 3 个月之久，但精神尚可。纳后消化迟钝，嗳气泛酸，吸入冷空气，呕吐便顷刻发作。大便稀溏，日行二三次。口干口苦，舌淡红，苔薄黄，脉沉细弱。腹诊：心下痞，腹软，无压痛。

观其脉症，此乃脾胃虚弱，上热下寒证也。已结成痞，非辛苦同行，何以破寒热错杂之阵？以其上热轻、下寒重，拟黄连汤原方治之。

黄连 4.5g　党参 10g　桂枝 4.5g　炙甘草 4.5g　干姜 4.5g　半夏 15g　大枣 6 枚
3 剂。

二诊：呕吐已止，微有恶心。口干口苦，喜唾，苔仍薄黄，脉象沉细。原方加白术 15g，茯苓 10g，3 剂。

凤翅按：黄连汤本半夏泻心汤变法，故亦可治痞。纳食运迟，遇冷即发呕吐，大便稀溏，脉沉细弱，是虚寒病象，然而口干口苦，嗳气吞酸，苔薄黄，即夹有湿热。虚寒夹杂湿热，是虚邪，当温为主，清为辅，此即为半夏泻心汤去黄芩减清热之力，加桂枝，变化而为黄连汤之理。"大病瘥后，喜唾，久不了了，胸上有寒，当以丸药温之，宜理中丸。"二诊呕吐已止，喜唾，加味白术即有理中丸意，增茯苓健脾利湿。

案例三：慢性胆囊炎（陈瑞春. 泻心类方的探讨）

罗某，男，48 岁。1971 年 3 月就诊。

患者胃脘疼痛，牵引右胁下痞满不舒，食后腹胀，有时大便溏薄，厌油，失于寒温则呕吐，痞满更甚。经钡餐透视，排除溃疡病，经胆囊造影，证实为慢性胆囊炎，脉象弦缓，舌质淡红，苔白黄腻。拟用黄连汤加味。

黄连 6g　干姜 6g　法半夏 9g　党参 12g　炙甘草 6g　桂枝 6g　大枣 3 枚　瓜蒌 15g　郁金 9g

服 3 剂药后痞满大减，舌苔转为薄白微黄而润，再进 5 剂，饮食增加，厌油好转。续服原方 20 余剂，病告痊愈。2 年后偶逢，询未复发。

凤翅按：临床常见有慢性胃病症状久治不愈者，其根源却是胆囊疾病，右上腹部、心窝部满胀、隐痛，食后饱胀加重，嗳气，进食油腻食物后可有恶心、呕吐，是其主要症候。治慢性胆囊炎，疏肝利胆、理气止痛是一般治法，然而症候不同治法有异。本案痞满、腹胀、呕吐、便溏、脉弦缓、舌质淡红，苔白黄腻，是寒热俱见，变法半夏泻心汤成黄连汤，因疼痛正在心下，故合小陷胸汤，加味郁金是利胆通瘀。

案例四：胃疼呕吐（丁荣川．介绍胃痛呕吐的验方——黄连汤）

王某，男，45 岁。1965 年 8 月 30 日初诊。

患者于 1965 年 8 月 29 日晚间，突然胃脘疼痛，呕吐不已。呕吐物初为食物，后为痰沫，次晨呕出绿色胆液，饮水即吐，乃来我院门诊。

按其痛处在脐上部，脉象弦数，舌边尖赤，苔薄黄，证属胸中有热，胃中有寒，寒热不调，阴阳升降失常，法当和解。

黄连 3g　淡干姜 2.4g　法半夏 9g　党参 9g　桂枝 3g　甘草 2.4g　大枣 3 枚

嘱服 1 剂，徐徐饮之，以防将药呕出。

8 月 31 日来诊：药后呕吐已止，唯脘部尚有微痛，仍宗原方，以巩固疗效。5 个月后随访，并未复发。

凤翅按：突然胃痛，常责之有寒，寒则拘挛而痛，然而脉弦数，舌边尖红，苔薄黄又有伏热。停痰、蓄饮、食积等都可为因，使胃气上逆而呕吐，"干呕，吐逆，吐涎沫者，半夏干姜散主之。"与"诸呕吐，谷不得下者，小半夏汤主之。"俱为呕吐急治之剂。方合干姜、半夏则为干姜半夏散，寒热不调，药应寒热同用，故用黄连清热，合半夏、干姜止吐。呕吐服药法不可不讲，饮水即吐，应当小口慢饮，骤然服多则格拒不得入。若以姜汁点服汤药，止吐尤妙。

案例五：腹痛下利（李晶．中医师李西园验案介绍）

某，女，20 岁许。

产后弥月，时觉不爽，浮浮如有风状，寒热往来，微呕，小腹痛，时时微嗽。脉象左关弦，右寸虚洪，两尺俱沉而兼涩。余察其种种征象曰：虽是产后，客有风邪，证只在少阳，但当时患者正延请某医为其诊治，故余诊而未治。越八、九日，患家来请，谓其病由轻转重。余视之，患者面色晦暗，仰卧不敢稍动，大腹满痛，干呕心烦，四五日未进饮食，寸关脉洪盛，尺脉沉数。详问之，患者初病，曾服八珍汤，其后腹痛转剧，前医谓正可胜邪，正气旺则邪气自退，又进5剂，乃转暴泄，前医又谓此系脾阳不足，又进理中2剂，泄未止而大腹满痛，卧床不起矣！

细思之，此乃客邪未去，清阳不升，浊阴不降，应急解其邪，清其热，和其中气，是为正治。投以黄连汤治之。

黄连9g　干姜9g　半夏9g　人参6g　桂枝9g　大枣5枚

病人已数夜未眠，投以黄连汤后竟沉沉睡去，次晨醒来，自诉身倦无力，其他疾苦恍然若失，由是胀满消，能进食，再服1剂，病愈。

凤翅按：治不详察病证，不探明病机，开口言虚，动手即补，是庸医一贯伎俩。病在产后满月，如有风状，寒热往来，微呕，小腹痛，时时微嗽，是外感见柴胡证，当遵柴胡法加减和解之。医以为产后病为虚，予八珍汤补气、补血，夫八珍汤由四君、四物合方，治气弱血滞，是益气理血之剂，是故外邪不解，与药力相合化热入里，壅遏气机，则腹痛转剧，干呕心烦。医不知邪气盛则实之理，谓正可胜邪，续补之，脾不能运化下陷而转利，又以为脾阳不足，进理中汤温中。前后错治，误服之药亦能为客邪，是为药病，而成大腹满痛，眠食俱废，卧床不起矣！予黄连汤清上温下，和中气，升脾清阳，降胃浊阴，斡旋气机，其病自解。

案例六：脘腹疼痛（闫云科．临证实验录）

孙某，男，55岁，南高村人。

脘腹疼痛，已历年余。痛时按之不减，起床睡觉，衣被稍冷便腹痛泄泻，杂治不效。查阅所服之方，皆有干姜、肉桂等温中之品。既属寒证，何以服之不效？再询之，知其干呕恶心，口苦思饮。视其舌，边尖红赤，苔黄厚腻。诊其脉，脉象弦滑。

症候分析：受冷则腹痛泄泻为肠寒之证，然口苦思饮，舌红苔黄则属胃热之象。由此观之，当系上热下寒，中脘痞塞之证，故屡投温药不效也，宜寒热并用，苦辛同施。拟黄连汤原方。

黄连4.5g　党参15g　肉桂6g　干姜6g　半夏10g　炙甘草4.5g　大枣3枚
3剂。

二诊：脘痛大减，畏寒亦轻，纳运仍差，原方加神曲10g，连服5剂而愈。

凤翅按：接手久治不愈之病，当分析所服之方药，以前车之辙为后车之鉴。脘腹疼痛，痛时按之不减为实，遇冷即刻腹痛泄泻，当为寒实证。寒实腹痛、泄泻，当有寒积，治应温通而去其寒积，方如大黄附子汤、温脾汤等，只与姜、桂等温药而不去其寒积，遗邪为害是故不愈。况且久服姜、桂等热药，徒增胃脘之热，导致干呕恶心、口苦思饮、舌边尖红赤、苔黄厚腻湿热内蕴之候。故此湿热内蕴或非病本如是，乃药误之害。观其现症，改弦易辙，以呕吐、腹痛、舌红、苔黄腻为据，与黄连汤寒热并用、辛苦同施，是有是证用是药耳。

8. 干姜黄芩黄连人参汤

原文：伤寒，本自寒下，医复吐下之，寒格，更逆吐下，若食入口即吐，干姜黄芩黄连人参汤主之。

浅释：伤寒，本来有寒而下利，医又误吐误下，本来就寒气格逆，因误吐、下后而更甚，如果饮食入口即刻吐出，用干姜黄芩黄连人参汤主治。

◇ 干姜黄连黄芩人参汤方

干姜　黄连　黄芩　人参各三两

上四味，以水六升，煮取二升，去滓，分温再服。

浅释：本方四味剂量相同，干姜辛开，芩、连苦降，借人参奠定中气，是守中而清上温下，升清降浊治法，为上热下寒，格拒而吐的祖方。临床运用可根据寒、热轻重而灵活增减药量，用药剂量也应三因制宜。

案例一：呕吐腹泻（刘渡舟．伤寒论十四讲）

于某，男，29 岁。

夏月酷热，贪食寒凉，因而吐泻交作，但吐多于泻，且伴有心烦、口苦等症，脉数而滑，舌苔虽黄而润。

辨证：为火热在上而寒湿在下，且吐利在之余，胃气焉能不伤，是为中虚而寒热相杂之证。

黄连 6g　黄芩 6g　人参 6g　干姜 3g

嘱另捣生姜汁一盅，兑汤药中服之。1 剂即吐止病愈。

凤翅按：夏日贪凉过度，多有伏阴在内郁遏脾胃阳气，使饮食不能运化而吐利交作，是内伤于寒，治当温中。吐多，且心烦、口苦，脉滑数，舌苔黄是见上热重；舌润，是有寒湿，利少则寒轻，故用方剂量当变，黄连、黄芩清热为主，干姜祛寒为辅。吐下之余，津液必伤，定无完气，予人参奠定中气，滋津液。呕吐证若用姜汁点服汤药，则应适口微辣为度。

案例二：呕吐便溏（俞长荣医案）

白叶乡林某，50岁，患胃病已久。

近来时常呕吐，胸间痞闷，一见食物便产生恶心感，有时勉强进食少许，有时食下即呕，口微燥，大便溏泄，日两三次，脉虚数，予干姜黄芩黄连人参汤。

党参15g 干姜9g 黄芩6g 黄连4.5g

水煎，煎后待稍凉时分四次服。

服1剂后，呕恶泄泻均愈。因病者中寒为本，上热为标，现标已愈，应扶其本。乃仿照《内经》"寒淫于内，治以甘热"之旨，嘱病者生姜、大枣各一斤，切碎和捣，于每日三餐蒸饭时，量取一酒盏置米上蒸熟，饭后服食。取生姜辛热散寒和胃气，大枣甘温健脾补中，置米上蒸熟，是取得谷气而养中土。服一疗程（即尽两斤姜、枣）后，胃病几瘥大半，食欲大振。后病又照法服用一个疗程，胃病因而获愈。

凤翅按：干姜黄芩黄连汤是三泻心汤的基本方，其主治在"食入口即吐"，其证属于上热下寒，寒热格拒之甚。若单用苦寒，必致下利更甚；单用辛热必致口燥、呕吐更甚。应该辛热、苦寒并用，调其寒热格拒。本证脉数之中有虚象，故多用人参扶中气，服药适其寒温，不冷不热，分次少服，虑多服格拒不入。

案例三：呕吐（闫云科.临证实验录）

郑某，女，45岁。

素体弱多病，或失眠，或腰痛，口不离药。今年盛夏之际，突然呕吐，自以为暑湿为患，服藿香正气胶囊不见好转。2日内水谷不入，入则即吐。观其面色萎黄少华，形体瘦削，神气疲惫不堪，舌红少津，苔薄而微黄。切其脉，滑数无力。诊其腹，腹壁薄弱，腹肌挛急，心下、脐周俱无压痛。《素问·至真要大论》云："诸逆冲上，皆属于火。""诸呕吐酸，皆属于热。"本案脉症相参，显非暑湿所致。

询知口苦思冷，小便短赤，大便干秘，且舌红苔黄，脉象滑数，一派胃火炽盛症状跃然眼前，此中虚而胃热也。治宜苦寒直折，清降胃火。然吐势如此之盛，须防服药格拒不纳。先贤有热见热亲之对策，若衣伪装混入敌营者，为瞒天过海之计也。拟干姜黄芩黄连人参汤。

干姜 4.5g　黄芩 6g　黄连 6g　党参 10g

嘱令频频饮之，仅进 1 剂，呕吐便止。

凤翅按：久病服药，或方不对证，或药多害胃，都可导致呕吐。呕吐症若食下良久吐出，是胃反，虚寒之证，今食入即吐，是有热。证之本案，口苦思冷，小便短赤，大便干秘，舌红苔黄，脉滑数无力，是胃虚有热冲逆而呕吐。苦寒直折清胃热是正治，故多用芩、连，干姜少用是反佐辛热。

案例四：痢后呕吐（闫云科. 临证实验录）

杨某，女，27 岁，董村售货员。

夏秋间患痢疾、呕吐，经治疗，痢疾痊愈而呕吐不止，杂治不效，已历月余。患者倦怠神疲，面黄色淡，饮食入口，顷刻即吐。纳呆胸满，口干口苦，大便干秘，二三日始一行。舌淡红，苔白腻，脉滑无力，腹诊：心下拒压。

呕吐始于痢疾，至今仍苔腻脉滑，显系湿热未净，浊气上逆。心下不压不痛，压之则痛，为湿热互结之结胸证也。拟小陷胸汤治之。

瓜蒌 30g　半夏 15g　黄连 6g　生姜 6 片

2 剂。

二诊：呕吐仍不止，大便干秘带血，心下仍拒压，口干口苦，不思饮，不思冷，下肢不温，脉舌同前。此中虚而寒热相格也。拟干姜黄芩黄连汤合小半夏汤：

干姜 6g　黄连 6g　黄芩 10g　党参 10g　半夏 15g　生姜 5 片　2 剂

三诊：1 剂呕吐止，2 剂大便畅，诸症随失。嘱令饮食调理。

凤翅按：夏秋患痢，多责之湿热蕴积大肠。痢愈而呕吐不止，苔腻脉滑，是湿热未尽。因长久呕吐，胃脘拘挛而压痛，呕吐津液不得下行，大便干秘，若以心下压痛断为小结胸证与小陷胸汤显然不尽相合，因小陷胸汤治在心下痰热结聚，并不主呕吐症，故而未效。二诊合舌、脉，断为中虚而寒热相格，予干姜黄芩黄连人参汤，加味小半夏汤，调其寒热，止其呕吐，呕吐止，津液得下，大便自行。呕吐症，苔腻，不思饮，即为停饮，小半夏汤以半夏、生姜组方，是治心下有饮而呕吐者。若寒热格拒呕吐，单用小半夏则效差，应辛开、苦降并用再合小半夏效佳。

9. 葛根黄芩黄连汤

原文：太阳病，桂枝证，医反下之，利遂不止。脉促者，表未解也，喘而汗出者，葛根黄芩黄连汤主之。

浅释：桂枝证本应予桂枝汤，举例桂枝证说理，凡表证都不可误用下法。医误治而用下药，导致下利不止。如果脉急促是表仍然未解，症见发热、呼吸急促、汗出、下利，用葛根黄芩黄连汤治疗。

◇ 葛根黄芩黄连汤方

葛根半斤　甘草（炙）二两　黄芩三两　黄连三两

上四味，以水八升，先煮葛根，减二升，内诸药，煮取二升，去滓，分温再服。

浅释：本方为解表清里之剂，治邪热在太阳不解，合病阳明，肠热下利不止，身热口渴，喘息汗出，舌红苔黄，脉急促而数，是清热止利，兼以解表法。

葛根辛甘、平，解肌退热，升清止泻，配伍黄芩、黄连苦寒清肠热，辅以甘草甘缓和中。四味成方，解肌表，升阳明清气，清里蕴湿热，治太阳病未解，又见阳明身热、汗自出、下利者，是解表清里法，为治湿热利方，与桂枝人参汤治虚寒利为对待。葛根使用剂量半斤，远大于芩、连、甘草用量，亦如小柴胡汤柴胡与黄芩剂量比例，当遵之。本方可治急性肠炎，细菌性痢疾等病，以发热、下利为主，符合所述症候者。

案例一："乙脑"挟热下利（岳美中医案集）

黄某，男，2岁。确诊为流行性乙型脑炎，于1958年8月20日入院。

患儿入院时，高热达40℃，有汗，口渴，面赤，唇干，呕吐，舌苔黄而腻，大便日二次，微溏。脉右大于左，认为暑邪已入阳明气分，予以辛凉重剂，白虎汤加味。

生石膏45g　知母6g　山药9g　连翘9g　粳米9g　炙甘草3g

21日晨二诊：热反增至40.5℃。舌黄而腻，大便日三次，溏薄。仍进原方，石膏量加至60g。午后再诊，体温升到40.9℃，更加入人参服之，热仍如故，大便溏泄不减。

22日三诊：前后大剂白虎汤连用2天，高热不但不退，而且溏便增至一日4次，闻声惊惕，气粗呕恶，病势趋向恶化。但高热汗出口渴，舌黄，脉大而数，均是白虎之适应证，何以药后诸症不减反有加重呢？苦思良久，忽悟到患儿人迎脉数，面赤，高热，汗出，微喘，是表有邪；舌黄不燥，呕恶上逆，大便溏泄且次数多，是脾胃蕴有暑湿，乃挟热下利证。前屡投清阳明气热之白虎，既犯不顾表邪之错误，又犯膏、知凉润助湿之禁忌，无怪服药后高热和溏泄反有增无减。患儿既属挟热下利，纯系葛根黄芩黄连汤证。

葛根 12g　黄芩 9g　黄连 1.5g　甘草 3g

1 剂甫下，热即减至 39.4℃，2 剂又减至 38.8℃，大便转佳，呕恶亦止，很快痊愈出院。

凤翅按：高热、汗出、口渴、面赤、脉大，舌黄为燥热在气分，是白虎加人参汤证；然而苔黄而腻、呕吐、大便溏，即夹有湿邪，是伏暑夹湿，乃湿温证，当予苍术白虎汤。过用辛凉重剂，湿邪不化，热即不解，湿热合邪，趋下入肠而利，这是误治所致。现在所现症候，病本在阳明大肠，湿热下迫而利，病标在太阳发热，面赤喘汗不解，此即协热而下利，协者，挟也，挟持、挟同之谓。葛根黄芩黄连汤证发热、汗出、下利、脉数，若辨舌必黄而腻。

案例二：沙门菌属感染胃肠型感冒（吴少怀医案）

谭某，男，45 岁，1960 年 7 月 6 日初诊。

病史：发热 41℃，多汗，口苦，恶心，头晕身倦，大便溏，尿短赤，舌质红，舌苔黄，脉滑数。曾服清热化湿方 2 剂，热渐退，化验为沙门菌属感染胃肠型感冒而入院。

今日下午 4 时身热再潮，有汗，便溏，舌苔灰黑，脉沉数，辨证为阳明湿热未清，治以清热化湿，方用葛根芩连汤加味。

葛根 9g　黄芩 6g　黄连 3g　青蒿 6g　地骨皮 9g　白扁豆 9g　姜厚朴 4.5g　益元散 9g

服药 5 剂而愈。

凤翅按：《伤寒论》："问曰：阳明病外症如何？答曰：身热、汗自出、不恶寒、反恶热也。"发热、恶寒为太阳病，潮热、汗出、不恶寒即为阳明病。发热、汗出，口苦、恶心，便溏、尿短赤，舌红、苔黄、脉滑数是里有湿热之候。清化湿热病未愈，潮热再起，舌红，舌苔灰黑，脉沉数，是因里热深伏，不得透达，故予葛根芩连汤，升发阳明清气，清肠中湿热。用青蒿协助透邪外出，地骨皮可治"有汗骨蒸"而清伏热，加味白扁豆花、厚朴、益元散是芳香化湿，清热利小便法。从此二案可以看出，本证之发热有太阳表邪不解者，也有阳明内热外达不透者，故葛根黄芩黄连汤证是太阳、阳明合病或并病之剂，不可拘泥一定为表不解而下利，大肠湿热乃本证之病机。本案用方葛根剂量不足，若无青蒿协助透热，必然效差。

案例三：痉病下利（张志明．葛根黄芩黄连汤用法研究）

朱某，男，12岁，8月14日初诊。

2日前拉稀2次，发热，嗜睡，头晕，呕吐，神疲，颈项硬，体温38℃，神志清，大便未通，小便赤色，脉沉数，舌苔厚。根据症状病为里热，带有神经症状颇严重。西医诊断为"流行性乙型脑炎"，治宜清热，镇痉，解毒。

葛根6g　黄芩6g　黄连3g　甘草3g　金银花15g　连翘9g　天花粉9g　木通3g

以本方加减，5诊而愈。

凤翅按：颈项硬，有抵抗感，甚至角弓反张，不能俯仰即为痉。"太阳病，项背强几几，无汗恶风，葛根汤主之。""太阳病，项背强几几，反汗出恶风者，桂枝加葛根汤主之。"是以痉病有虚实，葛根则是项背强急之专药。本案发热、呕吐、颈项硬、苔厚、脉沉数，虽然不见持续下利，然根据症候判断为里热盛津液伤，大肠有热毒，予葛根芩连汤加味金银花、连翘清热败毒，天花粉润燥生津。见小便短赤，似乎心热，实为热邪耗津，木通虽然能导热从小便而去，在此用似乎不宜，因利小便更伤津液。更不足之处是葛根用量太少，疗效必然欠佳，当重用之。

案例四：小儿腹泻（蔡仲默．以葛根芩连汤为主治疗小儿中毒性肠炎）

曾某，男，10个月。1964年11月29日入院。

其母代述：身热口渴，腹胀腹泻已7天。患儿7天前，发热吐乳，继而腹泻每日5～6次，即入院住西医儿科病房。入院时粪便检查：色黄，质稀，黏液(+++)；血液检查：白细胞$10×10^9$/L，中性粒细胞74%，淋巴细胞26%。经用抗生素治疗7天，泄泻未见好转，于12月6日转服中药。

现症：大便泄泻如水样，色黄而秽，每天4～5次。腹部微胀，按之柔软，小便短赤，身热而渴，烦躁啼哭，形瘦眶陷，唇舌干红，指纹紫。方用葛根芩连汤。

葛根3g　黄芩2.5g　黄连2g　生甘草1.5g

水煎服，并以5%葡萄糖盐水静脉滴注。服后腹泻止，粪成形，热退神佳，即停服中药。

凤翅按：发热、唇舌干红、口渴、指纹紫，是里热。"暴注下迫，皆属于热"，大便泄如水，舌黄秽臭是其候，故用葛根芩连汤治热利之方。烦躁啼哭，形瘦眶陷，热甚扰神，津伤失液，葡萄糖盐水静脉滴注也是为急救津液。

案例五：小儿呕吐泄泻（张志明. 葛根黄芩黄连汤用法研究）

林某，男，4 岁。

1955 年 8 月突然发热，呕吐泄泻，日夜达数十次，口渴欲饮，饮入即吐，泻下初如木樨花状，后为清水。发热 39.6℃，舌苔白。予葛根芩连汤加姜竹茹、益元散、姜半夏、生姜，1 剂热稍退，吐泻较瘥，共服 3 剂痊愈。

凤翅按：益元散，是滑石、甘草，六比一配伍成散基础上，加味朱砂而成，功效清热利湿，除烦解渴。治身热烦渴，小便不利，或呕吐、泄泻，或下痢赤白，也治湿热下注膀胱，小便淋漓疼痛。口渴欲饮，饮入即吐，是因湿热结聚而津液不归正化，犹如五苓散证因寒而津液不运，发热、呕吐、小便不利。竹茹性凉、味甘，可除烦止呕，清热化痰，姜制可增止呕之功。急性胃肠炎发热、吐泻、渴饮，葛根芩连加味小半夏、竹茹、益元散，法也为善。

案例六：发热下利（闫云科. 临证实验录）

张某，1 岁，其母在儿科随拙荆进修。

某日造舍，云其子发热、泄泻已十日，日十余行，暴注下迫，肛门红赤，体温高达 39℃，汗出咳喘。化验白细胞 $14×10^9$/L，大便脓细胞 ++。解热、消炎 5 日不效，遂住院。静脉输多种抗生素药物、泼尼松龙，并注射柴胡、阿尼利定，枕冰袋，浴酒精，体温仅降低一时，继而又热。复降复热，如此 4 日仍无转机。

时余因踝骨骨折，在家休养，未能亲睹，不便以治。奈彼坚恳书方，便据所供之症，管窥蠡测，酷似表里俱热证。遂运筹帷幄，书葛根黄芩黄连汤以治。窃思，即使差之毫厘，亦绝不至谬之千里。

葛根 15g　黄芩 6g　黄连 4.5g　甘草 6g

1 剂。

药后麻疹遍出，泄泻止。嗣后，发热渐减，疹亦如期以退。

本案麻疹旬日不得透发而泄泻者，皆因屡屡降温，冰伏其邪，不能外达，而假肠道出也。故凡临证，首须知犯何逆，因势利导，随证治之，切忌见发热即予解降也。

1964 年冬至 1965 年春，忻州麻疹流行，几比户皆然，小儿大多感染，少有幸逃此劫者。体质虚弱者易合并肺炎、心衰，甚至于夭亡。彼时条件所限，且承袭陋习，皆于密室等候自愈。更有打针能将邪毒封闭体内，绝死无疑之讹传。好在对服药治疗尚能接受。时余十七龄，随师临床，目睹甚多。凡发热三日，疹出三日，退疹脱屑三日，遍身尤以手足心出透者为顺，人极安和。若喘咳抬肩，鼻扇胸高，指纹透关射甲者，病属凶险。凡此病者，早期服麻杏石甘汤加蝉衣、羚羊角甚效，多能控制病情，不致形成心衰。

如今注射麻疹疫苗，症状多不典型，也非终身免疫，故临证时尤需细心。余对眼泪汪汪之发热患儿，必验其口，两颊白齿处有针尖大小白色疹点，周围红晕者，麻疹之先兆也，西医称弗可氏斑。遵"麻不厌透"之说，及时宣透发表，大有事半功倍之效。

凤翅按：如今网络发达，千里诊病已成现实，余察色观舌，问诊细致，虽少脉诊，然合证处方多效。此案以发热、泄泻求方，并未亲诊，据述高热、喘汗、暴注下迫等症候，断为葛根芩连汤证，投方即效。其始并未知是病麻疹，药后麻疹遍出，泄泻止方知，可见经方治百病并非虚语。案后附议，也为医家真言。

案例七：痢疾（闫云科．临证实验录）

薛某，男，26岁，令狐村人，1974年9月8日初诊。

下痢三日，初时赤白相杂，赤多白少，继而纯赤，临厕甚频。一日二十余行，肛热如烙，腹痛，里急后重，憎寒壮热，口苦，口渴思饮。舌红苔黄腻，脉浮数有力。诊腹脐左拒压。

痢疾一病，为湿热蕴滞而成，本当通因通用，予以攻下导滞，以其恶寒发热，脉象浮数，故不能舍表而不顾，宜当表里兼治。拟葛根黄芩黄连汤加味。

葛根30g 黄芩10g 黄连10g 白芍24g 甘草10g 木香6g 槟榔10g 川大黄10g 白头翁10g 当归6g 鸦胆子30粒

2剂。

二诊：恶寒止，发热微，腹痛减，下痢日五六行。舌苔黄腻，脉象滑数。此表邪已去，宜专于治里。拟白头翁汤加减。

白头翁10g 黄连10g 黄芩10g 白芍24g 甘草10g 木香6g 槟榔10g 三七（冲）3g 鸦胆子30粒

3剂。

三诊：下痢止，诸症失，唯感疲倦而已。因厌药苦，嘱其饮食调养。

虽古有无积不成痢之说，然究之临床，初痢身壮者宜攻，久痢体虚者宜涩，而协热下痢者，则宜鼓邪外出，切不可舍表求里。

凤翅按：痢疾也称滞下，与下利有所不同，当分辨之。痢疾的病因，是由痢疾杆菌等引起的肠道传染病，好发于夏秋季。主要症候表现为发热、腹痛、腹泻、里急后重、黏液脓血便，经过正确治疗一般数日可愈，少数病情迁延不愈，可发展成为慢性菌痢而反复发作，名休息痢。《温病条辨》："湿温内蕴，夹杂饮食停滞，气不得运，血不得行，遂成滞下，俗名痢疾。"则痢疾感受湿热毒邪在先，秽浊积滞，蕴而成痢，肠道因湿热结聚而气滞，热毒伤及血络酝酿成脓血。因患病常有发热，故亦为热病。

本案初诊腹痛、里急后重，憎寒壮热，口苦、口渴、舌红苔黄腻，脉浮数有力，是有表里证，故先予葛根芩连汤清解表里。加味木香、槟榔、大黄理气导滞；芍药、甘草、当归、三七，缓挛急腹痛、理血消瘀；白头翁清热败毒。鸦胆子治痢是经验用药，不入煎剂，剥去外壳，取仁用枣泥或龙眼肉包裹吞服为好。

二诊恶寒去，微发热，脉变滑数，是表已解，然腹仍痛，下痢虽减是里未和，故去葛根，变方而为白头翁汤，表里先后治法者当如此。

案例八：痢疾（闫云科．临证实验录）

于某，女，16岁，学生。

经常感冒，每感冒体温总达 39～40℃，前次感冒发热，余用凉膈散治愈。昨又患痢，赤多白少，里急后重，日夜无度，候诊间，竟如厕三次。

但热不寒，面颊红赤，口干口苦，不欲饮水，心下满闷。见食生厌，舌质红，苔薄黄，脉象滑数。观其脉症，此湿热壅盛，表里俱热证也。治当表里双解，以祛其邪。拟葛根黄芩黄连汤加味。

葛根 30g　黄芩 10g　黄连 10g　白芍 15g　大黄 10g　甘草 6g　当归 10g　木香 6g

2剂。

二诊：服药当晚，体温降至 37.1℃，下痢日减至 3～4 次，仍有脓血，里急后重，胃纳已醒。舌苔黄腻，脉滑略数。此表证已解，里邪未净。拟黄芩汤加味。

黄芩 10g　白芍 30g　甘草 6g　黄连 10g　川大黄 10g　槟榔 10g　木香 6g　当归 10g

2剂。

三诊：大便日行二三次，无脓血，也无不适，唯困倦而已，舌苔薄黄，脉沉滑。原方减川大黄，3剂。

凤翅按：患痢，见发热头痛等表证者，遵表里先后、缓急之法，宜先解表。

或表里俱盛，宜表里并治，若无表邪，专事治里。痢下赤白，宜分辨赤白多少。赤多白少，重在理血；白多赤少，侧重祛湿；夹有脓血，加重败毒；里急后重则理气导滞，甚或攻下。一诊因有表邪，重解表，兼清里热，理气血而导滞。二诊表已解，便脓血、后重未除，故去葛根变方为黄芩汤清热燥湿，加味和营理血，行气导滞。三诊舌腻已去，苔薄黄，是湿热未尽，去大黄减药力而善后。

10. 黄芩汤　黄芩加半夏生姜汤

原文：太阳与少阳合病，自下利者，予黄芩汤。若呕者，黄芩加半夏生姜汤主之。

浅释：合病则同见，有太阳病发热，有少阳病口苦、咽干等，症候以下利为急，用黄芩汤主治。如果呕，用黄芩汤加半夏、生姜主治。

原文：干呕而利者，黄芩加半夏生姜汤主之。

浅释：黄芩汤治下利属于热，若干呕，于方中加半夏、生姜主治。

原文：伤寒脉迟六七日，而反予黄芩汤彻其热，脉迟为寒，今予黄芩汤复除其热，腹中应冷，当不能食，今反能食，此名除中，必死。

浅释：此黄芩汤之禁。脉迟为寒，若身热、下利、厥冷当急救回阳，误予黄芩汤清热，腹中应冷而不能食，反而能食，这是除中，当虑胃阳败而死亡。

◇ **黄芩汤方**

黄芩三两　芍药二两　甘草（炙）二两　大枣（擘）十二枚

上四味，以水一斗，煮取三升，去滓，温服一升，日再，夜一服。

◇ **黄芩加半夏生姜汤方**

黄芩三两　芍药二两　甘草（炙）二两　大枣（擘）十二枚　半夏（洗）半升
生姜一两半，一方（切）三两

上六味，以水一斗，煮取三升，去滓，温服一升，日再，夜一服。

浅释：黄芩汤为治热痢之祖方，后世治痢疾方剂，多由此方衍化而来。如刘完素于本方加黄连、大黄、木香、槟榔、当归、肉桂，名芍药汤，治腹痛、后重、下痢赤白。张元素说："下痢脓血稠黏，腹痛后重，身热久不可者，黄芩与芍药、甘草同用。"太阳与少阳合病，是太阳发热、恶寒与少阳口苦、咽干、胸胁苦满等症并见者。本证太、少合病，以邪热下移大肠而下利为主证，病又关系半表、半里，非汗下所宜，予黄芩汤清热止利，不夹杂表药，是急当救里者，里和则表自解，故黄芩汤主治在里热。

黄芩汤证特征是可有发热，但不恶风，则无须解表，故去桂枝汤中桂枝、生姜，加黄芩清肠热；因无往来寒热、呕，故去小柴胡汤中柴胡、半夏，其外有热故去人参。小柴胡七或证，腹中痛者去黄芩，加芍药，是因腹中有寒，此用黄芩、芍药是因腹中有热而络脉瘀滞、拘急，其证必有腹痛。无胁下痞硬，故不去大枣，与甘草合用而和中。若呕，即加半夏、生姜，是合小半夏汤。

葛根黄芩黄连汤治热利，为表邪下陷，热移大肠，协表发热、汗出而下利，是太阳、阳明合病，与黄芩汤证太阳、少阳合病，发热、不恶寒、下利者当辨别。

案例一：阿米巴痢疾（杨志一．经方实验录）

欧阳某，女，22岁，干部，9月21日入院。

下痢红白，腹痛，里急后重已2天。患者妊娠2个多月，9月4日因头晕呕吐，曾在本院（省中医实验院）门诊妊娠试验弱阳性。9月20日早晨起，忽腹痛频频，下痢红白黏液，红多白少，日二三十次，里急后重颇剧，并觉小腹坠胀，有如欲产情形而入院。

诊察：体瘦神疲，按腹呻吟，有重病感。脉象稍沉弱，微数，舌质淡苔白，体温37.9℃。心肺无异常，肝脾未触及，腹部有压痛。大便检出阿米巴原虫。

诊断：阿米巴痢疾。方用黄芩汤加味。

黄芩3g　白芍9g　甘草4.5g　香连丸3g

服上方3剂后，腹痛，里急后重已除，下痢次数大减，日仅二三次，并带有黄色稀粪。体温正常，食欲渐好。原方再进1剂，下痢红白全除，大便正常，唯觉起床行走时，头晕足软，再以原方去香连丸，加党参9g，当归6g。调理数日，连检大便二次，已无阿米巴原虫，于9月29日出院。

凤翅按：妊娠患痢，腹痛频频，里急后重颇剧，并觉小腹坠胀，有害胎之虞。黄芩本可清热止血，于胎动不安漏血欲堕，因热扰胞宫者为良药。朱丹溪说："黄芩、白术乃安胎圣药，俗以黄芩为寒而不敢用，盖不知胎孕宜清热凉血，血不妄行，乃能养胎。"《丹溪心法》："安胎：白术、黄芩、炒曲，为末，粥丸服。"《本经逢原》："治血热妄行，古方有一味子芩丸，治女人血热，经水暴下不止者，最效。"

本案予黄芩汤治阿米巴痢疾，投方甚效，然黄芩用量甚少，又加味香连丸，似乎顾虑害胎，然"有故无陨，亦无陨也"。黄芩本可清热安胎，当多用为君药，方合黄芩汤体例。脉象稍沉弱，也更应当加大枣和中气，补津液，也不至于病愈后头晕足软，需党参、当归益气养血调养。

案例二：**痢疾**（闫云科.临证实验录）

赵某，女，61岁，醋厂工人家属。

今年夏秋之季，饮食不洁，罹患泄泻之疾，几经治疗不愈，已逾三月。一日临厕五六次，腹痛不爽，脓血杂下，赤多白少，以致阴血大亏。脾胃损伤，生化障碍，茶饭不思，精神疲惫，日益不支。舌红少津，口干口苦。诊其脉，弦细略数。触其腹，腹壁柔软，无压痛。

观其脉症，此乃湿热久稽，损伤脉络，阴血亏虚之证也。其治疗，单纯清热燥湿，或滋阴，或止血，均非妥当。因苦寒之品败胃伤阴，纯予止血亦属舍本求末，单一滋阴救液徒有恋邪之弊。证情若此，何以为治？将三法共冶于一炉。方取黄芩汤清热燥湿，三七化腐生肌，逐瘀止血，生山药滋阴健脾，意在诸药合用，则邪可去，正可复。

黄芩10g　白芍20g　甘草10g　三七3g　生山药15g　大枣6枚

3剂。

二诊：下痢日减为二三次，血大减，腹痛亦轻，仍口苦，纳谷不馨。舌红无苔，脉象弦细。药已中的，紧守原法。上方加焦三仙各10g，3剂。

三诊：大便日一二行，无脓血，腹痛止，知饥思食，此湿热已清，阴液得复之象也，上方再服三剂。

凤翅按：夏秋之季，饮食不洁，患泄泻之疾，治不得法，迁延不愈。湿热蕴结日久，腐秽不去，损伤肠中黏膜、血络，脓血杂下，泄泻成痢矣！故痢之病因并非尽染细菌所致。《温病条辨》："滞下……初起腹痛者易治；日久不痛并不胀者难治。脉小弱者易治；脉实大数者难治。老年久衰，脉大、小、弱并难治；脉调和者易治；日数十行者易治；一、二行或有或无者难治；面色便色鲜明者易治；秽暗者难治。噤口痢属实者易治；属虚者难治。先滞（俗所谓痢疾）后利（俗谓之泄泻）者易治；先利后滞者难治。"此论痢疾治疗难、易，全在远、近与邪、正、虚、实之辨。

日临厕五六次，腹痛不爽、柔软、无压痛，茶饭不思，精神疲惫，脉弦细略数，是虚多实少之诊。久痢脓血，舌红少津，口干口苦，阴血亏虚之象。故取黄芩汤清热燥湿之中，多用芍药缓急止痛、和营理血，加三七化腐、生肌、止血，山药、大枣补脾滋阴。扶正补虚则化源充足，祛邪泻实则病去人安。是一病有一病之方，证变则方随之而变也。

案例三：痢疾（倪少恒. 痢疾的表里寒热治验）

王某，男，30岁，1953年4月11日初诊。

患者病初恶寒，后则壮热不退，目赤舌绛，烦躁不安，便下赤痢，微带紫暗，腹中急痛，欲便不得脉象洪实。余拟泄热解毒，先投以黄芩汤。

黄芩、白芍各12g　甘草3g　大枣3枚

服药2剂，热退神安痛减，于13日改用红痢枣花汤，连服3剂获安。

凤翅按：患痢初恶寒，后则壮热，已无表邪。目赤舌绛、烦躁不安、脉洪实，全是里热证，便下赤痢，里热成毒矣，予黄芩汤热毒得泻。红痢枣花汤，不知何方，似是大枣、金银花配伍成方，金银花清热解毒，可治热毒血痢，伍大枣补津液也为治痢良方。

案例四：呕利（刘渡舟医案）

王某，男，28岁。

初夏迎风取爽，而头痛身热，医用发汗解表药，热退身凉，头痛不发，以为病已愈。又三日，口中甚苦，且有呕意，而大便下利黏秽，日四五次，腹中作痛，且有下坠感。切其脉弦数而滑，舌苔黄白相杂。辨为少阳胆热下注于肠而胃气不和之证。

黄芩10g　白芍10g　半夏10g　生姜10g　大枣7枚　甘草6g

服3剂而病痊愈。

凤翅按：初夏迎风取爽，患头痛身热是感冒风邪，医发汗解表，热退头痛已，是表已解。三日后呕、利、腹痛，是里未和。苔黄、脉滑数，是里有热，口苦、呕、脉弦，病在少阳，故"干呕而利"虽是黄芩加半夏生姜汤主治者，然必有里热为据。

11. 白头翁汤

原文：热利下重者，白头翁汤主之。

浅释：古利、痢通用，此利当为痢。下痢肛门灼热，里急后重，白头翁汤主治。

原文：下利欲饮水者，以有热故也，白头翁汤主之。

浅释：下痢口渴欲饮水，是因为有里热，白头翁汤主治。

原文：产后下利虚极，白头翁加甘草阿胶汤主之。

浅释：妇女产后，若患痢疾，因下痢脓血，身体极其虚弱，用白头翁加甘草阿胶汤主治。

◇ 白头翁汤方

白头翁二两　黄柏三两　黄连三两　秦皮三两

上四味，以水七升，煮取二升，去渣，温服一升，不愈，更服一升。

◇ 白头翁加甘草阿胶汤方

白头翁二两　黄柏三两　黄连三两　秦皮三两　甘草二两　阿胶二两

上六味，以水七升，煮取二升半，去渣，内胶，令消尽，分温三服。

浅释：白头翁味苦、性寒，功效清热凉血，解毒治痢。善除肠中热毒蕴结，是热毒下痢要药，尤其对赤痢有特殊功效。对各型痢疾杆菌以及阿米巴原虫均有抑制作用，故菌痢、虫痢均可用之，治痢为古来医家所公认。其又有一定是收涩性，对肠黏膜有收敛作用，可止泻、止血。对崩漏下血、痔疮出血、带下阴痒、目赤肿痛、湿疹浸淫等，属热、属毒者，内服外用均有治疗作用。

秦皮味苦、涩，性寒，有清热、燥湿、收涩功效。治下痢、带下赤白，血崩不止等，因湿热蕴结所致者均可用之。熬汤外洗可治风火赤眼，迎风流泪。

黄连、黄柏，味苦、性寒，都是清热、燥湿、解毒要药，合白头翁、秦皮成方，可以说是天然抗生素，是痢疾专方。本方苦、寒，中气虚弱者慎用，虚寒下利者禁用，必须用者亦当斟酌与扶正、温中之剂合方用之。

举例妇女产后下痢虚极，予白头翁加甘草阿胶汤主治，是病在产后，血本有损，再患下痢脓血，当在白头翁汤中加味甘草和中，阿胶滋阴止血。推广之，凡下赤痢，见血不止而阴血亏虚者，都可以此为治。此又法外之法，方外之方。

黄芩汤亦可治疗痢疾，与本方相较，俱为里有热而下利，然白头翁汤治湿热蕴结而成热毒秽浊，灼伤肠膜，下痢脓血者，为黄芩汤治所不及。

案例一：小儿人肠细毛滴虫泄痢（陈文征. 白头翁汤对小儿鞭毛虫、滴虫引起的泄痢治验四则）

李某，男，5 岁，1963 年夏来诊。

病史：下黏液脓血已 4 天。患儿于 4 天前因饮食不慎而发生泄泻，每日 2 ～ 3

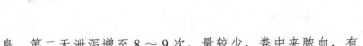

次，排不消化便，味臭。第二天泄泻增至8～9次，量较少，粪中夹脓血，有轻度里急后重，食欲减退，小便黄短。既往无慢性泄泻及痢疾病史。

体检：体温37.5℃，脉稍数，舌红苔黄，发育营养中等，无明显脱水征。粪检：外观有黏液脓血，脓细胞（+），检出有强活力的人肠细毛滴虫30～40/高倍。未发现阿米巴原虫及包囊体，培养无痢菌生长。诊断为人肠细毛滴虫肠炎。证属大肠湿热痢，治宜清热燥湿，解毒杀虫，予白头翁汤。

白头翁9g　黄柏9g　黄连1.5g　秦皮9g

每日1剂，水煎两次，分4次服。

服完2剂，症状明显好转，检查人肠细毛滴虫显著减少，共服3剂而告愈，再投1剂以巩固疗效。

凤翅按：下利黏液脓血便，里急后重是痢疾的主要症候。低热、脉数，舌红苔黄湿热病象，合证即投白头翁汤清热燥湿、解毒杀虫，其效也必然。

案例二：小儿梨形鞭毛虫泄痢（陈文征. 白头翁汤对小儿鞭毛虫、滴虫引起的泄痢治验四则）

刘某，女，4岁，1963年秋来诊。

病史：泻黄色黏液稀便已3天。患儿于3天前不明原因腹泻，泻黄色稀便，杂黏液，每日4～5次，腹部不适，但无里急后重，食量稍减，小便减少。既往无痢疾病史。体检：体温脉搏均正常，发育营养中等，无明显脱水征。舌红苔白。

粪检：外观为黄色杂黏液便，脓细胞（++），红细胞（+），梨形鞭毛虫20～30/高倍，未发现阿米巴原虫及包囊体。诊断为梨形鞭毛虫感染肠炎。证属大肠湿热痢，治宜清热燥湿，解毒杀虫。给白头翁汤。

白头翁9g　黄柏9g　黄连1.5g　秦皮9g

每日1剂，水煎两次，分4次服。

连服4剂痊愈。

凤翅按：本案患儿泻黄色黏液稀便，粪检见脓、血细胞，是微观的辅助诊断，若不及时治疗，后必下痢脓血，里急后重，甚至发热。虽苔白不黄，然舌红已现里热端倪，用药无犯寒热之误，认定是病，即可投是效方，是截断扭转，不使病邪深入难解。

案例三：老年赤白痢危症（余尉南. 略述痢疾的辨证论治与临床经验）

居某，女，85岁。住院号26906。

高年患痢，曾有发热昏迷，下痢赤白，日夜无度，腹痛口燥泛恶，苔腻带黄。症重防噤口之变，治以苦辛宣通以运中州，冀其转危为安。

白头翁9g　北秦皮9g　川黄柏9g　小川连3g　白芍9g　陈皮4.5g　地榆炭12g　马齿苋15g　石莲肉9g

服药3剂，腹痛缓解，痢下赤白大减，精神疲惫现象大为改善，已从危险期转入佳境，此时症见口干，舌质红，乃伤及阴液之证，法宗前意出入，续服6剂，病乃愈。

凤翘按：下痢呕不能食者，谓之噤口痢，是痢疾危重症候。因湿热毒邪蕴结肠中，消耗胃阴，或因湿热壅滞，气机痞塞所致。其症可见下痢赤白，里急后重外，增呕恶不食，饮水即吐，胸脘痞闷，舌红少苔，或舌绛苔黄腻等。

高年下痢赤白，腹痛泛恶，即有噤口之虑。石莲子为莲子自落，沉泥中日久者，其味甘、微苦、涩，性寒，可养胃气，清湿热，功专于噤口痢，饮食不入。本案即用石莲子与白头翁汤配伍，加味芍药、陈皮，缓急止痛，理气宣通。地榆味酸、苦、涩，性寒，凉血止血，解毒敛疮，用于痔疮便血、崩漏下血、水火烫伤、痈肿疮毒等，并可治血痢，马齿苋也是治痢效药，加此二味有协助之功。

案例四：急性阿米巴痢疾（徐有玲．阿米巴痢疾二例治验）

焦某，女，38岁。住院号18296。1964年11月26日入院。

患者在10月上旬，无明显诱因出现腹泻，日2～3次。未就医服药，以后逐渐加重，10月下旬大便增至4～5次，11月初增至10余次，并发现大便呈酱色，有脓血。先后曾服合霉素、磺胺、小檗碱等，病情仍时轻时重，缠绵不愈。

检查：体温36.7℃，心肺（一），腹部无包块及压痛，肝脾不大。乙状结肠镜检查：进入8cm，在1、5、11点钟处有出血点，进入13cm时，在11点钟处有约2mm的溃疡，进入15cm，在12～2点钟处有出血点，10cm处有较多脓性分泌物，其他未见异常。大便检查红细胞1～5个，脓球0～2个，大便培养（一）。

脉弦数，舌质红，苔薄白。

西医诊断：阿米巴痢疾。

中医辨证：湿热痢。湿热邪毒，蕴结肠中。治宜清热燥湿解毒，方取白头翁汤加味。

白头翁18g　黄连6g　黄柏15g　秦皮18g　椿根白皮24g

水煎服。

鸦胆子 10 粒（装入胶囊另吞服），每日 3 次。

药后大便次数减少，但仍有痢下脓血，腹部微胀，时转矢气（鸦胆子仅服一次，因呕吐停服），此肠中湿热，气机不利，宜清热燥湿，理气导滞。

（1）白头翁 15g　秦皮 15g　椿根白皮 60g　当归 9g　白芍 12g　广藿香 9g　厚朴 9g　茯苓 12g　苍术 9g　陈皮 12g　大腹皮 12g　炙甘草 6g

水煎服。

（2）白头翁、苦参、银花、黄柏、滑石各 60g

浓煎 200ml，保留灌肠，一天一次。

经以上中药内服及灌肠 14 天后，大便脓血消失，大便常规也未见异常，乙状结肠镜检查，病变完全愈合，痊愈出院。

凤翅按：阿米巴痢疾是由溶组织阿米巴原虫引起的肠道传染病，病变主要在盲肠与升结肠。症候以腹痛、腹泻、脓血便为特征。在一定条件下，并可扩延至肝、肺、脑、泌尿生殖系等其他部位，形成溃疡和脓肿。此病有一定的潜伏期，症状也可由轻逐渐加重。

本案由腹泻开始发病，下利逐渐加剧，并呈酱色脓血样便，属于"先利后滞"者，便脓血一定有里急后重，因湿热久居，蕴结大肠，故乙状结肠镜检查发现多处出血点以及溃疡，脓性分泌物，久而即有肠穿孔之虑。脉弦数、舌红，是伏热征象，虽然舌苔尚薄白，是湿热之邪病象尚未外发，病已确诊，即可投方。《药性赋》："椿根白皮主泄血。"椿根白皮味苦、涩，性凉，功效清热燥湿，涩肠止血，杀虫。可治久泻、久痢，脏毒便血，崩漏带下，遗精白浊等。鸦胆子苦，寒，有毒，《医学衷中参西录》："鸦胆子，性善凉血止血，兼能化瘀生新。凡痢之偏于热者用之皆有捷效，而以治下鲜血之痢，泻血水之痢，则尤效。"内服宜去壳整粒装入肠溶胶囊，或用龙眼肉、枣肉包裹吞服，谨防中毒。

因药后仍痢下脓血，腹微胀，是湿热邪毒未去，气机不利，故在清热解毒之外，加味理气燥湿之品。灌肠方能直接接触病灶，法亦为善。

案例五：阿米巴痢疾急性发作（施裕高. 白头翁汤治愈慢性阿米巴痢疾急性发作的临床体会）

朱某，男，19 岁，学生。

大便不规则已数载，偶有黏液血便，轻度腹痛，排便不畅。历年来未经治疗而时愈时发，自觉愈发愈重，去年暑令，大便纯黏液脓血，每日数次至数十次不等。发热腹痛，经注射依米丁，内服喹碘方，治疗 1 周未见进步，中途停药，约达月余。身体自觉日渐羸弱，症状加剧，难以支持。去年暑假，来所诊治。

发热，头昏，全身不适，颜面㿠白，食欲减退，伴有恶心，轻度腹痛，大便日夜 20 余次，里急后重，纯黏液脓血，量少。

检查：体温 38.8℃，脉象滑数，舌苔腻浊，肝脾未触及，腹壁平坦柔软。实验室检查：两次大便均发现阿米巴原虫（滋养型与囊胞），脓细胞（＋＋＋），红细胞（＋＋＋）。

诊断：慢性阿米巴痢疾急性发作。治疗：白头翁汤加味。

白头翁 12g　北秦皮 9g　川黄连 2.4g　川黄柏 3g　云茯苓 12g　生白术 9g　炒山楂肉 9g　焦六曲 9g　广木香 2.4g　生白芍 9g　广陈皮 9g　炙甘草 4.5g

另包苦参子（去壳）30g，装入胶囊另吞服，日服 3 次，一次 15 粒。

共服药 4 剂。据述服 1 剂后，即见好转，2 剂服完后，痢去大半，4 剂服后，症状完全消失。唯服药时感觉苦难入口，药后口渴喜饮，无其他反应，复检大便 2 次，均为阴性。继服苦参子 30g，至今数月未发。

凤翅按：休息痢止而复作，久久不愈，是缘病邪未去，潜伏病处，一遇饥饱失宜，或饮食不洁即可诱发。下痢日久，精华丢失，化源不足，身体羸弱是必然结果。下痢黏液脓血，日夜无度，里急后重，发热，恶心，脉滑数，苔腻浊，是湿热邪毒作祟，然而食欲减退、面色㿠白，是脾胃虚弱，故予白头翁汤祛邪之外，加味炒山楂、焦六曲化积开胃进食，茯苓、白术健脾助运，芍药、甘草理血止痛，木香、陈皮理气导滞。有是病即用主治方，兼虚夹滞则补虚导滞。

案例六：湿热痢（《中医医案医话集锦》）

周某，男，40 岁，干部。1976 年 9 月 23 日初诊。

自诉泄泻红白夹有黏液，里急后重，腹痛已 4 天，口渴，曾服呋喃唑酮、氯霉素，效果不显著，仍腹痛泄泻，日泻七八次，脓血便，精神萎靡，脉濡数，舌苔厚腻，治宜清热解毒活血，拟用白头翁汤加味。

白头翁 15g　黄连 9g　黄柏 9g　秦皮 9g　当归 9g　白芍 12g

9 月 25 日二诊：服药 2 剂后，大便次数减少，腹痛减轻，但仍泻脓血，仍以原方续服 2 剂。

9 月 28 日三诊：服药后，各症消失，饮食正常，有时大便内带有黏液，腹中仍感不适，苔淡，脉稍数，原方再进 3 剂，隔日一服。病愈。

凤翅按：泄泻口渴是里有热，脉濡数，苔厚腻，是湿热蕴结。若论一般湿热邪气，清热化湿即可，然而病为脓血便、腹痛、里急后重之痢疾，是湿热蕴结而成毒，故清热燥湿败毒是其治则，取白头翁汤是主治方，加味归、芍，理血止腹痛。二诊病情减轻，而脓血便依然，无其他变证，是药病相合，当守方续进；三诊诸症消，然而大便时有黏液，是病邪未尽，守方隔日 1 剂，是病缓药亦应缓，恐过度生害。本案守方之法与服药之度可以借鉴。

案例七：麻疹后下痢赤白（陈桐雨．麻疹后四大症）

李某，男，4 岁。

麻疹后 5 天，下痢赤白，日十余次，里急后重，腹痛拒按，伴有脱肛，小便微赤。舌质红，苔微浊，脉数，诊为肺经热毒，下注大肠。治宜清热解毒，理气行滞，养血凉血。

白头翁 9g　黄连 3g　黄柏 6g　秦皮 9g　槟榔 6g　野麻草 30g　槐花 9g　鬼针草 15g

二诊：大便次数减为一日六七次，里急后重，脱肛，大便脓血黏液均减，药已中病，仍照前方。

三诊：大便每日只有两次，无脓血，偶有黏液，脱肛，里急后重均愈。嘱以野麻草 30g 煎服，每日 1 剂，以善其后。

凤翅按：麻疹见症多为手太阴风热，初起治宜辛凉透疹、解毒即愈，若非风寒，错予辛温甘热，误治即可形成变证。或肺热喘息，或热闭神昏，或热盛动风瘈疭，或热移大肠下利。

本案疹后下痢，是热毒未尽，下移大肠。下痢赤白，因痢不爽，里急后重导致脱肛，是大肠气滞努挣使然，不可以为气陷。"调气则后重自除"，故在治热痢下重主方白头翁汤中加槟榔。槟榔，又名大腹子、花大白，味辛、性温，降气破滞为其长，对因气滞、气逆所致胸腹胀满、嗳气呕逆、腹满便难、痢疾后重、脚气水肿等症有殊效。野麻草、鬼针草都为草药，清热解毒、散瘀、止痢、止血，槐花清热凉血，治肠风便血、痔血、尿血、血淋、崩漏等血证有良效。

案例八：慢性细菌性痢疾（上海中医学院附属龙华医院．医案选编）

赵某，女，54 岁，1960 年 9 月 5 日初诊。

1955 年起，每年夏秋季节，痢疾反复发作，经中西医治疗，仅症状得到改善，但未能根治。近 3 天来痢下赤白，有黏冻，腹痛，里急后重，日行七八次。

形体消瘦，纳谷减少，烦躁，手心灼热，口苦溲赤，舌质红绛，苔光剥，脉细数。久痢耗伤阴血，湿热挟滞，交阻大肠，乃休息痢之重症。治拟清化湿热，滋养阴血。

　　白头翁 9g　北秦皮 9g　川黄柏 6g　川黄连 4.5g　阿胶 9g　全当归 9g　广木香 4.5g　炮姜炭 3g　焦楂炭 12g　制川大黄 9g

　　2 剂。

　　9 月 7 日二诊：连服清化湿热，养血滋阴之剂，腹痛后重略减，大便仍夹脓血，烦躁、手心灼热，口苦略减，小便短赤。前方尚且合度，仍守原意，前方去制川大黄，3 剂。

　　9 月 10 日三诊：腹痛后重已除，大便已无脓血，但尚有黏冻，烦躁渐宁，日晡手心微热，口仍苦，溲赤略减，仍守前法。前方去炮姜炭，5 剂。

　　9 月 15 日四诊：大便已无黏冻，每日 1～2 次，质软成形，烦躁、口苦等症大减，胃纳略增。舌红少苔，脉象细数。再从前方加减，以清余邪。

　　白头翁 9g　北秦皮 6g　川黄柏 6g　川黄连 3g　阿胶 9g　全当归 9g　大生地 9g　炒山楂 9g　炒谷芽、炒麦芽各 9g　广陈皮 4.5g

　　5 剂。

　　1964 年随访，痢疾未复发。

　　凤翘按：痢疾治疗失宜，或补涩误治，又加以不慎调摄，以致余邪不尽而成休息痢。

　　体瘦、烦躁、手心灼热、舌绛、苔光剥、脉细数，是阴虚火旺；痢下赤白，夹杂黏冻、腹痛、里急后重、口苦溲赤，为湿热挟滞。故以白头翁加阿胶、当归，清热解毒，滋阴养血；木香理气，焦山楂炭、制大黄，消瘀导滞。少用炮姜炭，温运脾阳以资纳谷，监制苦寒凝滞营血。

　　"行血则便脓自愈"，赤白痢血分瘀滞，行血消瘀治则当以赤痢脓血尽为度，二诊虽然诸症略减，大便仍夹脓血，去制大黄似乎不妥，积滞未尽，仍应推陈致新去陈腐。三诊腹痛后重，脓血便俱去，去炮姜炭允为合度，阴血未复，当虑苦辛温燥伤阴血。四诊大便已无黏冻，诸症俱减，病去八九，舌红少苔，脉象细数，清热解毒养阴之中，增生地润燥，炒山楂、炒谷芽、炒麦芽、陈皮，开胃助纳。本案前后服药 15 剂，能愈数年休息痢也属佳案。

　　案例九：孕妇细菌性痢疾（史文郁．复方白头翁煎剂治疗痢疾疗效报道）

　　常某，女，31 岁，7 月 6 日门诊。

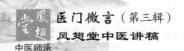

自诉：腹痛，腹泻，发热，大便带脓血，四肢无力，已三天。体温38.2℃，粪便检查脓细胞及白细胞（＋）。诊断为细菌性痢疾。投给磺胺脒、碳酸氢钠片，注射抗生素，经2天治疗，毫不见效，且一日重一日，病人怀孕已七个月，有小产之虑。

现症：头痛头晕发热较昨日更甚，恶心不食，腹痛，大便脓血，一日数次，里急后重。体温38.9℃，舌有白苔。因连用西药2日不效，乃改用中药治疗。

白头翁6g　黄连、黄柏、秦皮、甘草各3g　阿胶6g

服药2剂诸症已愈，唯感身体虚弱，投人参归脾汤1剂以善其后。

凤翅按：阿胶"味甘、平，主心腹内崩……女子下血，安胎"（《本经》），有滋阴、润燥、止血之功。阿胶以其黏腻之性，凝固血络而止血，用于血证，当以日久不止、颜面少华，血色清淡者为宜。属热盛迫血外溢者当禁用，或有瘀滞者当慎用。

发热、恶心、腹痛、后重、便脓血为大肠湿热蕴结，热毒下注。虽然舌见白苔，症候一定，无禁忌证，即可投方。无久痢血不止，舌红少苔、脉虚细数阴血亏损病象，非白头翁加甘草阿胶汤所主。患痢时值妊娠，有胎堕之虑，予白头翁加甘草阿胶汤是有预防之意。

案例十：产妇痢疾（中医医案医话集锦）

钱某，女，37岁，工人。1964年10月5日初诊。

主诉生育后20天，吃羊肉后，喝凉茶，顿时觉得胃脘不适，腹痛便稀。到夜间腹痛加重，泄泻四五次，口干，小便少。翌晨泻红白带有脓血，里急后重。

脉虚细数，治宜清热利湿，补益气血，方用白头翁合当归芍药散加减，处方：

白头翁20g　黄连4.5g　黄柏6g　秦皮6g　焦山楂9g　当归9g　白芍9g　白术9g　云茯苓9g　泽泻9g　党参9g　阿胶（烊化）9g

10月7日二诊：服药2剂后，症减轻，仍以原方续服2剂。

10月9日三诊：服药后，各症消除。因产妇气血双虚，以八珍汤加味，以善其后。

党参9g　白术9g　茯苓9g　炙甘草6g　当归9g　白芍9g　川芎6g　熟地黄12g　建神曲9g

5剂，隔日1剂。

凤翅按：《金匮要略·妇人妊娠病脉证并治第二十》："妇人怀妊，腹中疞痛，当归芍药散主之。"方用当归、芍药、川芎、茯苓、白术、泽泻组成，其方重用芍药缓急止痛，当归、川芎理血和营，茯苓、白术、泽泻培土健脾利湿。本方若去川芎行血中之气，泽泻利水，增柴胡疏肝、薄荷解郁，甘草、生姜、大枣和中，便为《局方》妇科名剂逍遥散，化裁之，其用在妇科杂病非常广泛。

　　本案患者病在产后，伤于不洁饮食，由下利而痢脓血，里急后重，必有腹痛。口干，下痢欲饮水，脉数，是有热，脉虚、细，则气虚血少，故用白头翁汤加党参、阿胶，合当归芍药散，清热解毒止痢，益气养营理血。加焦山楂是化肉积。诸症除后，言产后气血双虚，当有具体症候，如面色㿠白，少气懒言等，说明患病之前，身体已经虚弱，以四君子合四物汤，益气养血，也为善法。

　　案例十一：风热眼病（何新恬．白头翁汤治疗风热眼病）

　　陈某，男，11岁。

　　其父代述：患儿眼睑肿胀，目睛赤痛，眵泪多，已十多天。近日逐渐肿大。西医诊断为"急性结膜炎"，服西药、打针、滴眼药，并服祛风清热中药多剂未效。

　　现症：眼睑高度红肿，形如荔枝，球结膜极度充血，视物模糊。大便不畅，小便短赤，舌质红，苔黄，脉弦数。

　　证系肝肺之火俱盛，乃予白头翁汤。

　　白头翁30g　黄连4.5g　黄柏6g　秦皮9g

　　服药3剂，肿痛随即消除而愈。

　　凤翅按：眼疾，本与大肠热毒下痢不相及，然眼睑高度红肿，结膜极度充血，小便短赤，舌红，苔黄，是火热湿毒之证。且目为火户，脉弦数，肝热而相火外发，泻肝热清相火是为正治。白头翁汤虽为热痢专方，然可清热败毒燥湿，即可借用治病机近似之眼疾，此异病同治法。

12. 黄连阿胶汤

　　原文：少阴病，得之二三日以上，心中烦，不得卧，黄连阿胶汤主之。

　　浅释：少阴病本脉微细，但欲寐，若少阴病脉沉细数，心烦不寐，是热邪耗阴而阴虚火旺，用黄连阿胶汤主治。

◇ 黄连阿胶汤方

　　黄连四两　黄芩二两　芍药二两　鸡子黄二枚　阿胶三两

　　上五味，以水六升，先煮三物，取二升，去渣，内胶烊尽。小冷，内鸡子黄，搅令相得，温服七合，日三服。

浅释：少阴病有寒化证、热化证二端，本方所治者为少阴热化证。其证以心烦、不得卧寐为主证。脉沉细数，舌红、绛，少苔，或薄黄而燥，或舌绛无苔，甚则舌尖红赤起刺是其候。方用黄连、黄芩清热泻火，以芍药、阿胶、鸡子黄滋阴润燥。以黄连阿胶名方，所治即阴虚火旺者，是滋阴清热祖方。

黄连功效可以清热燥湿，泻火解毒八字括之。本方重用黄连为君，取其清热泻火之功，效在直折心火以除烦。泻心汤用黄连量小，在于清热燥湿以消痞。与黄芩为伍，则黄连阿胶汤泻火之力增，泻心汤燥湿之功著。

阿胶滋阴、润燥，与黄连为伍，是为臣药。黄连苦寒以泻火，然其性燥，伍之阿胶即可于清热之中滋阴，尤妙在用鸡子黄一味。鸡子黄即鸡蛋黄，寻常之品而有润泽干枯,滋阴息风之功。《长沙药解》称其"温润淳浓，滋脾胃之津液，泽中脘之枯槁"，故本证之"心中烦"是胃中津液枯槁。此处用鸡子黄不可令熟，熟则无效，故方后汤法云："小冷，内鸡子黄，搅令相得。"民间有用生鸡蛋兑麻油搅令相合服之清火,亦可为证。芍药敛津液益营血，敛阴气而泻邪热，是为阿胶、鸡子黄滋阴润燥之佐使。

"阳入于阴则寐，阴出之阳则寤"，若心火独盛，是谓壮火，又阴虚不受阳入，故阴阳分崩离析，水火既失交济，此"心中烦，不得卧"所由来。故以黄连配伍黄芩苦寒泻火，芍药从阿胶、鸡子黄滋养真阴，是阴阳刚柔互济自然之理。

黄连、黄芩可清热燥湿，芍药、阿胶可敛阴止血，故痢疾腹痛下脓血，又见烦躁不寐者亦可使用，以及因阴虚火旺，迫血妄行所致吐、衄、崩漏、便血、尿血等诸般血证。当依据病情增损剂量，加减药味灵活使用本方。

案例一：心烦失眠遗精（闫云科．临证实验录）

张某，男，26岁。素体壮鲜病，近苦于婚姻大事诸多不顺，百忧汇集，万绪纷来,致心烦失眠。初,翻转时许尚可入梦。后,通宵达旦难以成寐。头痛脑涨，耳内蝉鸣。服地西泮等镇静药，量小无济于事，量大亦仅寐两三个小时。寐后多梦，梦中遗精，久久不愈，心烦益甚。口干口苦，思饮思冷。视其神态萎靡，白睛贯有赤丝，舌红少津，边尖尤甚，苔薄黄燥。诊其脉，弦细而数。

观其脉症，此心肾不交证也。先贤谓五志过极，皆可化火。盖忧思气结日久，心火亢盛，如赤日炎炎，致真阴内耗，肾水亏虚，水火不济，故而不寐，寐则遗泄。张景岳谓："精之藏制虽在肾，而精之主宰则在心。"故当清心火，滋肾水，务求水火相济，主明神安。拟黄连阿胶汤原方。

黄连 6g　黄芩 10g　阿胶（烊化）10g　白芍 15g　鸡子黄 2 枚

3 剂。

二诊：1 剂即可入睡，3 剂尽，每晚可睡五六小时，心烦耳鸣亦明显减轻。嘱守方续进。

三诊：共服 12 剂，睡眠恢复如前，遂停药。

凤翅按：心烦难寐，寐则梦多遗精，是心火独旺，使神不归宅，神浮游荡，精则不秘矣！口干口苦、渴饮思冷、神态萎靡、白睛赤丝、舌红少津、苔薄黄燥、脉细数，阴虚火旺之证。以黄连、黄芩泻心火亢盛之热，阿胶、芍药、鸡子黄滋肾水暗耗之阴，火热得泻，真阴得滋，心烦去，夜易眠，神安则精藏。观本案用方，黄连似乎量小，当增加剂量，苦味重，更能泻火坚阴。

案例二：不寐（刘渡舟医案）

李某，男，49 岁。患失眠已 2 年，西医按神经衰弱治疗，曾服多种镇静安眠药物，收效不显。

自诉：入夜则心烦神乱，辗转反侧，不能成寐。烦甚时必须立即跑到空旷无人之地大声喊叫，方觉舒畅。询问其病由，素喜深夜工作，疲劳至极时，为提神醒脑起见，常饮浓厚咖啡，习惯成自然，致入夜则精神兴奋不能成寐，昼则头目昏沉，萎靡不振。视其舌光红无苔，舌尖宛如草莓之状红艳，格外醒目，切其脉弦细而数。脉证合参，此乃火旺水亏，心肾不交所致。治法当以下滋肾水，上清心火，令其坎离交济，心肾交通。

黄连 12g　黄芩 6g　阿胶（烊化）10g　白芍 12g　鸡子黄 2 枚

此方服至 3 剂，便能安然入睡，心神烦乱不发，续服 3 剂，不寐之疾从此而愈。

凤翅按：不遵循自然规律，喜好深夜工作，疲倦而不眠，以浓咖啡提神，久则阳入阴而寐之时，兴奋不能寐，心烦则神乱，昼日则神疲萎靡但欲寐。舌光红无苔，舌尖赤色如草莓，脉细而数，一派火盛水亏病象，黄连阿胶汤泻火滋阴，是所谓"泻南补北"之法。

案例三：心烦耳鸣头响难寐（自案）

姜某，男，54 岁，小老板。2012 年 9 月 15 日诊。

自诉因工作、生活琐事烦扰，导致心烦难眠数月，曾数次看医生都诊断为"神经衰弱"，服药少效。近 1 个月来，增耳鸣头响症状，更加烦躁，甚至彻夜不眠，疲惫不堪，精神几欲崩溃。

望身体强壮，面色红润，舌瘦深红，苔薄黄燥，脉之数，沉取细数。口干常欲饮，食欲欠佳，大便干结，数日一行。此少阴火化证，予黄连阿胶汤。

黄连10g　黄芩6g　芍药15g　阿胶（烊化）10g

7剂。

嘱先熬三味，过滤取500ml，上火入阿胶烊化，温分三服，每服时，取鸡蛋黄1个搅入药汁中。第三次必须睡前半小时服用。

患者见药如此之少，面有不悦之色，与言药后必效，可放心服用。

9月23日二诊，说药效极好，这几日睡眠虽然赶不上无病之时，但能入睡，耳鸣头响减轻，大便尚有些干燥，但每日可解。矢已中的，减阿胶为6g，加生地黄15g，玄参15g，再予7剂。

凤翅按：耳鸣头响素来被认为"肝阳上亢""肝风上扰""肝肾阴虚""肝肾不足"，多以清肝热，镇肝风，或养肝阴、滋肾水为治，因有"肝肾同源"之理故耳。

本案因琐事烦扰，五志化火，暗耗阴液，心烦不寐而致耳鸣头响，当治病之本。身壮面红，舌苔黄燥，脉数，是有热；舌瘦深红，脉沉细数，则为阴虚有热。若单纯清热，则苦寒燥化，阴愈招损；单纯滋阴，则遗热邪为害。故以黄连、黄芩苦寒清热，阿胶、鸡子黄养育真阴，芍药敛液滋燥，成黄连阿胶汤。二诊因为大便尚燥，加生地黄、玄参，是仿增液汤意。阴虚火旺证当凭舌、脉、症，审热邪、阴虚之程度而施方，吴鞠通谓"壮火尚盛"是黄连阿胶汤之病机，故"邪少虚多"不可予黄连阿胶汤。

案例四：心烦不眠（吴菊保. 黄连阿胶汤治阴虚火旺失眠症）

吴某，女，34岁。1974年5月14日初诊。

其母代述：患者于20天前顺产第3胎，恶露已尽。因缺乳用生黄芪（累计共一斤）炖鸡，服后心烦失眠，自购甲丙氨酯内服不见好转，反见加重。近两日心迷神乱，昼夜翻来覆去，不能成寐，烦极时如狂，语无伦次，无端小事也能发怒。舌质红苔少，脉细数。

辨证为阴虚阳亢之不寐，乃因产后失血之体，过服益气升阳之药，耗伤阴气，心火游离所致。

黄连9g　黄芩9g　白芍9g　阿胶（另炖冲服）12g　鸡子黄（冲服）2枚

试投1剂。

次晨来告，服药1剂后，昨晚入睡，今早神清。原方再进2剂而愈。

凤翅按：产后缺乳当辨何因，若以为"气虚""体弱"而用黄芪炖鸡补养，且多服黄芪益气，气有余便为火，火盛而耗液，阳旺则阴虚矣！其舌红苔少，脉细数可以为据。火盛而阳旺，阴虚则不纳，阴阳分崩离析，不得交合，则心烦不寐，烦甚则狂躁不安。近来之新病，虽症情严重，然非久远痼疾，投方正确，即可有覆杯之效。

案例五：假寐多梦（郑昌维．加味黄连阿胶汤治疗心肾不交失眠症）

洪某，女，24岁，学生。

过多浏览，诵读劳心，常夜卧难寐，假寐梦多，头眩心悸，健忘惊惕，咽干，神疲。舌质红绛、苔薄，脉虚弦带数。

弦乃肝阳上亢，数系心火独盛，肝心俱盛，神魂何以安存？火旺灼阴，五志火动，阴液被耗，无以上承，虚火既炎，诚难下降，少火变为壮火，岂不食气？水火既失互济，阴阳各偏其位，至生此症。治宜养阴液以交水火，泻心阳以安神明。

黄连4.5g　黄芩4.5g　白芍9g　阿胶（炖冲）6g　女贞子9g　墨旱莲9g　琥珀（先煎）4.5g　石斛9g　龙齿（先煎）15g　牡蛎（先煎）15g　鸡子黄（搅冲）1个

2剂。

复诊：服药后夜寐颇安，头眩、心悸、神疲稍减，唯口干、舌质红绛犹在，药能应病，毋庸更张，前意扩充，照上方加麦冬9g，北沙参9g。

三诊：服上方3剂后，已能安寐，精神颇佳，口干亦去，舌绛略退，原方再服1剂，以资巩固。

凤翅按：五志以五脏归属为：怒、喜、思、悲、恐；七情为：怒、喜、思、忧、悲、恐、惊。七情、五志之中，忧与悲可以相合，惊与恐亦可相合，如是，情志合之则为：怒、喜、思、悲（忧）、恐（惊）。情志之统属在心神，阳神阴精相合，则阴平阳秘而水火交济。所谓五志化火，是情志活动过激，如此案诵读过度，阳神即过旺而弛张，阴精乃暗耗而液亏，阴虚火旺则咽干、夜卧难寐、假寐梦多之症作矣！"壮火食气"则头眩心悸，健忘惊惕。

少阴之为病，阴、阳、水、火各肇其端，难于交媾，欲分崩离析必神倦疲乏。再求证舌、脉，则舌红绛、脉虚数，为阴虚火旺。本案用药在黄连阿胶汤基础上，加味女贞子、墨旱莲、石斛甘凉养阴，琥珀、龙齿、牡蛎重镇安心神，亦合法度。二诊诸症减，唯口干舌质红绛犹在，加麦冬、沙参滋阴养液。

案例六：便血（万寿. 黄连阿胶汤治肠出血）

王某，男，8 岁。起病数天，大便下血日数次，每次下血量 10 ～ 20ml，腹痛烦躁，唇红而焦，脉数，舌边尖红，舌中苔微黑。大便化验：未发现痢疾杆菌及原虫。服黄连阿胶汤 1 剂，下血停止，腹痛大减。再剂，诸症消失。

凤翅按：腹痛下血，肠中之疾。求证色、脉，唇红而焦、舌边尖红、苔微黑，脉数，为有里热而无疑，里热当清之。黄连阿胶汤因用黄连、黄芩、阿胶有清热、止血功效，芍药缓急止腹痛，鸡子黄甘润养胃阴而除烦躁。此异病同治法。

案例七：慢性痢疾伴目赤（夏睿明. 医案三则）

余某，男，33 岁，技术员。

反复发作腹泻 6 年，有时粪带黏液脓血，日解 3 ～ 6 次，略有里急后重感，有时腹隐痛。精神较佳，食纳尚可，两目红赤，生眵流泪，目干而痛，头昏作胀，口干不欲饮，睡眠差。脉细而数，舌红少苔少津。大便检查曾数次发现阿米巴。

脉证合参，乃久痢伤阴，虚火上炎而至目赤，兼肠中湿热未尽（西医曾分别诊断为慢性菌痢、阿米巴痢疾、角膜炎、双目上眼睑结石、左泪道堵塞等病）。因思葛洪《肘后方》云："时气瘥后，虚烦不得眠，眼中疼痛，懊恼，黄连阿胶汤。"

黄连 6g　黄柏 12g　生白芍 24g　白头翁 30g　阿胶（烊冲）12g　鸡子黄（冲）3 枚

10 余剂而愈。

凤翅按：发作性腹泻，黏液脓血便，有里急后重感，时腹隐痛，休息痢无疑，当有结肠溃疡。脓为血所化，久痢脓血，血耗则阴损，脉细而数，两目红赤，生眵流泪，目干而痛，头昏作胀，口干不欲饮，睡眠差，舌红少津，是阴虚而火上炎，故当滋阴清热泻火。本案用方，名为黄连阿胶汤，而剂量比例变化较大，并因腹痛去黄芩，增芍药量，加白头翁、黄柏，成白头翁加阿胶汤，是因病制宜。

案例八：崩漏（刘渡舟医案）

唐某，女，30 岁。月经淋漓不止已半年许，妇科检查未见异常，血红蛋白 72g/L。伴心烦不得卧，惊惕不安，自汗沾衣。索其前方，多是参、芪温补与涩血固经之药，患者言服药效果不佳，切其脉紫紫如丝，数而薄疾（一息六至有余），视其舌光红无苔，舌尖红艳如杨梅。细绎其证，脉细为阴虚，数为火旺，此乃水火不济，心肾不交，阴阳悖逆之过。治应泻南补北，清火育阴，安谧冲任为法。

黄连 10g　阿胶 12g　黄芩 5g　白芍 12g　鸡子黄（自加）2 枚

此方服至 5 剂，夜间心不烦乱，能安然入睡，惊惕不发。再进 5 剂，则漏血已止。Hb 上升至 12g。

凤翅按：久病漏血淋漓不止，若不详加辨证，无视其心烦不寐，惊惕不安，舌光红无苔，舌尖红艳如杨梅，而以自汗沾衣执气不摄血之论，予人参、黄芪等温补、固涩，是抱薪救火，助血分伏热之纣，为耗散阴血之虐。《素问·生气通天论》："阴不胜其阳，则脉流薄疾，并乃狂。"脉细如丝，数而薄疾是其候，阴虚火旺，迫血妄行，是故漏血不止，因心烦不寐，脉细而数，治予黄连阿胶汤清火育阴、止血，方与病应，数剂止漏血半载之疾，也为异病同治。

案例九：尿血（刘渡舟医案）

高某，男，40 岁。

因体检发现：尿潜血（＋＋＋），尿蛋白（＋），血压 165/100mmHg。B 超提示：左肾结构欠规则。西医学认为"肾小球肾炎"可能性大。给予激素及双嘧达莫等西药，兼服中药，然血尿始终不消，病经一年有余，特请余会诊。现尿潜血（＋＋＋），尿蛋白（±），伴心烦不寐，口干，五心烦热，腰痛，下肢痿软无力，小便频数，量少色黄。视其舌红绛而苔薄黄，切其脉细数薄疾。

脉证合参，辨为少阴热化之证。为肾水不足，心火上炎，心肾不交。治当滋阴泻火，养血止血，交通心肾为法。

黄连 10g　黄芩 6g　阿胶（烊化）12g　白芍 15g　鸡子黄 2 枚　当归 15g　生地黄 15g

医嘱：勿食辛辣肥腻之食品。

上方服 7 剂，检查：尿潜血（＋＋），红细胞（0 ～ 10）$\times 10^6$/L，心烦与不寐均减，仍有多梦，小便黄赤，泡沫颇多。舌质仍红，脉来弦滑。反映了药虽对证，尚未全面控制病情，因阴中伏火不能速解也。继用上方加减出入，约 1 月余诸恙悉退，随访已无复发。

凤翅按：医学检查可以作为中医诊断的延伸，尿检发现潜血（＋＋＋），虽然肉眼不见血尿，也为隐蔽之尿血。心烦不寐、五心烦热、舌红绛苔薄黄、脉细数，是少阴火化证。阴虚火旺，当育阴清热。黄连阿胶汤中，除黄连清热之外，阿胶、芍药都为血分药，可养阴止血和管理血，鸡子黄滋阴养液，加味当归、生地合之芍药，即为四物汤去川芎之走窜，有宁血功效，黄芩清热之中亦可入血分止血。

黄连阿胶汤本不为血证而设，然而，证有定局，审查病机，合是证即可用是方。

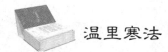

温里寒法

温里寒法，是《伤寒论》治里有寒的治则。治里寒方有干姜类方、吴茱萸类方、附子类方、乌头类方等。寒邪有表里深浅之次第，寒在外，有治表法之桂枝、麻黄类方祛除外寒，已在本讲稿第二辑中综述。里寒为阴病，在三阴之脏，亦有虚、实之分，故虚寒证在太阴，症见下利、完谷不化，小便清长，腹痛喜温喜按，即有温太阴脏寒之甘草干姜汤、理中汤丸;寒实在腹中，症见寒气冲逆、呕吐、疼痛拒按，当祛寒止痛予大建中汤等;或寒而夹饮，腹中雷鸣切痛，胸胁逆满呕吐，当祛寒止痛、和胃散饮，予附子粳米汤。浊阴冲逆，乘清阳之位，烦躁、干呕、吐涎沫、头痛，治当镇寒气冲逆、散阳之郁，予吴茱萸汤等。

太阴脏寒合病少阴，或少阴本病阳微虚寒，症见下利清谷，手足厥逆，脉微细，但欲寐，当回阳救逆予四逆等汤;阳虚，水饮不化，症见腹痛下利，小便不利，肢体沉重疼痛，治当温阳化气，培土制水，予真武汤;阳虚寒甚，元阳虚衰，寒湿不化，身体痛、骨节痛、肢冷背寒、脉沉者，又当予附子汤温补阳气等。

◎ 干姜类方

1. 甘草干姜汤

原文:伤寒脉浮，自汗出，小便数，心烦，微恶寒，脚挛急，反予桂枝，欲攻其表，此误也，得之便厥，咽中干，烦躁，吐逆者，作甘草干姜汤予之，以复其阳。若厥愈足温者，更作芍药甘草汤予之，其脚即伸。若胃气不和谵语者，少予调胃承气汤。若重发汗，复加烧针者，四逆汤主之。

浅释:伤寒脉浮，自汗出、小便频数、心烦、微微恶寒，小腿肌肉痉挛，其中脉浮、自汗、微恶寒，疑似桂枝证，然而小便频数、小腿肌肉痉挛是阳气、津液不足，反而用桂枝发汗伤阳气，这是误治。服药即刻四肢厥冷，咽喉干燥，更加心烦而躁动不安，呕吐气逆，处甘草干姜汤予服，以恢复阳气。如果四肢厥冷症状消除，脚暖和了，再处芍药甘草汤予服，小腿肌肉痉挛解除便伸展自如了。如果津液未复，阳复过度，胃气因热而不调和，说胡话，少喝调胃承气汤泻胃热。如果因发汗过度，又错误用火针伤阳气烦躁者，急用四逆汤治疗。

原文：肺痿吐涎沫而不咳者，其人不渴，必遗尿，小便数。所以然者，以上虚不能制下故也，此为肺中冷，必眩多涎唾，甘草干姜汤以温之。若服汤已渴者，属消渴。

浅释：肺痿病，肺叶痿弱津液蓄积不化，吐涎沫，不咳，患者不渴，必有遗尿，小便频数。之所以会这样，是因为上焦阳虚，不能制约下焦阴寒的缘故。这是肺中因阳虚而冷，必然目眩，口中淡、涎水唾液多，用甘草干姜汤温化。如果服甘草干姜汤后渴，属于热中消渴。

◇ 甘草干姜汤方

甘草（炙）四两　干姜二两

上二味，以水三升，煮取一升五合，去滓，分温再服。

浅释：干姜"味辛，温，主胸满，咳逆上气，温中，止血，出汗，逐风湿痹，肠澼下利。久服去臭气，通神明"（《本经》），仲景用干姜，首重在"寒"，其余"咳""下利"加干姜，都因有寒而用。干姜守而不走，振奋中焦阳气，使腹中热，刺激提高消化、吸收功能，是温中要药，温中、祛寒剂多得益于干姜而为功。此方为诸温中、祛寒之方根，代表方如加人参、白术为理中汤，加附子为四逆汤等。

本方，干姜与炙甘草为伍，辛甘所以振奋阳气，是所谓辛甘化阳，所治证之病机在于中焦阳虚，阳气不能温煦则上焦亦寒。中焦阳虚津液不化难于上承则咽中干，上焦阳虚津液不化则目眩而口多涎唾。阳虚不守则见烦躁、吐逆、小便数。肺为水之上源，并主一身之气，虚寒乘肺，上焦阳气虚不摄液，下则遗尿、小便数。上述主治二条中，吐涎沫、不渴、遗尿、小便数、微恶寒、厥逆数症，其本质是虚寒。而自汗出、咽中干、烦躁、吐逆是为假热。若单论"咽中干、烦躁、吐逆"，不易解为虚寒证，然合看"其人不渴，必遗尿"句，其证属假热不言而喻。使用本方当识别虚寒病象，即代谢低下，见面色白，舌淡白，苔润，手足冷，脉迟、弱、缓，以及咳、吐、泻等分泌物、排泄物明显增多，清稀无臭秽气味为要点。

甘草干姜汤作为"以复其阳"救逆之剂，是以救桂枝疑似证而误用桂枝汤发汗伤阳者拟方，推广之，凡误汗、误吐、误下，以及服凉药而伤者，均可使用本方主治。

此方一方二法，在于干姜炮与不炮。若欲温中、回阳祛寒，干姜当生用；若治虚寒肺痿当用炮姜。肺痿因肺叶痿弱不用，如草木之枯萎，不能敷布津液，津液化为痰涎，有虚热、虚寒之别。干姜味辛，虽辛而能化津液，亦能耗津液，故肺痿用之当炮而减其辛味。《本草经疏》："治肺痿用甘草干姜汤自注炮用，以肺虚不能骤受过辛之味，炮之使辛辣稍减，亦一时之权宜。"

本方干姜炮黑，即为温摄方，可用于血证，诸如吐血、衄血、咯血、便血、尿血、崩漏下血等，见虚寒症候者。病急可独用、重用，亦可视病情缓急于复方中用之。

案例一：遗尿（赵守真. 甘草干姜汤"异病同治"的体验）

刘某，男，30岁，小学教师。

患遗尿证甚久，日则间有遗出，夜则数遗无间，良以为苦。医咸认为肾气虚损，或温肾滋水而用桂附地黄汤；或补肾温涩而用固阴煎；或以脾胃虚寒而用黄芪建中汤、补中益气汤。其他鹿茸，紫河车，天生磺之类，均曾尝试，有效有不效，久则依然无法治。

吾见前服诸方于证未尝不合，何以投之罔效？细诊其脉，右部寸关皆弱，舌白润无苔，口淡，咳涎唾，口纳略减。小便清长而不时遗，夜为甚，大便溏薄。审系肾脾肺三脏之病。但补肾温脾之药，服之屡矣，所未能服者肺经之药耳。复思消渴一证，肺为水之上源，水不从于气化，下注于肾，脾肾而不能约制，则关门洞开，是以治肺为首要，而本证亦何独不然？景岳有说："小水虽利于肾，而肾上连肺，若肺气无权，则肾水终不能摄。故治水者必先治气，治肾者必先治肺。"本证病缘于肾，因知有温肺以化水之治法。又甘草干姜汤证原有遗尿之源，更为借用有力之依据。遂疏予甘草干姜汤。

炙甘草 24g　干姜（炮透）9g

日2剂。

3日后，尿遗大减，涎沫亦稀。再服5日而诸证尽除。然以8日服药16剂，竟愈此难治之证。诚非始料所及。

凤翅按：膀胱不约则遗尿。"膀胱者，州都之官，津液藏焉，气化则能出矣。"是以膀胱不约乃气化功能不及。膀胱气化需阳气温煦，阳气弱多责之肾阳，是故遗尿多予温肾固涩之剂，这是常规的认识。"中气不足，溲便为之变。"中气不足不可仅以为中焦虚而气弱，中焦虚而气寒亦为中气不足。

本患者遗尿久治不愈，见舌白润无苔，口淡，涎唾，纳减，小便清长，大便溏薄，显然是中焦虚寒病象。脉右寸、关皆弱，上气不足之证。中寒与甘草干姜汤燠土，土暖金即不寒，肺气得治，气化有权，遗尿自愈矣！

案例二：劳淋（赵守真．甘草干姜汤"异病同治"的体验）

卿某，农民。以夏日田间劳作，溽暑熏蒸，憩息又多席地而坐，不免湿热侵袭，遂致淋病。

其候小便涩痛，点滴难出，且时有血渗出，痛楚不堪言状。余按其脉数而无力，口不渴，舌苔白腻且滑，胸痞闷，微咳多涎唾，大便畅。审由劳甚伤于湿热，复损于血所致。但以服寒凉药多，热已清，湿尚留，治以利湿滋阴疏经和血为宜，处猪苓汤加牛膝、丝瓜络。连进10剂，血痛虽减，淋则依然，且胸满咳痰转增。释其所以，由于水湿上泛，寒生于肺，上窍不通，下窍难利，故上之咳痰，乃寒非热，下之淋非热而属湿，其重心不在下焦而在中上二焦，法宜温肺健脾。但二术温燥有伤津液，麻辛温散有伤肺气，皆不切用，因书服甘草干姜汤。

生甘草（连梢用）24g　干姜（炮透）9g

进5剂，逐渐尿长，痛减血止，亦且胸舒涎少。前方既着显效，又服5剂，病遂痊愈。后用清和之益气健胃药调理康复。

凤翅按：小便涩痛，点滴难出，时有渗血，可谓之湿热而致血淋，然脉数而无力，口不渴，舌苔白腻且滑，胸痞闷，微咳多涎唾，去除假象看真的，则为火衰生寒湿之病。

或以为过服寒凉，热已清，湿尚留，治予猪苓汤育阴清热利水之剂，加味理血之药，血痛虽减，然猪苓汤清热之剂更损阳气，故胸满咳痰转增，淋则依然。其脉虚数，虚热为之标，寒湿是其本，实火当泻，虚火可补，故予甘草干姜汤温中化寒湿，上寒除涎唾去，下湿化小便畅。

案例三：咯血（赵守真．甘草干姜汤"异病同治"的体验）

王某，青年工人。

素有咯血痼疾，服清凉涩止药辄愈，今夏复发，进前药不应，后杂进温补及消瘀药，亦不应。吾诊时，血尚零星未止，色黯而稀，又不时微咳，频吐清涎，口淡，食纳不佳，小便黄。舌润滑无苔，脉濡缓。

检视服方，寒温兼备，然既非热证，栀、芩因不可用，又非元阳衰损，卫气不敛，桂附亦属不宜。其脉濡缓便溏脾虚而未甚；咳频吐涎，乃肺寒而未虚。如此证情，拟予六君子汤加炒侧柏叶、焦荆芥之属，五进而血仍吐，久思不得其解。旋忆及陈修园三字经吐血章："温摄法，草姜调"之言，乃恍悟六君参术之过补，又不如甘草干姜汤温肺补脾之适应，所谓补而不固，温而不燥也。方疏如下。

炙甘草 18g　干姜（炮成炭用）9g

水煎温服，4剂，吐血少间，再3剂血全止。后用饮食调养，未另服药。

凤翅按：咯血多责之有热。咯血痼疾，服清凉涩止药即愈，应该有热，然复发进清凉不应，又见微咳，咳频吐涎，口淡，食纳不佳，便溏，舌润滑无苔，脉濡缓，已是虚寒症候，用药当杜绝寒凉。六君子加味止血药，能补脾之虚，而不能祛肺之寒，又徒事止血，阳虚不能摄阴，血是故不止。

甘草干姜汤用炙甘草为主，炮姜为辅，汤味甘而微辛，甘胜于辛，既无伤阴动血之弊，又血证久而必有瘀，瘀不去，血不循经则难止。血者喜温恶寒，寒则涩而不行，温则消而去之，故温可散血之瘀，炮干姜成炭，成温涩之性，血见黑则止矣！故本方可治诸血证因亡血而伤阳气，证变虚寒，或本属虚寒而咳、吐、衄、便血者。《血证论》所谓血证"寒证者，阳不摄阴，阴血因而走溢。其证必见手足清冷，便溏遗尿，脉细微迟涩，面舌惨白，唇淡口和。或内寒外热，必实见有虚寒假热之真情，甘草干姜汤主之"是也。

案例四：咯血虚寒误为燥热（贺学泽．医林误案）

梁某，女，51岁。1983年1月5日初诊。

咯血3年，冬春尤剧，迭经甘寒凉润，时轻时重，始终未止。旬日前曾就诊，医谓：咯血热多寒少。拟方泻白散合清燥救肺汤，服后咯血频吐，形寒肢冷，胸闷息短，大有欲脱之势，自觉服烧姜片稍舒。察其面色淡暗，舌白质晦，诊其脉象迟而且微，知其肺脾气寒，无力统摄，遂予甘草干姜汤加党参益气温摄。药予2剂，少量频服，未尽剂而血止。续以理中汤增阿胶珠，5剂后诸症若失。后以此方制丸药一料，服近2月，咯血未再发作。

凤翅按：病下利多寒，咯血多热，是一般规律，若印定眼目，先入为主，不求实据，治鲜有不败者。

咯血数年，甘寒凉润久治不愈，医不求何故不愈之由，固守咯血热多寒少，再予甘寒清降，病情加重致咯血频频，又增形寒肢冷，胸闷息短欲脱。闻自觉服烧姜片稍舒，又见面色淡暗，舌白质晦，诊脉迟而微，是虚寒病象毕现。故予甘草干姜汤温摄之法主之，加党参补益中气。依证定方，必有预期之效。胸闷息短，必倦怠少气；形寒肢冷，脉迟且微，为中气虚寒。"胸痹心中痞，留气结在胸，胸满，胁下逆抢心，枳实薤白桂枝汤主之，人参汤亦主之。"此中焦虚寒而上气不足之胸痹，治可用人参汤，也即理中汤温中。故血止后再予理中汤，补中助阳以培其本，加阿胶珠续止其血。

案例五：鼻衄致伤阳（中医研究院．岳美中医案）

阎某，男，21岁，汽车司机。

素患鼻衄，初未介意。某日，因长途出车，三日始归家，当晚6时许开始衄血，历时5个多小时不止，家属惶急无策，深夜叩诊。往视之，见患者头倾枕侧，鼻血仍滴沥不止，炕下承以铜盆，血盈其半。患者面如白纸，近之则冷气袭人，抚之不温，问之不语，脉若有若无，神智已失。急疏甘草干姜汤。

甘草9g　炮干姜9g

即煎令服。2小时后手足转温，神智渐清，脉渐起，能出语，衄亦遂止。翌晨更予阿胶12g，水煎服日2次。后追访，未复发。

凤翅按：余曾治一老妪，因冬令食一甜橙而咳不已，继而咯血，医诊断为支气管扩张，因过年未住院，医与药治而少效，大年初三来求诊。见面色苍白，咯血盈口，其势甚急。脉之双寸上鱼而促，关尺沉取无力，舌淡苔薄，舌尖发红，重用白茅根、枇杷叶等清降宁肺络之药，加味甘草干姜汤，1剂血即止（《医门微言》第一辑有载），足证甘草干姜汤治血证之效。

本案鼻衄数小时不止，面如白纸，四肢不温，脉若有若无，阳气欲亡之象毕现。阴血不能骤补，阳气所当急固。值此阳气欲暴脱之际，唯有固守中阳。服甘草干姜汤后，手足温、神志清、脉渐起，阳气回则衄遂止。甘草干姜汤应甘草量大于干姜，本案似乎甘草用量不足，甘令中守故耳。

案例六：肠鸣腹泻（赵守真．甘草干姜汤"异病同治"的体验）

戴某，端阳节伤于饮食，晚间又受风寒，翌日发热恶寒，腹痛泄泻。服发表消导药，表解而泻未止，以为虚也，复进温补药，泻得止，而腹胀且痛，又服泻药，遂泻不止，今来就诊。

腹鸣，日泻5～6次，不胀不痛，口淡乏味，舌苔薄白，不干，脉弱无力。归纳分析病情，乃胃寒而脾未大虚，不宜参术之补，亦非肠热胃寒，不合三泻心汤寒热杂进之药。然对此胃寒脾弱之证，在理中汤的原则下舍参术而用姜草，则成甘草干姜汤，具有温胃阳补脾虚之效。

炙甘草24g　干姜（不炮）9g

温煎频服，1日2大剂，泻减效著，连服2日，泻全止，用异功散调理而安。

凤翅按：内伤饮食，外感风寒，发热恶寒，腹痛泄泻，发表消导治则本不为错，表解里未和而泄利不止，或有用药失度，抑或未随证治之，此一误。泻未止，以为虚，进温补方中必有止泻收涩药，泻止腹胀痛，是再误。再服泻药，遂泻不止，是再三误。

肠鸣泄泻，不呕、不满非痞证，故不合泻心汤主治。口淡乏味，舌苔薄白，脉弱无力，是虚寒。理中汤加减法云腹中痛多用人参，此腹不痛则无须人参，日泻五六次亦非下多而至大虚，故也不用术培土补中，取理中之半，多用炙甘草，即成甘草干姜汤，温而守中，则脾陷虚寒之利止矣！

案例七：肺痿（张应瑞医案）

聂某，女，45岁。1951年春，产后失调。体渐瘦羸，面色苍白，头眩晕，时唾白沫，咽干口淡，夜不安卧，舌无苔少津液。前医误认为血亏阴伤，曾以大剂养血滋阴，佐以化痰之剂，治疗经旬而病不减，唾沫增剧，神疲体乏。余诊其两脉细缓，右寸且弱，证属肺痿，遵仲景法，投以甘草干姜汤暖中摄液。

干姜6g　甘草15g

晨进1剂，日方午唾沫大减。再进1剂，唾沫停止，安然入睡，翌日方醒。续进滋肺补气之剂，调养数日而愈。

凤翅按：师曰："热在上焦者，因咳为肺痿。""寸口脉数，其人咳，口中反有浊涎唾沫者何？师曰：为肺痿之病。"此言虚热肺痿，是枯燥之病，治当养阴润燥。

肺痿，如草木之枯萎不荣，津亡而肺焦是虚热。亦有虚寒者，是肺寒津液不化尽变为浊涎唾沫。产后失调，体渐瘦羸，面色苍白，头眩晕，时唾白沫，咽干口淡，舌无苔少津，为虚寒之象，当温。进大剂养血滋阴药而病反剧，明显治误。两脉细缓，右寸弱，故知肺有虚寒，投甘草干姜汤温中摄液，培土即可生金，肺脏得养，津液始归正化而唾沫止。

案例八：吐血（陈功泽．长江医话）

1947年某夏日，一乘小轿飞快临门，抬者汗流浃背，随行者仓皇前来求救，吾即随父前往视之。询其家属，何故如此？答曰：患者病已月余，多方医治无效，且病势日趋恶化，故慕名远道而来。吾父详查之后，沉思片刻，突然命笔疾书：

炮干姜25g　甘草10g

嘱其家属速煎予之温服。次日，复诊患者吐血已止。

余惶惑不解：盖血之为物，得热则行，得寒则凝，治以泻火之法方为合拍，辛热刚燥之剂视为禁忌。父曰：尔不查其病史，该患病已月余，历更数医，有用大黄为主泻火通瘀釜底抽薪者；有用降逆下气之法冀其血随气降而归于故道者；有用凉血之法使血凉火降而不沸腾上逆者；有见失血已多虑其气随血脱而用大剂益气摄血者，均未见效。今患者面色苍白无华，唇淡口和，倦怠无神，食少呕逆，便滑肢厥，六脉细微而涩，所吐之血，其色晦滞，纯属一派阳虚之象，助阳摄阴乃当务之急。本病之用炮姜炭者，取其辛苦而温，以降逆止呕，并取其止血作用，即古人所谓"血见黑则止"之意，炮而存其性，除止血外兼有行血之妙功，甘草生用与之配合，监制干姜辛燥之弊，相辅相成，因而取得良好效果。

凤翅按：法难可尽善，方难于尽美。此患前数更医，而病未效者，或因辨证不精，立法不当；或因用药失误；抑或因患者急躁更医；或不忌口而自误等。据现症为失血阳虚之证，故当用温法。助阳摄阴为甘草干姜汤止血之理。如津失而阳亡，当急回阳气，而后津液可续生。同理，血失者阳必随之，而阳虚不摄血，又成血续失之因，其因果互为转换不可不深察之。

2. 理中丸　人参汤

原文：自利不渴者，属太阴，以其脏有寒故也，当温之，宜服四逆辈。

浅释：自利而渴是里有热，自利不渴则为里有寒，自利不渴是太阴本脏有寒，故当予温药，适宜服四逆辈，即四逆、理中等汤。

原文：大病瘥后，喜唾，久不了了，胸上有寒，当以丸药温之，宜理中丸。

浅释：大病愈后，口中喜唾，久而不止，胸中感觉冷，中焦阳虚不能敷布津液，故喜唾无已时，宜理中丸温中祛寒。

原文：霍乱，头痛发热，身疼痛，热多欲饮水者，五苓散主之，寒多不用水者，理中丸主之。

浅释：猝然呕吐、泻利，是名霍乱。病霍乱头痛发热、身疼痛，小便不利，热多欲饮水是饮热，当予五苓散主治，若不欲饮水是中寒，以理中丸主治。

原文：胸痹心中痞，留气结在胸，胸满，胁下逆抢心，枳实薤白桂枝汤主之，人参汤亦主之。

浅释：胸痹病心中痞闷，是因为有余留的浊气结在胸中，气塞而胸满，胁下气逆上顶心胸，用枳实薤白桂枝汤主治。若为虚寒阴气上逆，当用人参汤主治。

◇ 理中丸方

人参、白术、甘草（炙）、干姜各三两

上四味，捣筛，蜜和为丸，如鸡子黄许大。以沸汤数合，和一丸，研碎，温服之，日三四，夜二服。腹中未热，益至三四丸。然不及汤。汤法：以四物，依两数切，用水八升，煮取三升，去滓，温服一升，日三服。

若脐上筑者，肾气动也，去术，加桂四两。吐多者，去术，加生姜三两，下多者，还用术。悸者，加茯苓二两。渴欲得水者，加术，足前成四两半。腹中痛者，加人参，足前成四两半。寒者，加干姜，足前成四两半。腹满者，去术，加附子一枚。服汤后，如食顷，饮热粥一升许，微自温，勿发揭衣被。

浅释：本方以理中焦阳气而名，也名人参汤，是变化甘草干姜汤剂量，加味人参、白术而成，是温补太阴脏寒祖方。干姜温中散寒，人参益气补中，协同振奋中焦阳气，白术助人参健脾，甘草伍干姜助阳。使用本方当以脉沉、细、迟、缓、舌淡苔白不渴，便溏溲清，脘冷喜热，或腹痛呕吐、下利等症候为眼目。汤剂祛寒补虚之力较著，故凡上吐下利，脘腹疼痛，病势急者宜作汤服，病势较缓，病程较长者宜作丸服。

加减法："脐上筑者，肾气动"，既然是中焦虚寒，不能制约下焦，下焦有寒欲作冲逆，故暂去术，加桂降逆；"吐多者"，上吐甚，胃气上逆，也去术，加生姜止吐；"下多者，还用术"，言外之意，若上吐又下利甚，加生姜还当用术守中；"悸者"，是心悸有饮，故加茯苓利水宁悸；"腹中痛者"，是腹中虚痛，重用人参；"寒者"，是寒重，有症候可据，寒甚重用干姜；"腹满者"，是腹胀满，虚寒生满病，术可培土，也可令中满，因术可令人不饥，虚寒中满，不宜术壅补，当加附子散寒。若作丸服，当以腹中觉热为度，作汤当饮热粥以助药力，使腹中有温热感。

在理中汤基础上，有很多加味方。如附子理中、桂附理中、枳实理中、香砂理中、黄连理中汤等，是为复方制剂。

案例一：呕吐泄泻（中阳虚冷）（闫云科．临证实验录）

聂某，男，26岁，石英厂工人。

呕吐、泄泻四月余。每日过午即吐，吐出物多为清水，少有食物。泄泻一日少则三四次，多则十余次，便中有完谷，无脓血。胃纳尚可，而消化力差，腹不痛，唯胀满，着凉尤甚，神疲力乏，动则汗出，口不干不苦，舌淡红，苔白腻，脉象沉细。《素问·阴阳应象大论》曰："清气在下，则生飧泻，浊气在上，则生膜胀。"脾胃虚弱，升降失调，清浊不分，寒饮内停，故而为吐、为利。治当补中健脾，温阳化饮。拟理中汤合四逆汤加味。

党参 15g 白术 15g 干姜 10g 附子 10g 炙甘草 6g 茯苓 10g 陈皮 10g 半夏 15g 厚朴 10g

3 剂。

二诊：泄泻减为 1 日 2 次。然腹满呕吐不止，此寒饮上逆故也。宜增辛温之品以化寒饮。原方加吴萸 10g，生姜 10 片，3 剂。

三诊：泄泻止，呕吐仍频繁发作。既属寒饮吐泻，泄泻得止，呕吐缘何不停？诊其腹，脐下动悸，上撞应手，腹肌柔软，脐周无压痛。询知腰腿酸软，切脉两尺不足。顿悟呕吐非纯属寒饮，乃冲脉之病也。盖冲脉之为病，逆气里急，夹水饮上逆，故呕吐不止。《灵枢·动输》云："冲脉者。十二经脉之海也，与少阴之大络起于肾下。"是以补肾即可纳冲也。

枸杞子 15g 补骨脂 15g 芡实 15g 紫石英 30g 龙骨、牡蛎各 30g 半夏 10g 茯苓 15g 白术 15g

3 剂。

四诊：1 剂呕吐减，6 剂止。守方 3 剂巩固之。

凤翅按：脏寒生满病。呕吐清水、下利完谷不化，纳差运迟，着凉尤甚，是太阴虚寒；神疲力乏，动则汗出，脉沉细，是病合少阴矣。故以理中合四逆主治，成附子理中汤，理固然也。然而，遵理中加减法，呕吐、下利俱多，当加生姜与白术同用。苔白而腻，是阳虚夹饮，又因呕吐，故增茯苓、半夏，本不为误。

腹中虚寒而胀满，是阳气不足而生寒之故，遵腹满加附子即可，本不应用理气消胀之陈皮、厚朴再耗气散气，用药当有误。故二诊下利虽减，而腹满不去，呕吐不止。假设以为寒饮冲逆增吴茱萸温中下气，生姜散饮，合吴茱萸汤法，利虽止，而呕吐仍然，是未遵"吐多者，去术，加生姜三两"之加减法。"若脐上筑者，肾气动也，去术，加桂四两。"腹诊脐下动气，是下焦阴寒上逆，发为奔豚，是故呕吐不止。故窃以为二诊用方就该改为以下。

党参 15g　干姜 10g　炙甘草 10g　茯苓 15g　半夏 10g　附子 10g　肉桂 15g　生姜 15g

如此，则无后续之蛇足耳。

案例二：喜涎唾沫［张秀霞. 理中汤（丸）新解］

林某，女，23 岁，学生。

急性胃肠炎后喜涎唾沫。患者于 1 年前因饮食不洁引起吐泻，诊断为"急性胃肠炎"，经治疗痊愈。此后凡吃生冷油腻食物则胃脘隐痛不适，时伴有作呕，反胃，嗳气，喜涎唾沫。

本次因节日加菜，呕吐腹泻发作，经中西医治疗呕泻均止，唯感疲乏头晕纳差，口中唾液特多。此属病后脾胃虚寒，本来投以理中汤即可，但患者煎药不便，故改用桂附理中丸 10 个，早晚各服 1 丸。

服药第二天即觉唾液明显减少，胃口好转，但口干不喜饮，嘱其继续用药，或可改用淡盐水送服。五天后 10 个药丸服完，症状亦已消除。

凤翘按：忆余早年在卫生院门诊，遇一男性患者，胃病多年，中西医治疗乏效。主证胃脘隐痛，喜温喜按，遇冷加重。伴随口中唾液奇多，频频吐出，胸中感觉发凉，片刻地上一滩稀涎。舌红少苔，口淡，喜热饮，脉沉细迟，处方理中汤。因不愿服汤药，即取药房中成药附子理中丸（无理中丸）1 瓶，按说明书服之。药后来说疗效尚好，续予数瓶服之后，多年胃病痊愈。"喜唾，久不了了，胸上有寒，当以丸药温之，宜理中丸。"是因为中焦有寒吐涎，导致胸部冷的自我感觉，是以症候来说，故"胸上有寒"，并非寒真在胸中。

案例三：腹痛（闫云科. 临证实验录）

余在高城医院供职时，邻居张某，男，35 岁，素有脾家虚寒之疾，饮食多进或饭菜稍凉，便脘腹胀痛，肠鸣便溏。某医院诊为慢性胃肠炎，常服复方氢氧化铝、碳酸氢钠片、颠茄等抗酸解痉药。

1970 年农历六月，夏收忙碌之际，彼拂晓下田，冒露感寒，归来腹痛如绞，剧烈难忍，该村合作医疗所注射阿托品，不得缓解。就诊时难以安坐，两手捧腹。蹲于地上。望其面色苍白，鼻头微青，舌淡红润，苔白滑润。切得脉象沉紧。诊其腹，满腹拒压，手不可近。

此寒邪直中太阴，脾家虚寒证也。《素问·举痛论》云："寒气客于肠胃之间，膜原之下，血不得散，小络急引，故痛。"正此证之病因、病机也。因剧痛难忍，煎药已待不及,遂以开水溶化理中丸一粒服之,杯犹在手,疼痛已止。张笑逐颜开,惊呼神药。其后,阖家有病,皆就诊于余。

凤翅按:饮食多或饭菜稍凉,便脘腹胀痛,肠鸣便溏,是太阴本有虚寒。拂晓下田,冒露感寒,客邪加临,其腹更寒,寒则收引,自然之理,腹中挛急则绞痛不已,手不可近。暴痛多寒,面色白,鼻头色青,舌淡苔润足以为证,热其腹,寒自去,挛急缓则痛止。

膜原,指肠外系膜组织,现在称为腹膜,腹膜除对脏器有支持固定的作用外,还具有分泌和吸收功能。其中有丰富的动静脉血管与毛细血管网,腹痛常常又因这些组织中的血管痉挛所致。

案例四:吐泻（福建莆田医科所.医案选编）

林某,男,60岁。

六月中旬,恣食生冷之品,患吐泻病。四肢厥冷,头汗淋漓,面黑唇白,目眶下陷,上吐食物,下泻水样便,不臭而腥,腹雷鸣不痛,两腿抽筋不息,脉象微细欲绝。断为寒性吐泻,亟宜大剂温中回阳,拟理中汤加味。

党参15g　焦白术9g　干姜9g　炙甘草9g　炮附子9g　油肉桂3g　半夏9g
伏龙肝30g

连服3剂,即获痊愈。

凤翅按:夏日贪凉食冷,多有伏阴在内之病。"呕吐而利,此名霍乱",霍乱是指严重上吐下泻,有挥霍缭乱之象,其势甚急,救治不及,亡津液即刻有亡阳之变。

骤然吐泻后两腿抽筋,古称为霍乱转筋。"吐利汗出,发热恶寒,四肢拘急,手足厥冷者,四逆汤主之。"拘急,即是转筋,肌肉抽搐痉挛。四逆汤是少阴病回阳救急方,甘草、干姜、附子并用。理中汤加味炮附子、肉桂,即为桂附理中汤。吐利本太阴病,吐逆甚,若有亡阳之变,见肢厥、汗出即并病少阴,当太少同治,故加味附子回阳,肉桂辛、甘、大热,有助回阳之功。半夏、伏龙肝是治标之剂,止呕、止泻可防止津液继续丧失。本证,可加木瓜酸温敛津液,止泻止转筋。

案例五:冷痢（杨志一.六经下利初探）

李某,男,34岁。

腹痛里急,下痢赤白,每日三四次。小便清利,形寒肢冷,脉象细弱,舌苔薄白。

此太阴寒痢，仿东垣法，以理中汤加枳实温中导滞。

西党参9g　白术9g　炮姜9g　炙甘草4.5g　枳实6g

3剂后腹痛下痢已止，大便正常，饮食较好，但手足未温，脉仍沉细，再以桂附理中汤3剂调治而愈。

凤翅按：六病皆可兼有下利。三阳病太阳病并病太阴，协热下利之外，下利皆属实热，症见下利浊热，并见发热、口渴尿赤、苔黄、脉实等；三阴病热伏少阴热结旁流之外，下利皆为虚寒，症见下利清凉，并见恶寒，口淡尿白，苔白、脉虚等。

下利腹痛，小便清利，形寒肢冷，脉象细弱，是太阴本脏虚寒，治当温脏，虽痢疾见症若此者亦为虚寒痢，病虽异而证则一。痢疾下利赤白，里急后重，即为夹滞。下利与痢疾，病机有太阴虚寒者治则相同，夹滞即当导滞，故于理中汤温脏之中，加味枳实理气导滞，成枳实理中汤。

案例六：胃痛（寒气凝滞）（中医医案医话集锦）

王某，男，52岁，农民。1965年11月5日初诊。

自诉胃痛已13年，曾在医院透视检查数次并经治疗，未见好转。近半年来更为加重，痛时胃胀满，腹大如盘，拒按。又经X线透视检查，未发现异常。但是遇寒冷刺激就剧烈疼痛，不思饮食，干呕，腹满。脉象沉涩而迟。辨证为胃脘寒气凝滞。治宜温中散寒，利气止痛。选用附子理中汤加味。

党参15g　白术9g　干姜9g　附子9g　半夏9g　木香6g　枳实9g　甘草6g

2剂，1日1剂。

11月7日二诊：服1剂药后，自觉胃痛减轻，2剂后，胃痛大减，但觉口干，仍以原方加天花粉6g，续服3剂。

11月15日三诊：服药后，诸症消失，自觉一切正常，患者要求继续服药，以期根除，以免复发。随将原方改为散剂。

党参90g　白术60g　干姜60g　附子60g　半夏60g　木香30g　枳实45g　甘草60g　花粉30g

共为细末，每日2次，每次9g，用生姜煎汤冲服。经查访，未再复犯。

凤翅按：饮食不节，寒温不适，阳弱运迟，胃脘胀痛由生。"病者腹满，按之不痛为虚，痛者为实。"痛时胃胀满，腹大如盘，拒按，是为实。《金匮要略·水气病脉证并治第十四》："心下坚大如盘，边如旋盘，水饮所作，枳术汤主之。"

遇寒冷刺激剧烈疼痛，腹满，脉沉涩而迟，是为寒凝气滞，干呕不食，是夹有水饮。寒凝非温不散，气滞不导不通，故以附子理中汤温脏寒，加味半夏降逆止呕，枳实合白术即为枳术汤，可理气导滞，健脾去饮。木香辛温理气，是辅助用药；花粉治渴，亦为监制，防阳复过度而燥热生。

案例七：泄泻（《新中医》编辑室. 老中医医案医话选）

陈某，男，70 岁。1963 年 7 月初来诊。

3 年来鸡鸣腹泻，食谷不化，曾多方治疗无效，某医用理中汤、四神丸、附子理中汤等，服药后三五日内往往好转，继而复泻，迄今未愈，初步诊断为消化不良性腹泻。

查其舌净，两脉俱弱，此肾虚作泻。理中者理中焦，此乃下焦之泻，仍用理中汤去甘草加味施治。

党参 9g　白术 9g　炮干姜 9g　细辛 1.5g　吴茱萸 6g　生姜 9g

服药 3 剂而愈，后病者来告，3 个月未发。

凤翅按：鸡鸣腹泻称为五更泄，也叫肾泄，得之肾阳虚不能生土，脾虚又不制水，肠中水液不能吸收运化，故久卧于凌晨之时，水液浸渍大肠而作泄泻，是病在下焦，治之效方如四神丸。此症为慢性结肠炎之一类型。

本案用理中汤、四神丸、附子理中汤治之有效，好转继而复泻，或因配伍不得其法，或因药味杂投所致，都为未可知。久泻属阴者，必有沉寒痼冷，加味细辛、吴茱萸、生姜即为久寒而用。本案如无食谷不化，当遵治利在下焦之赤石脂禹余粮汤固涩法。

案例八：便血（福建莆田医科所. 医案选编）

林某，男，54 岁。

腹部隐痛，泄泻带血十余日，虽经服药和注射止血针，均未收效，而来院就诊。患者素来胃肠虚弱，经常下利，愈而复发。近十余天来，腹鸣隐痛，按之痛减，泄泻日二三次，粪稀带血，呈暗红色，食欲不振，四肢乏力。观其面色淡黄，精疲懒言，舌淡苔薄白，按其脉细涩。

四诊合参，系脾胃虚寒，中气衰弱，血溢于肠所致，宜健脾理中固涩法，处方如下。

党参 15g　白术 8g　炮姜 6g　炙甘草 3g　赤石脂 12g　建神曲 9g　生怀山药 12g

复诊：服药 2 剂，腹不痛，血止，大便先结后溏。拟原方加肉豆蔻 6g，续服 2 剂。

三诊：脉细缓，诸症悉退，利已告愈。以成药香砂六君丸，每次服 9g，日服 3 次，以资巩固。

凤翅按：素胃肠虚弱，常下利，愈而复发，是脾虚下利。近十日泄泻又带血，是下利日久，阳虚而不摄血，乃下利并发症。

腹鸣隐痛，按之痛减，食欲不振，四肢乏力，面色淡黄，精疲懒言，舌淡苔白，脉细而涩，是脾虚生寒之本病；粪稀带血，色暗红，是脾不统血之标象。素下利当为缓，新下血即为急，若论标本缓急治则，当标本同治。理中汤温脾治利是治本，用炮姜合赤石脂，也即桃花汤法，是治标。桃花汤本用粳米和胃气，今用山药代之是健脾固涩法，应当重用之。

案例九：温中固涩治便血（当代名医临证精华·血证专辑）

何某，女，52 岁。

腹部隐痛，大便溏薄夹血。便血检查：无细菌感染。患者便血已半年，乍愈乍发，面色㿠白，少气乏力，懒言，纳差，舌淡苔薄白，脉弱。辨证为脾胃虚寒，血溢肠间，治宜温中固涩法。

熟附子 9g　党参 15g　白术 9g　炮姜 6g　山药 9g　诃子 6g　煨肉果 9g

服药 7 剂后便血止，腹不痛，豁然病愈。随访 1 年未复发。

凤翅按：纳差便溏并非一定虚寒，当辨证为据。有腹部隐痛，面色㿠白，乏力懒言，舌淡苔白，脉弱，生理功能低下，才可佐证为虚寒。附子理中汤可令腹中热，可提高胃肠消化吸收功能。与上案一样，用炮姜更能温摄止血。加味山药、诃子、肉豆蔻是加强收涩之力。

案例十：错服辛温寒更甚（贺学泽．医林误案）

赵某，男，46 岁，工人，1978 年 12 月初诊。

自诉：于 3 个月前患风湿性关节痛，活动不便，于某医院检查化验，诊断为"风湿性关节炎"，即予抗风湿药阿司匹林、水杨酸钠、保泰松等，初服效果显著，继则递减，停药后痛如故。复至某中医院诊治，用大量祛风湿药，服数剂后旧疾虽减，但觉易汗，动辄尤甚，常欲厚衣。近又腹痛腹泻，有增无已，故来求治。

刻诊：面色淡白，精神疲倦，肢体乏力，怯手蜷足，肌肤溱溱而润，皮温较低，腹胀且痛，痛势绵绵，喜温喜按，口中和，纳谷不馨，大便日三四行，便色清稀，尿少色淡，脉来沉涩，舌苔白润。观其所服之方，非麻桂即羌防，更有乌、附者。

揆诸脉证，熟思之，乃恣用辛热温散之品，使卫阳不固，中阳受损之咎，为今之治，当温中固表为急务。拟理中汤与芪附汤合而裁之。

党参20g 白术15g 干姜7.5g 黄芪30g 附子10g 炙甘草10g

3天后复诊，汗敛，表虚已固，卫阳得护，中寒尤未全温，于原方去黄芪加重干姜为10g，另增山药10g，芡实15g，连服6剂而愈。

凤翅按：风寒在表，湿流关节，治本应发表散寒祛湿，然辛温发散过度，发阳而使阳气耗散即可生害，素体阳虚者为害更甚。

服祛风湿药数剂，关节痛旧疾虽减，但多汗，常欲厚衣，是表之卫阳不固漏汗恶风，桂枝加附子汤本可治之，然而又增腹痛腹泻，纳谷不馨，倦怠乏力，手足畏寒，便清尿淡，是腹中冷而中阳亦虚为寒，故当治予理中汤，加附子温里外之阳，增黄芪固表，表里同治。

本案前后更医都用附子，而效各异者，在于所配伍之药。附子辛热刚燥，走而不守，与麻黄、羌活、防风等为伍则辛温发散走表之力愈烈，汗多必伤津液，必损阳气；与甘草、干姜为伍，则甘热入里而温中回阳。

3. 大建中汤

原文：心胸中大寒痛，呕不能饮食，腹中寒，上冲皮起，出现有头足，上下痛而不可触近，大建中汤主之。

浅释：因有大寒，心、胸中牵扯而痛，呕吐不能饮食，腹中有寒气，拘挛冲击，以至于能见有如头、足一样的包块，包块上下都疼痛拒按，用大建中汤主治。

◇ 大建中汤方

蜀椒（去汗）二合 干姜四两 人参二两

上三味，以水四升，煮取二升，去渣，内胶饴一升，微火煮取一升半，分温再服。如一炊顷，可饮粥二升，后更服，当一日食糜，温覆之。

浅释：与小建中汤相比较，本方所主治因"上下痛不可触近"，按之疼痛加剧为实，当为寒实证。是中焦寒盛，阴寒之气横逆攻冲，充斥于胸腹所致。治当以辛甘温热药，祛除阴寒之气，复建中焦之阳，故以大建中名汤。蜀椒辛热，有彻上彻下散寒止痛之功，合用干姜，其功更著，人参、饴糖温补中气，调和气味，合用则大建中气，令中阳得运，阴寒自散。故大建中汤驱寒邪、温中阳、降冲逆、止疼痛为其功效。

本方所主症候，以从大腹到心胸之间剧烈疼痛，呕吐不能食，或见腹中隆起，状如有头足之突起物，实为腹中脏器拘挛凸起，疼痛手不可触近。其伴随症候甚则手足逆冷，脉象沉伏为特征。本方可用于胃肠痉挛、胃扩张、肠扭转、肠粘连、肠梗阻、蛔虫梗阻、疝气疼痛，以及其他急腹症，符合阴寒内盛症候者。

临证运用本方，川椒当微炒，小火炒以外观有焦斑为度，以减少辛辣之味，叫去汗，防止味道太过麻辣而害胃，具体剂量当衡量症候轻重，适事为度。

案例一：胃寒疼痛舍脉从证（中医医案医话集锦）

徐某，女，20岁。因胃脘剧烈疼痛，于1977年5月中旬，以急腹症住我院外科。

自诉：一周前，突然恶心、呕吐，右上腹部剧烈胀痛，痛不可忍，肌注哌替啶稍能缓解。外科拟诊为：胆囊炎？胆道蛔虫？服乌梅汤仍每日阵阵作痛，疼痛发作时胃脘部有包块攻起，大汗淋漓，手足发凉，呕吐频繁，水浆不能下咽。诊脉弦细数，舌苔白润，口渴不欲饮，二便正常。

辨证：胃脘剧痛，时有包块攻起，呕吐不能进食，冷汗厥逆，舌苔白润，俱是主寒、主痛之象。脉弦细虽数，但无热可清，应舍脉从证。证属脾胃大寒，胃气上逆，正如《金匮》所云："心胸中大寒痛，呕不能饮食，腹中寒，上冲皮起，出见有头足，上下痛而不可触近者，大建中汤主之。"治宜温中散寒，和胃降逆。

高丽参4.5g　干姜9g　川花椒4.5g　制川乌4.5g　饴糖（红糖代）15g

复诊：服1剂胃痛大减，呕吐即止，并能进食。服完3剂能下床活动，脉已不数，但胸胁逆满，时时欲呕，原方合二陈汤减味。

高丽参4.5g　干姜9g　川花椒4.5g　饴糖（红糖代）15g　半夏9g　茯苓9g　陈皮9g

服后呕吐止，食欲渐增，痛止病愈。

凤翅按：急腹症是西医学名词，指腹腔、盆腔脏器或腹膜后组织发生了急剧的病理变化，发作以急性腹痛为主，同时伴随其他如腹胀、呕吐、大小便异常、寒热、汗出等症候，有发作急、变化快、症状重的特点。

本案患者突然恶心、呕吐，右上腹剧烈胀痛不可忍，拟诊为胆囊炎、胆道蛔虫，而用专方乌梅汤，仍阵阵作痛，发作则胃脘部有包块攻起，大汗淋漓，手足厥逆，呕吐频繁，即所谓"大寒痛""腹中寒，上冲皮起，出现有头足，上下痛而不可触近"，可见疼痛之剧烈。呕吐而渴不欲饮，或有夹饮，细数之脉又无热可凭，弦细脉主寒、主痛，又见舌苔白润可为佐证，此暴痛当为大寒，故以大建中主治之。加味川乌，是取大乌头煎意，增祛寒止痛之力。

药后痛减吐止，现胸胁逆满，时欲呕，是原本当夹有饮，是痛重时无感而已，故减川乌，加茯苓、半夏、陈皮化饮和胃止呕。

案例二：腹痛包块（自案）

老家一婶娘，60余岁。

因小腹疼痛，去医院检查发现生有子宫肌瘤，并且瘤子较大，手术切除子宫。数月后又多次发生小腹疼痛，并且在手术刀口部位出现包块。医生诊断是切口疝，欲再次手术修补，惧怕手术而来诊。

脉之沉弦，舌淡苔薄，口淡少饮。腹诊见小腹有杯口大小包块突出，站立有坠胀感，疼痛拒按，以寒疝治之，用大建中汤加味。

党参12g 炒花椒6g 干姜6g 肉桂6g 乌药6g 小茴香6g 炙甘草6g 黑砂糖1调羹

5剂。

并嘱平躺以热水袋敷痛处，待包块缩小后以宽布带围腰系之。日用羊肉三两，当归15g，生姜一块拍碎，煲汤食之。药后包块消而痛止。后因食水果过多又发作腹痛2次，然无包块出现，按压痛缓，予小建中汤加味花椒数剂治之而愈。

凤翅按：切口疝是腹腔内脏器或组织自腹部切口突出的疝，是剖腹手术的常见并发症。本案子宫切除术后，因年老腹壁薄弱，筋膜、肌肉松弛，刀口愈合不良，或因咳嗽、大便用力，腹压增大，撑开手术切口，以至于腹腔内组织突出所致。

诊脉沉弦、舌淡苔薄、口淡、腹痛拒按，是寒实证，故予大建中汤祛寒止痛，包块突出坠胀是腹中因寒而气滞，加味肉桂、乌药、小茴香理气温通，是治寒疝常用药对，有沉寒甚则可加吴茱萸。如《景岳全书》暖肝煎用肉桂配伍乌药、小茴香，"寒甚者加吴茱萸、干姜，再甚者加附子"；《医方集解》导气汤治寒疝用吴茱萸配伍川楝子、小茴香、木香，都为散寒理气止痛而用。外围腰带，是辅助治疗方法，杜绝内容物再次突出撑大疝口而难愈。食疗方用当归生姜羊肉汤，是补其虚寒。其后多食水果发作腹痛，无包块，按之痛缓，是虚寒证，无须大建中汤祛寒止痛，予小建中汤温中补虚，缓急止痛，只加一味花椒祛寒。

案例三：胃痛（十二指肠溃疡）（张德宏医案）

高某，男，52岁，1972年4月3日就诊。

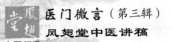
　　胃病日久，形体消瘦，面色苍白，形寒肢冷，时时作痛，痛处喜按，得食痛减，喜热畏冷，饮食不振，恶心呕吐，口不干，舌淡胖嫩，边有齿印，舌苔薄白微腻，脉沉细。经 X 线钡餐检查：十二指肠球部见有不规则切迹，局部压痛，诊断为十二指肠球部溃疡。治拟温中祛寒，健脾益气，大建中汤治之。

　　党参 30g　白术 15g　干姜 10g　川花椒 3g　白芍 10g　炙甘草 8g

　　服药 7 剂，患者疼痛显著减轻，饮食增加，舌苔已化，舌质较前红润。原方加饴糖，续服 30 余剂，临床症状消失。3 个月后钡餐复透：十二指肠球部切迹消失，无压痛。随访 3 年未再复发。

　　凤翅按：胃脘痛病因有气滞、痰饮、瘀血、食积，病机有寒、热、虚、实，等之辨。西医学依照影像学检查，有诸多病名，十二指肠溃疡也为其中之一，中医治疗胃脘痛应当遵循辨证施治之原则，可参考医学检查，但不能为其左右，譬如一见溃疡即进行药理研究予制酸止痛、收敛溃疡功能之药。

　　本案胃病日久，体瘦面白，形寒肢冷，时痛喜按，得食痛减，喜热，纳差，恶心呕吐，口淡舌嫩，脉沉细，俱为虚寒之证，则治当温中祛寒，健脾益气。参、术、姜、草同用实为理中之剂，主治中焦虚寒，加味川花椒有大建中之意，川花椒用量甚少，实非大建中，用芍药者，为缓急止痛，合饴糖实为小建中汤制。胃病多有因七情之变，饮食失宜而导致十二指肠平滑肌拘挛，消化液潴留，是幽门不通，故有腐蚀而后溃疡之病，芍药可解痉，使消化液下行通顺即间接起到抗酸作用，干姜、川椒温中祛寒即能健胃，促进胃排空，且干姜本可愈疮，党参、白术益气生肌。不用制酸、收敛之药而能愈合溃疡，是治病求其本。本案一诊若予小建中似乎更为切题，但呕家忌甘，仍以理中为宜，呕止可加饴糖。

　　案例四：腹胀（胃下垂）（张德宏医案）

　　丁某，女，36 岁，1974 年 3 月 3 日就诊。

　　形体消瘦，四肢不温，腹部疼痛，食后脐下饱胀，入冬尤甚，时欲泛吐清水，大便时溏，病已五载。经胃透，胃小弯在髂嵴连线下 5cm。舌苔薄白，质胖嫩，脉细弱，诊断为胃下垂。治宜补中益气，以李东恒补中益气原方治之，服药 20 余剂，疼痛仍未缓解，食后饱胀如故，后改用大建中汤加味。

　　川花椒 5g　干姜 10g　山萸肉 5g　附子 3g　饴糖（冲服）30g　小红参（煎汤代茶）9g

服药 2 个月，疼痛消失，饮食增加，食后不再饱胀。经钡餐复查，胃位置中等，患者体重增加 4kg。

凤翅按：胃下垂，是有医学影像检查之后才有之病名。影像所见站立位时，胃位置下降，胃小弯最低点在髂嵴水平连线以下，是脏器下垂的一种疾病。多见形体瘦长羸弱、久病营养不良者。患者常自诉有上腹胀满，心下有硬物，餐后腹隐痛，恶心欲呕，便秘，以及失眠，心悸，头晕等症候。

治胃下垂，医界有见影像检查而用补中益气，升提脏器，不求病机之弊病。本案患者消瘦，肢冷，腹痛，食后脐下胀，寒冷尤甚，吐清水，大便溏，舌胖嫩苔薄白，脉细弱，当为中焦虚寒。阳弱运迟，则胃肠活动功能衰退，素言气有余便为火，则气不足当生寒，其症候可以为据。徒补中益气无功者，是不温中祛寒之误。祛除中焦之寒，阳旺则气自升，功能活动恢复正常则胃舒张有力，下垂者自上矣！

案例五：水疝（张德宏医案）

王某，男，29 岁，1975 年 9 月 7 日就诊。

右侧阴囊肿大已二月。来院就诊时，睾丸肿大如鸡蛋，坠胀难忍，行走困难。患者自诉阴茎经常寒冷，且有早泄，小便频数，时有遗溺。经做透照试验，见有红色透光现象。舌淡苔白，脉细。诊断为睾丸鞘膜积水，拟予行鞘膜外翻手术，患者有思想顾虑而改用中药治疗。

西潞参 30g　川椒 8g　干姜 10g　吴萸 5g　小茴香 5g　荔枝核 10g　橘核 10g　车前子（包）6g

服药 14 剂，阴囊水肿逐渐吸收缩小；服药 30 余剂，积液消失而愈。

凤翅按：疝，现代指人体组织或器官一部分离开了原来的部位，通过间隙、缺损或薄弱部位进入另一部位，出现包块，可伴随疼痛等症状。古人有七疝之分，除了心腹疼痛，有气攻冲寒疝之外，多指阴茎、睾丸、阴囊肿胀、疼痛的病变。

睾丸鞘膜积液中医称为"水疝"，阴囊积液肿大是其候，多因寒凝水湿停聚为患。本案脉细，舌淡苔白，阴茎觉冷，小便频数，病象为寒，阴囊肿大是有水湿，故当予温药治之。肝脉绕阴器，大建中加味吴茱萸是温经散寒法，用小茴香、荔枝核、橘核理气散结，车前子利水，是复方之制。

案例六：狐疝（腹股沟斜疝）（张德宏医案）

徐某，男，46 岁，1974 年 12 月 6 日就诊。

寒疝有年，面色无华，就诊时左侧阴囊肿大。患者自诉，常昼出夜缩，遇劳累入冬尤甚，饮食较前减少，舌苔薄白，脉沉紧而细，诊断为腹股沟斜疝。患者因惧手术，要求中药治疗。寒邪入于厥少两阴，肿块出没无常，属"狐疝"之症，治予温经散寒，以大建中汤加味。

小红参（另煎代茶）20g　川花椒5g　干姜10g　小茴香5g　乌药5g　橘核10g
黄芪15g　饴糖适量

冲服。服30余剂后，"疝"不再下垂。后以上方制为丸剂，续服半年，未再复发。

凤翅按：因阴囊肿大，可如狐之出入，故腹股沟斜疝称为狐疝。面色无华，脉沉紧而细，舌苔薄白，也为寒象，故予大建中为底方加味。乌药与茴香是疗下焦寒而气结之药对，温下焦顺逆气是其功效，如天台乌药散即以乌药、小茴香为主药，治寒凝气滞，睾丸引控少腹而痛不可忍，或睾丸偏坠肿胀，苔白，脉弦者。

4. 甘草干姜茯苓白术汤

原文：肾着之病，其人身体重，腰中冷，如坐水中，形如水状，反不渴，小便自利，饮食如故，病属下焦。身劳汗出，衣里冷湿，久久得之，腰以下冷痛，腹重如带五千钱，甘姜苓术汤主之。

浅释：肾着这病，患者感觉身体重，腰里边冷，像坐在水中，感觉身形像有水一样，反而不渴，小便通畅，饮食如常，是属于下焦的病。因为劳作出了汗，衣服里边又冷又湿，日久感受寒湿便患了这病，腰以下感觉又冷又痛，腹（腰）重的感觉如带了五千钱那样，用甘姜苓术汤主治。

◇ 甘草干姜茯苓白术汤方

甘草、白术各二两　干姜、茯苓各四两

上四味，以水五升，煮取三升，分温三服，腰中即温。

浅释：仲景加减法，加茯苓有"小便不利"之功，加白术有"渴欲饮水"之功。大凡茯苓、白术共用，是为健脾利水而设，水饮阻碍气化，多有口渴、呕吐、小便不利者。肾着"反不渴""小便自利"而用白术、茯苓，是因水湿不滞留在脏腑，无碍津液气化，而痹着于肌肉之中。

白术"味苦、温，主风寒，湿痹，死肌。"治风湿诸方如麻黄加术汤之"身烦疼"，防己黄芪汤之"身重"，白术附子汤之"身体疼烦"，甘草附子汤之"骨节疼烦，掣痛不得屈伸"或"身微肿"等，烦疼为风，重着为湿，故白术可祛风胜湿。《本经疏证》："风寒湿痹死肌，不得尽谓脾病，而以术为主剂者，则以湿为脾所主，湿能为患，则脾气不治一也。脾主肌肉……筋骨皮毛均非驻湿之所，唯肌肉间可为驻湿……白术之效，于风胜湿者为最宜，寒胜湿者为差减，何以知之？盖风胜必烦，湿胜必重。"

肾着病因寒湿入侵肌肉，阳气痹着不行所致，病不在脏腑，故言"反不渴，小便自利，饮食如故"，以腰以下冷痛，腰腹重着为特征。名为肾着，是因病在腰，是肾之外腑，实为脾寒不能制水所致，是脾所生病者，故用甘草、干姜温脾散寒，白术、茯苓利水祛湿，是燠土以制水法。本方所主症候，除腰重着冷痛之外，因"如坐水中，形如水状"，故亦可治男子阴囊潮湿、女子带下白淫等下焦寒湿侵袭之病。

案例一：寒湿伤脾（于洪钧．肾着汤小议）

某男，32岁。肛门流黏液物淋漓不断已3个月余。

西医肛诊：认为是直肠环状内痔，致使肛门括约肌闭锁不全，诊断为"肛功能紊乱"。屡进西药无效，服清热燥湿之中药数剂，亦罔效。

会诊：见肛门处时有黏液流出，日渐增多，矢气则便出，虽节食数日，亦无济于事。舌质淡苔白，六脉沉细，询之尚有腹部腰际冷重之症。此乃寒湿伤脾所致。治宜健脾除湿，温中散寒，以本方加白芍、木香、焦山楂，2剂尽，腹胀腰重如释，肛门处已很少有黏液流出，原方继服3剂，则诸症悉平，随诊2年，未见复发。

凤翅按：直肠环状内痔，致使肛门括约肌闭锁不全，故使肠内黏液随矢气流出，表现如是，当究其因。腹中胀满，黏液、大便随矢气流出，犹如"气利"，治本当收摄或健脾，而以清热燥湿之剂治之则误矣。

腹部腰际冷重，腹胀，肛门黏液不时流出，舌淡苔白，六脉沉细，是寒湿之诊。寒湿相挟，譬如卑监之土，运化不力，当曝风日之阳，故予甘姜苓术汤暖中培土利湿，中气热，腰腹胀冷自去，脾土健，黏液淋漓不尽。加味之药，木香、山楂尚可行气消导，以助运化，芍药缓急止痛，能松弛平滑肌，解除痉挛，此病无急痛症，似不宜用之。

案例二：腰酸（何任．金匮方百家医案评议）

某男，24岁。

初诊主诉：腰酸月余，因腰一圈均酸，且有重坠感，纳少眩晕，脉缓，舌苔薄腻。曾经某医投补中益气之剂无效。改用甘姜苓术汤加生薏苡仁、炒当归、怀牛膝、桂心燠土以胜水。

5剂后复诊：腰酸好转，纳食有增，但感头重眩晕，水饮上冒，拟前方合泽泻汤。

5剂服后，诸症痊愈。追访一年，未见复发。

凤翅按：补中益气本陷者举之治法，无散寒祛湿之功，因腰有重坠感即予之，是不辨病、辨证之过。纳少、眩晕，脉缓、苔薄腻，脾脏有湿，腰酸重坠，湿流肌肉，甘姜苓术汤本可愈此证，加味实属蛇足，故因薏苡仁之凉，当归之润，引动水饮上泛，头重眩晕加重。再诊因之加味泽泻，成甘姜苓术合泽泻汤，允为恰当。

案例三：腰痛（王维澎医案）

赵某，男，56岁。1984年1月16日。

腰部沉重疼痛2个月，近20余日难以转侧，两腿无力。因其粗知中医，自拟金匮肾气丸，服用20余剂无效。

二便正常，舌淡苔白而润，脉沉迟。脉证相参，乃寒湿痹阻腰部，阳气不得温煦。治以散寒除湿，温运阳气。方拟甘姜苓术汤。

炙甘草9g　干姜30g　白术45g　茯苓18g　川厚朴6g

五剂后腰痛大减，继服五剂，诸症如失。

凤翅按："虚劳腰痛，少腹拘急，小便不利者，八味肾气丸主之。"肾气丸本温阳化气行水之方，若遇腰痛即以为"肾虚"而以肾气丸治之，多有不效者。本案小便正常，故非肾气丸所主。腰沉重疼痛，转侧不利，腿无力，合之舌淡苔白而润，脉沉迟，即可断为寒湿痹着，与肾着汤，中暖脾旺寒湿去，则腰痛自止。厚朴苦温，能行气燥湿，温运脾阳，少用之有行气通阳之意，可取，但不如用小茴香温暖下焦恰当。

案例四：腰背疼痛（吴德斌．甘姜苓术汤临证验案3则）

付某，男，35岁。

形体壮实，去年盛夏，酷暑难耐，遂以井水浇水泥地后，置席于地上而卧，连续十余夜，当时并无感觉。秋凉患感冒，经治感冒愈而遗腰背疼痛，欲厚衣，喜热熨，屡治不应。于1996年3月8日来我院就诊。症状同前，舌淡，苔薄白，脉弦缓。辨证：寒湿外侵，留着腰背肌肉，拟甘姜苓术汤加味。

甘草6g　干姜12g　茯苓15g　白术20g　姜黄30g

6剂即愈。

凤翅按：酷暑之季，阳气弛张，人本多汗，乃是其常，若贪凉取冷过度，多有患伏阴入里之疾者。本案患者泼水于地，席地而卧，贪凉取快，湿冷之气渐入肌肉之中因天热而不觉，待秋凉患感，阳气不敌寒湿之气，引动伏邪，遂腰背疼痛，屡治不愈矣。予甘姜苓术，多用白术暖肌，祛除湿气，姜黄辛苦，温，有止痛功效，属于对症之药。本案之病当属腰背肌肉纤维组织炎之类。

案例五：下肢肿胀（吴德斌．甘姜苓术汤临证验案 3 则）

邓某，女，62 岁。1996 年 9 月就诊。

双下肢肿胀 6 年，膝关节疼痛，膝以下冷，伴随麻木重着，虽盛夏仍穿毛裤，足胫及足背肿胀，服中西药不可胜计，效果不显。询问病史，得之家住大河岸边，多年来常常涉水过河。

诊见：面白唇暗，舌质淡，苔薄白，脉沉迟，膝以下摸之冰冷，踝以下按之没指，化验肝功能等正常。脉症合参，为寒湿浸淫经脉，水湿停滞，治应散寒除湿，温经通络。甘姜苓术汤加味主之。

甘草 6g　干姜 12g　茯苓 20g　白术 20g　制川乌 10g　川牛膝 12g

前后服 27 剂，足温肿消，随访半年，未见复发。

凤翘按：夫水流湿、火就燥，自然之理。常涉水以致胫、足背肿胀，膝痛、胫冷，是受水之寒冷而现寒湿痹着病象，阳气湮埋难运之故耳。其面白唇暗、舌淡苔薄白、脉沉迟可以为证。甘姜苓术燠土以制水湿，加味川乌祛寒止痛，川牛膝下行是为引导之用。

案例六：鞘膜积液（吴德斌．甘姜苓术汤临证验案 3 则）

苏某，男，46 岁，1995 年 3 月 5 日初诊。

右侧阴囊肿大 3 个月，外科检查诊断为"鞘膜积液"，建议手术治疗。因畏惧手术，就诊于余。自觉腰痛，遇冷加重，小腹及前阴坠胀如系重物，阴冷，阳事不举，便溏，右侧阴囊肿大，如囊裹水，舌苔薄白，脉沉。

辨证为寒湿下注，病因病机与"肾着"相类，以甘姜苓术汤原方治之。

甘草 10g　干姜 12g　茯苓 15g　白术 15g

服 16 剂后，阴囊坠胀全消，腰痛、阴冷、阳痿随之而愈。

凤翘按：水液积于阴囊之中，西医学称之"鞘膜积液"，中医学谓之"水疝"，是诸疝之一。水疝有寒热二端，当以现症辨析之。热者是湿郁生热为患，寒者是阴寒水湿相合，总以一个湿字是眼目。遇冷腰痛加重，腹重坠，阴冷，阴囊肿大，如囊裹水，是"形如水状"，便溏、苔白、脉沉佐证为寒湿病机，故予甘姜苓术原方即效。其阳事不举亦随寒湿之邪去而愈，是情理之中事，故治阳事不举者，可以此触类而三反之。

5. 半夏干姜散　干姜人参半夏丸

原文：干呕，吐逆，吐涎沫，半夏干姜散主之。

浅释：干呕，呕吐，胃气上逆，吐稀涎黏沫，用半夏干姜散主治。

原文：妊娠呕吐不止，干姜人参半夏丸主之。

浅释：妊娠反应呕吐不止，用干姜人参半夏丸主治。

◇ 半夏干姜散方

半夏、干姜各等份

上二味，杵为散，取方寸匕，浆水一升半，煎取七合，顿服之。

◇ 干姜人参半夏丸方

干姜、人参各一两　半夏二两

上三味，末之，以生姜汁糊为丸，加梧子大，饮服十丸，日三服。

浅释：半夏、干姜、生姜与人参配伍，是诸多方剂的方根，是温中、散饮、止呕基本方。如小柴胡汤、泻心诸汤等，它们所治症候均有呕、吐，中寒、痰饮、气逆，以及夹中气、津液之虚，是其共同病机。故干姜温中祛寒，半夏化饮降逆，人参补益气津，生姜止呕散饮，可随证取用。半夏有毒，为散服必煮，故半夏干姜散用浆水煎服，干姜人参半夏丸用生姜汁糊丸，其一，生姜本可散饮，其二，可制半夏之毒，是其用意。又姜、夏本为药对，治呕、吐，寒用干姜，饮用生姜，与半夏配伍是一定不易之法。

案例：妊娠呕吐（闫云科．临证实验录）

王某，25岁，金山铺人。

妊子两月，恶心呕吐，水谷不入，强食少许，须臾吐出，日重一日，已十余日矣。身软如泥，体倦不支，起坐皆需人搀扶。望其面色萎黄，精神疲惫。憔悴甚，仿佛弱不胜衣。舌质淡红，苔薄白滑。口不苦，不思冷，大便七日未行。脉象滑数无力。

《妇人良方·恶阻》云："妊娠恶阻……由胃气怯弱，中脘停痰。"观其脉证，本案恶阻属中土虚、冲脉盛。中虚则升降失调，冲盛则胃逆不降。盖冲脉隶于阳明。妊娠之后，月水闭止，血海充盛而上逆，水饮随之而动，故呕恶不止。治当补中调气，降冲和胃。仿《金匮》干姜人参半夏丸之意。

半夏 10g　人参 6g　陈皮 10g　赭石 30g　生姜 3 片

二诊：1 剂呕恶减，2 剂呕吐止。拟所以载丸合寿胎丸，改汤服之。

党参 10g　白术 15g　茯苓 10g　杜仲 15g　桑寄生 15g　续断 15g　菟丝子 15g　大枣 6 枚

3 剂。

凤翅按：妊娠恶阻呕吐，多为脾虚水饮不化，冲气上逆。不知何时起，半夏列为妊娠禁药，然治呕吐非半夏不止，故合用党参，陈修园所谓："半夏得人参，不唯不伤胎，且能固胎。"赭石虽可重镇冲逆止呕吐，然因其重坠之性，当少用为宜。

又，治妊娠恶阻，当辨寒热。热者宜黄芩清热，合用半夏止呕；寒者宜干姜温中，合用半夏降逆。此外，还应看有无兼、夹，如兼外感，夹气郁、食积等，当分别合方治之。

6. 苓甘五味姜辛汤

原文：咳逆倚息不得卧，小青龙汤主之。青龙汤下已，多唾口燥，寸脉沉，尺脉微，手足厥逆，气从少腹上冲胸咽，手足痹，其面翕热如醉状，因复下流阴股，小便难，时复冒者，予茯苓桂枝五味甘草汤，治其气冲。

冲气即低，而反更咳，胸满者，用苓桂五味甘草汤，去桂加干姜、细辛，以治其咳满。

咳满即止，而更复渴，冲气复发者，以细辛、干姜为热药也，服之当遂渴，而渴反止者，为支饮也。支饮者，法当冒，冒者必呕。呕者复内半夏，以去其水。茯苓桂枝五味甘草汤，去桂枝加干姜细辛半夏汤主之。

水去呕止，其人形肿者，加杏仁主之。其证应内麻黄，以其人遂痹，故不内之，若逆而内之者，必厥，所以然者，以其人血虚，麻黄发其阳故也。

若面热如醉，此为胃热上冲，熏其面，加大黄以利之。

浅释：小青龙汤辛温大散，唯外寒内饮，阳气不虚者适宜，若误施阳气不足者，即有误服小青龙之变。

本段文字，举例说明服小青龙汤后的各种变证与治法，是仲景从龙汤法。

其中，冲气，"气从少腹上冲胸咽、小便难、时复冒"；咳，"反更咳，胸满者"；呕，"支饮者，法当冒，冒者必呕"；肿，"水去呕止，其人形肿者"；热，"面热如醉"。是所举数例症候的辨证用方眼目，这些变化均为随证治之者。苓桂五味甘草汤本为苓桂剂，是此类变法之基本方，因用干姜方，故合并述之。

◇ 苓桂五味甘草汤方

茯苓四两　桂枝四两　甘草（炙）三两　五味子半升

上四味，以水八升，煮取三升，去滓，分温三服。

浅释：本方即茯苓桂枝白术甘草汤，增桂枝量，去术，加五味子。"寸脉沉，尺脉微"，是阳虚之候，阳气虚者"手足厥逆"可证。因阳虚，津液不化，故多唾口燥，下焦阴寒之"气从少腹上冲胸咽"，若测其症，当有虚喘不得息之候，故而"手足痹，其面翕热如醉状。"是阳气上浮，不温四末，有戴阳之虞，"小便难，时复冒者"也为阳气不能化津液之据，此即为上焦心阳虚，水气上冲而奔豚发作。水饮上逆而咳之实，当与冲气上逆之虚相鉴别。

茯苓桂枝白术甘草汤证，因吐、下后，虚其上、中二焦阳气，水饮不化，是"心下有痰饮"，故"心下逆满，气上冲胸"甚至"起则头眩"。用茯苓淡渗，即伍白术补脾制水；用茯苓利水，即伍桂枝通阳化气，甘草协助桂枝温心阳降冲逆。

因误用小青龙，麻黄发阳而虚其胸中阳气，或本胸阳大虚，阳不制阴，下焦阴寒之气得而从少腹上冲胸咽，此为奔豚，故增桂枝用量，成桂枝甘草汤，强壮心阳镇阴寒冲逆，与茯苓共同伐水气，制奔豚。因中焦无饮，故无须白术补脾而制水。

五味子味酸、性温，虽名称五味，实以味酸为主，是收敛固涩要药，止咳逆、上气是其功效，同时可益气，补不足，有强壮作用，可收耗散之气，故本方用之，是为补虚之剂。

◇ 苓甘五味姜辛汤方

茯苓四两　甘草、干姜、细辛各三两　五味子半升

上五味，以水八升，煮取三升，去滓，温服半升，日三服。

浅释：本方苓桂五味甘草汤去桂枝，加干姜、细辛。姜、辛、味共用是温肺

化饮药对。因冲气减，故去桂枝，而更咳、胸满，是胸中寒饮未去，故增干姜、细辛。本方治无外寒束缚，即无表证，寒饮蓄肺咳嗽不止者，主症见咳痰量多，清稀色白，胸膈满闷，舌白苔滑，脉弦滑等，是温肺化饮常用方。

◇ 苓桂五味甘草去桂加干姜细辛半夏汤方

茯苓四两　甘草、干姜、细辛各二两　五味子、半夏各半升

上六味，以水八升，煮取三升，去滓，温服半升，日三服。

浅释：本方即上方加半夏。服苓甘五味姜辛汤后，咳、满止，应当渴，渴为欲解，是干姜、细辛温化之效。反而不渴，又见气冲，眩冒，一波三折，是心下有支饮，心下有饮必呕，故增半夏祛水饮，止呕逆。

◇ 苓甘五味加姜辛半夏杏仁汤方

茯苓四两　甘草三两　五味子半升　干姜三两　细辛三两　半夏半升　杏仁（去皮尖）半升

上七味，以水一斗，煮取三升，去滓，温服半升，日三服。

浅释：苓甘五味姜辛加半夏服后，心下支饮去，呕亦止，而其人面目虚浮如肿，是肺气因寒饮阻碍不能肃降，因肺气壅滞而面肿，故加杏仁利气，肺气肃降肿自消。形如肿，若水气在皮肤中，按理本该用麻黄，因有手足麻痹，故不可用麻黄，如果犯药禁而用，必手足厥逆，是因为其人本来血虚，麻黄又发越阳气的缘故。

◇ 苓甘五味加姜辛半杏大黄汤方

茯苓四两　甘草三两　五味子半升　干姜三两　细辛三两　半夏半升　杏仁（去皮尖）半升　大黄三两

上八味，以水一斗，煮取三升，去滓，温服半升，日三服。

浅释：苓甘五味姜辛半夏汤，本为热药，服之虽温化寒饮，也燥津液。如面热红赤，是阳明化燥，因阳明主面，故热上冲面部，加大黄通利大肠，下夺其胃热。

综合上述数方，茯苓桂枝五味甘草汤，本为治气冲而设。若用苓甘五味姜辛汤治寒饮蓄肺咳嗽，冲气上逆加桂枝平冲降逆，呕加半夏化饮止呕，肺气壅滞，喘息、形肿加杏仁利气，胃热加大黄通腑。

案例一：高龄发热喘息（自网诊案）

雷某，男，85岁，广西人，微信网诊患者。2017年5月11日接诊。

患者女儿电话代诉：父亲中风约5年，瘫痪在床，生活不能自理，且无表达能力。数日前母亲说父亲咳嗽、喘息，故于5月11日入住市级三甲医院。现发热，喘息，医院诊断肺部感染、心功能不全。予吸氧、吸痰、抗炎对症治疗。

5月12日上午，通过微信交流："昨夜喘息无休止，现在体温38.1℃，痰声沥沥，呼吸急促，鼻翼扩张，抬肩，汗出，摸脉感觉滑，如走珠，按压心下有抵抗感，大便干燥不能自解。"

嘱请医生上鼻饲管，准备灌服中药。予麻杏甘石汤加味。

生麻黄18g　杏仁泥18g　生甘草15g　生石膏（捣碎末）20g　桑白皮20g　葶苈子（微炒，捣泥）20g　生大黄10g

1剂。

水1000ml，煮取500ml，每次鼻饲50ml，要求一昼夜服完。同时用高丽参30g，捣碎，熬浓汤100ml，若有喘息大汗淋漓，即可喂服10～20ml。

并要求医生控制输液量。

13日上午8点，微信告知："昨夜情况尚可，喉咙有痰可以咳嗽，能滑动，原来感觉是黏着喉咙，不能咳出。大便稀，能自解。"

嘱再予昨日方，改大黄用6g。

中午微信告知：体温38.2℃，情况稳定。早上醒来到现在大约喘息3次，没像昨天那样挣扎得满脸通红，只是体温上升一点，感觉稍微比早上紧张。下午5点22分，体温38.5℃，一直没喘，前胸后背湿润有汗。晚上10点反馈：白天喘息次数减半，症状减轻，体温未降。

询问输液量，大约1000ml。

14日上午8:30，微信告知："体温39.1℃，昨晚到现在大约喘息3次，母亲心急，给退热药一次。现在听不见痰声，大便开始硬，后微溏。昨天按照老师教的摸前胸后背是干燥的。"

考虑还有表证，予麻杏甘石汤加味。

生麻黄12g　杏仁泥10g　生甘草10g　生石膏（捣碎末）15g　荆芥穗30g　桔梗10g　前胡12g　蜜紫菀15g　生姜8片

反馈：本方用了半剂，夜里到早晨喘息次数增加，呼吸也急很多，判断可能有表证是不对的，所以又换回原方。

15 日下午 6 点，微信告知："昨天去看我爸，走时说再见，他居然又有反应了，哭了，好开心，感觉好长时间跟他说话没那么明显的表情了。手明显松动，前段时间夹得好紧。现在体温 37.4℃，脉搏 94 次 / 分，早上喘息一次，后来挺好的，没怎么见咳嗽。"

16 日上午 8 点 29 分，微信："我爸从昨天下午两点半到今早大概小喘 3 次，每次持续 1 分钟左右，大便软溏，脉搏 97 次 / 分，体温 37.5℃，每次喂完饭出好多汗。"处方如下。

生麻黄 12g　杏仁泥 12g　生甘草 10g　生石膏（捣碎末）12g　桑白皮 12g　葶苈子（微炒，捣泥）12g　生大黄 4g

2 剂。

17 日晚上 9 点，微信："脉搏 87 ～ 90/ 分，体温 36.8℃从昨晚开始小便量偏少，每次小便时人很紧张，喘息就会加重，喘到出汗的程度，大便较前两天成形，其他还好，喉咙黏痰还比较多。今天神经内科医生来会诊，说喘息可能与大脑有关，可能有点脑积水。"

18 日上午 9 点，微信："心率 80 次 / 分，摸脉柔和，人也精神。比较奇怪的是我妈说前晚尿少，每次才几十毫升的样子，每次小便人很紧张，喘息加急很多，喘到微汗程度，然后昨天中午医生给插尿管了。脉寸重取无力，关脉细，尺沉而细弱。体温 36.8℃，到现在一直没有发热了。就是呼吸急促，人紧张。"

19 日上午 8 点 19 分，微信："老师，昨天白天我爸喘一次，一直到晚上凌晨三点的时候我爸喘得比较厉害，我妈起来看，血压上升得好高，高压 202mmHg，不知道是否为血压高了人难受才喘急，还是别的原因。小便的颜色稍浅了一些。对了，老师，跟您反馈个情况，我爸血压不稳定，忽高忽低的，没办法给降压药，比如早上一般血压都比较正常 146/95 mmHg，一般这个时候都不给降压药，到了下午有时候会升到 170/110 mmHg，就必须给降压药。像昨天白天一整天血压都算可以就没用降压药，到半夜看血压高了才吃了一粒厄贝沙坦到现在都还正常。现在体温 36.7℃，心率 87 次 / 分左右，体温算是一直平稳了。"

19 号中午开始，要求停中药观察一天，以便后边调整方子。

电话补充内容："白天情况还比较稳定，到 20 号凌晨 1 点那样，喘息很急很重，血压最高时飙到 240mmHg，医院紧急用了硝酸甘油和多索茶碱，但是感觉作用不明显，大概半小时就喘一次，每次喘息时间较长，有时喘 10 分钟之久，喘发作时，患者表情有点惊恐，睁大眼睛，两手交叉于胸前，张大嘴巴呼吸，喘促时喉间会伴有类似呼噜的声音。一直到凌晨 4 点，喘息稍有平息，血压接近正常。"

要求停止输液与西药治疗。

20 日下午，通过电话沟通后，嘱用紫油桂 30g，熬浓汤 150ml，每次喂服 30ml，以药试病消息之。

21 日上午 8 点 34 分，微信："老师，昨天我爸服用三次肉桂水加三次红参水，晚上他喘的幅度减轻了，原来晚上喘的时候呼吸可能比较困难，我爸就张大嘴巴呼吸紧张到发出呼噜声，昨晚没怎么见有呼噜声，人还能睡，昨晚尿量是平常的一倍，大概 1200ml。体温血压都还正常，心率 82 次 / 分左右。医生说还没达到心衰的地步，心衰指标是 2000，我爸是 1500，但是心功能不全是有的，所以每天都给螺内酯利尿，已经停止输液了。"

经过慎重考虑，参考用肉桂后的病情变化，决定以奔豚治之。21 日中午，予茯苓桂枝五味甘草汤，处方如下。

茯苓（捣碎末）30g　桂枝 30g　炙甘草 15g　五味子（捣破）20g　蜜紫菀 20g

煮取 300ml。

22 日上午电话交谈，药后诸症皆减。微信告知："我们刚才找主管医生问了，医生说我爸情况是好转了，但是他不敢担保绝对没有生命危险，说出院也可以，因为怕在呼吸科待久了会交叉感染。今天再在医院观察一天，如果今天晚上也还平稳，那明早就出院了。"

嘱再熬上方 1 剂。23 日下午 6 点反馈，今天我爸出院了，感谢云云。

凤翅按：本案为网诊，不能亲临感受患者病痛，只能从家属提供信息中筛取证据。从发热、喘息、汗出、脉滑，用麻杏甘石汤加味开始，到用茯苓桂枝五味甘草汤加味结束，其中或许有处方用药的误差，有输液的干扰，也有以药测证的明智，虽治疗经过一波三折，险象环生，然终以病情缓解而出院，可见治病求证的重要性。本案患者出院后，又经过 20 余日调理，停服中药。

案例二：小儿外感发热咳嗽（自案）

王某，男，5 岁。2017 年 11 月 2 日诊。

因受凉感冒已经十日，自购小儿感冒冲剂服，未愈。后又发热、咳嗽五六日，被诊断为"肺炎"。输液抗感染治疗数天热不去，徘徊在 38℃ 左右，遂来诊。

摸身热无汗，鼻流清涕，咳嗽不止，痰难出，望舌淡红，苔薄微腻，口不渴，食欲不振，大便不畅。予验方七拗汤。

麻黄6g　杏仁6g　生甘草9g　桔梗6g　荆芥18g　前胡12g　蜜紫菀9g

2剂。

加生姜10片，2剂共煮取400ml，首次温服80ml，温覆取汗，不汗，小促其间，1小时后再温服50ml。

4日二诊：发热已去，头痛止，咳嗽痰易出，食欲好，大便通畅，上方减荆芥量，再予2剂。

6日三诊：舌苔薄白，咳嗽尚有，痰稀白，有时欲呕。予苓甘五味姜辛半夏汤加杏仁、紫菀。

茯苓9g　生甘草6g　五味子4g　干姜4g　细辛4g　生半夏6g　杏仁6g
蜜紫菀6g

3剂。

凤翅按：小儿外感，常咳嗽难愈，予自拟验方七拗汤，或增减剂量，或见肺寒饮重加味干姜、细辛、五味子，或有肺热而加味石膏，合麻杏甘石汤，常十中八九。本案患儿初感冒迁延不愈，续发热咳嗽，是风寒在表留恋不去，束缚肺气，咳嗽遂作。先予七拗汤，表里双治，表解发热去，咳嗽即减。后咳痰尚未愈，是肺有寒饮，予苓甘五味姜辛半夏杏仁汤，温肺化饮，降逆止咳。小儿肺脏娇嫩，常加蜜紫菀温润肺脏，是经验用药。验方七拗汤后文有述。

案例三：高龄头晕（自案）

刘某，男，82岁。2017年11月11日诊。

素有咳嗽痼数十年，常头晕欲倒，近来因病情加重，10月26日，送来市区三甲医院，住院检查、治疗，诊断为"脑梗死""脑萎缩""高血压病"，具体用药不详，住院治疗十数日效无。

其孙子在读湖北中医药大学，素闻余有小技，于10月28日邀去医院看看。去了病房，见老人气色尚可，声音洪亮，问诊言不能随意起来活动，起则头晕欲倒。脉之弦滑，舌淡红，苔白微腻，咳嗽频繁，咳吐稀涎，心下常满，常觉口干欲热饮而不多，大便可，小便不利，肌肉常跳动不安，断为心下有痰饮。因尚未出院，故而不好下手，与言出院来诊。11月7日出院回家，11月11日来余诊所，病如旧。合方苓桂术甘汤、泽泻汤、苓甘五味姜辛半夏汤。

茯苓 30g　桂枝 10g　白术 10g　甘草 10g　泽泻 15g　五味子 10g　干姜 10g　细辛 6g　半夏 10g

5 剂。

合煎好带走，每次温服 150ml，日三服。

药后因为家中无人陪伴来市区，故于 11 月 25 日再诊。眩晕减，因不敢大胆走路需要人扶持，咳嗽亦减，只是痰涎尚多，小便时有不利。予苓甘五味姜辛半夏汤加味紫菀。

茯苓 20g　甘草 10g　五味子 6g　干姜 6g　细辛 6g　半夏 10g　蜜紫菀 10g

7 剂。

12 月 2 日三诊：诸症续减，走路稳，敢迈大步，无他变证，上方再予 7 剂。

12 月 20 日四诊：主诉咳嗽已经不多，痰涎尚有，早起必咳吐方安。因多年来，胃脘常痞满不适，似嘈杂非嘈杂，白天时有，特别是睡下后盖被即觉胃中发热、心烦，头汗出，支起被褥才觉爽快。望舌微罩黄色，脉弦之外，有滑大之意。痞结之处，可有伏阳，此伏饮蓄留，阳气不伸，郁遏胃脘之阳而生热。

茯苓 12g　甘草 6g　五味子 6g　干姜 6g　细辛 4g　半夏 6g　蜜紫菀 9g　生石膏 10g

7 剂。

凤翅按：按照检查的影像结果，来治疗疾病，看起来很先进，其实往往有郑人买履，削足适履之嫌。人在高龄，血管硬化，血压升高，器官萎缩，即使有些许脑梗死，也属于正常生理现象，无相关临床表现而以机器检查的结论来治疗，故而乏效。遵辨证施治的治疗原则，从痰饮病来辨治此头晕，痰饮温化，咳嗽递减，疗效果然应手。

7. 桃花汤

原文：少阴病，下利便脓血者，桃花汤主之。

浅释：冠名少阴病，则知下利便脓血为虚寒，用桃花汤主治。

原文：少阴病，二三日至四五日，腹痛，小便不利，下利不止，便脓血者，桃花汤主之。

浅释：少阴病见脉微细，但欲寐。数日至一候后，腹中疼痛，小便不利，下利不止夹杂脓血，用桃花汤主治。

原文：下利便脓血者，桃花汤主之。

浅释：下利，大便中有脓血夹杂，用桃花汤主治。

◇ 桃花汤方

赤石脂一斤，一半剉，一半筛末　干姜一两　粳米一升

上三味，以水七升，煮米令熟，去渣，温服七合，内赤石脂末方寸匕，日三服。若一服愈，余勿服。

浅释：本方因煮汤色如桃花故名。赤石脂味甘、涩，性温，有收涩、固脱，止血、生肌功效。配伍干姜，即为温涩之剂，用粳米，即有补益之功，是药食同用法。赤石脂本为土质，其性微温，有黏涩之力，是天然肠黏膜保护药，故能治肠溃生脓血。

方中重用赤石脂为主药，一半煮汤，一半为末服，独具匠心，因治下利，散剂优于汤剂。赤石脂性平和，虽重用犹恐不能胜病，故又用一半筛细末，纳汤药中服之。服细末，能护肠中黏膜，且能生肌止血。用干姜，是因此证本为虚寒，或因热痢久而转化为虚寒，肠黏膜损伤，寒凝血滞化为脓血，干姜善祛寒，又可止血。用粳米能和胃补益，可为治下利之辅佐食品。临床运用，若为增加黏涩之力，亦可用糯米。方后云："若一服愈，余勿服。"是告诫不可过剂，防止因过度收涩而大便不通。

本方主治久痢不愈，阳气衰弱，症见下利脓血，色黯不泽，腹痛喜温，舌淡苔白，脉迟弱、微细者。现常用于慢性肠炎、溃疡性结肠炎、痢疾久而不愈等见所述症候者。

案例一：下利脓血（刘渡舟医案）

程某，男，56岁。

患肠伤寒住院治疗40余日，基本已愈。唯大便泻下脓血，血多而脓少，日行三四次，腹中时痛，屡治不效。其人面色素来不泽，手脚发凉，体疲食减，六脉弦缓，舌淡而胖大。此证为脾肾阳虚，寒伤血络，下焦失约，属少阴下利便脓血无疑，且因久利之后，不但大肠滑脱，而气血虚衰亦在所难免。治当温涩固脱保元。

赤石脂（一半煎汤、一半研末冲服）30g　炮姜9g　粳米9g　人参9g　黄芪9g

服 3 剂而血止，再服 3 剂大便不泻而体力转佳。转方用归脾汤加减，巩固疗效而收功。

凤翘按：肠伤寒是一种人为命名为伤寒杆菌的细菌进入消化道感染所致疾病，发热、头痛、全身不适、恶心、呕吐、腹泻等为其主要症状。在不同病变阶段可以是伤寒的某证，不可与伤寒混为一谈。病理损伤主要在肠道，可以引起溃疡，出血、肠穿孔是比较常见的并发症。

本案患病 40 余日，经过治疗后遗泻下脓血，腹中时痛，面色不泽，手脚凉，疲倦食减，舌淡胖大，脉弦缓，是虚寒之诊，治当予温药。人参、黄芪、肉桂、甘草相伍，名保元汤，为补养助生气血之剂。因用肉桂有动血之虞，故于桃花汤加味之中，只取人参、黄芪益气补虚，干姜炮用，止血之功更著，共成温涩固脱补养之方。

案例二：痢疾滑脱（倪少恒. 痢疾的表里寒热虚实证治）

倪某，男，51 岁，1959 年 9 月 3 日初诊。

患者下痢已久，便下白垢，清澈不多，有时随矢气而出，难于自禁，精神倦怠，里急后重不甚。舌苔白，脉细，拟温中固涩法，投以桃花汤。

赤石脂 30g　淡干姜 9g　粳米一撮　诃子肉（煨）3 枚

服 2 剂痢止，后以异功散调理治愈。

凤翘按：桃花汤虽为下痢脓血而设，然其固涩之效可以通治大肠滑脱之利。余取桃花汤意，二十余年来，用赤石脂一味，研为细末，治小儿因多食寒凉所伤，或因病输液抗感染治疗，菌群紊乱而致下利不止者，用热粥调服之效良。且赤石脂无异味，适合小儿服用，是简、便、效、廉之法。

本案加味诃子，是增收敛、止泻之效。痢止后与人参、茯苓、白术、甘草、陈皮做散，名五味异功散，可健脾理气，治脾胃虚弱，中焦气滞，脘痞不舒，饮食减少，大便溏薄者，是平补之剂。

案例三：休息痢（中医医案医话集锦）

周某，女，43 岁，营业员，1976 年 3 月 20 日初诊。

自述痢疾已 1 年半，最初因吃生冷食物过量引起。始患时泻红白痢，日泻五六次，经治疗好转。月余后复发，症状同前，化验为痢疾，服药即好，但容易复发，屡治屡发。形成腹痛就泻，泻后腹痛消失，已一年零八个月。近来加重，每日腹痛腹泻五六次，稀粪中夹赤白垢，有黏液，有时带脓血，色黯不鲜，还有白冻。患者形容萎靡，精神困乏，脉微细缓，舌白苔，治宜温中散寒涩肠止泻，方用桃花汤加味治之。

赤石脂 30g　干姜 15g　粳米 30g　木香 3g　罂粟壳 9g　茯苓 9g　白术 9g 枳壳 6g

3月22日二诊：服药 2 剂后，症减轻。仍用原方续服 3 剂。

3月25日三诊：服药后，自觉腹中温暖，饮食增加，各症状均消失，要求根治。仍以原方再服 5 剂，隔日 1 剂，病告痊愈。

凤翅按：病始为痢疾，久治不愈，或祛邪不彻，或治失其法，成为休息痢。泻利稀薄，夹杂赤白黏液，时带脓血，且色黯不鲜，无里急后重，肠中当有溃疡。萎靡困乏，脉细苔白，是久泻伤脾阳，脾阳下陷，湿热之滞下变为虚寒之下利，邪少虚多，治当温涩固肠。

用桃花汤收敛溃疡，因腹痛而泻，肠中当有余留之滞气，故加味木香、枳壳理气，罂粟壳可涩肠止痛，茯苓、白术是因脾虚而用。

案例四：久痢脓血（李健颐. 桃花汤治疗慢性阿米巴痢疾的初步体会）

陈某，男，34 岁。1957 年 1 月 15 日来诊。

于 1956 年 6 月中旬起患痢疾。初下痢腹痛，里急后重，日夜排便数十次，经西医注射服药，病症转好，唯每日仍下五六次，粪带些脓血，腹胀嗳气，夜间较为严重，已有六七个月。寒热温补诸药遍尝殆尽，均不见效，去年来省治疗，仅用桃花汤治愈。

赤石脂 9g　禹余粮 9g　炮姜炭 4.5g　诃子肉 9g　炒山药 30g　炒地榆 15g 龙骨 30g　牡蛎 30g　山楂炭 9g

上方连服 3 剂，下痢即止，唯腹胀嗳气未减，改用香砂六君子汤加赭石、川厚朴、柿蒂、丁香，连服五六剂，自己回家调养。

凤翅按：患痢因检查为阿米巴痢疾，用西药抑制病原体或杀灭病原体，致病因素已被抑制甚至祛除，故病症好转。然而因患病所致肠道损伤者难愈，故仍下痢脓血不止，以治虚寒下利脓血专方桃花汤之中加味治之。

禹余粮味甘、涩，性平，与赤石脂配伍名赤石脂禹余粮汤，治"利在下焦"，是止滑脱固涩之剂。诃子、炒地榆收涩，炒山药补脾亦可固涩，炒山楂化积滞，都是对症之药。龙骨、牡蛎似乎用之不妥，属堆砌之药，即便用之，也应当用煅龙骨、牡蛎。下痢止后，腹胀、嗳气未止，属脾虚腹胀满，香砂六君子加味

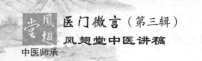
也为对证之方，然不若予厚朴生姜半夏甘草人参汤，更为合证。

◎ 吴茱萸类方

1. 吴茱萸汤

原文：食谷欲呕，属阳明也，吴茱萸汤主之。得汤反剧者，属上焦也。

浅释：吃了食物想呕吐，是属于中焦的胃病，用吴茱萸汤治疗。如果服了吴茱萸汤反而呕吐的症状加重，是属于上焦的病变。

原文：少阴病，吐利，手足厥冷，烦躁欲死者，吴茱萸汤主之。

浅释：呕吐、下利，手足厥冷，如果烦躁欲死，用吴茱萸汤主治。此有别于"少阴病，吐利，躁烦，四逆者死"的危重症，寒逆与亡阳当鉴别诊断。

原文：干呕，吐涎沫，头痛者，吴茱萸汤主之。

浅释：胃气上逆则干呕，胃有寒涎则吐涎沫，寒气冲逆则头痛，用吴茱萸汤主治。

原文：呕而胸满者，吴茱萸汤主之。

浅释：有呕吐而胸满的症状，可以考虑用吴茱萸汤主治。

◇ 吴茱萸汤方

吴茱萸（洗）一升　人参三两　生姜（切）六两　大枣十二枚

上四味，以水七升，煮取二升，去渣，温服七合，日三服。

浅释：吴茱萸味辛、苦，性热，辛开苦降阴寒冲逆之气，下气最速。重用吴茱萸降逆上之寒，消浊阴之气，开郁结之阳为君，生姜散饮止呕为臣，人参补益中气为佐，大枣味甘调味为使，共奏降冲逆、止呕吐、温中宫之功效。

《本经疏证》："历观吴茱萸所治之证，皆以阴壅阳为患，其所壅之处，又皆在中宫。是故干呕，吐涎沫，头痛，食谷欲呕，阴壅阳于上，不得下达也；吐利，手足逆冷，烦躁欲死，手足厥寒，脉细欲绝，阴壅阳于中，不得上下，并不得外达也。"故用吴茱萸在于使浊阴散，而阳郁能伸，非如干姜、附子能温补阳气者。本方主治数条俱有呕、吐症候，虽所治症候有不同，然都主以吴茱萸汤，是独守中宫法。《本草经读》："仲景取吴茱萸大辛大温之威烈，佐人参之冲和，以安中气，姜枣之和胃，以行四末，专求阳明，更是绝处逢生之妙。"故吴茱萸汤证虽可见三阴病之候，实为治阳明之方，当鉴别诊断。

本方常用于治疗胃炎、胃溃疡、呕吐症、神经性头痛、颅内压增高、高血压头痛、耳源性眩晕等，见上述症候而属于阴寒浊气上逆病机者。

用吴茱萸者还有当归四逆加吴茱萸生姜汤，在本讲稿第二辑桂枝类方中已述。仲景用吴茱萸，皆用于寒湿阻滞，阴壅而阳不布达证，是辛热燥剂，故阴虚者，或阴虚有热者，皆慎用或禁用吴茱萸，又不宜多服、久服，防止损气动火。

案例一：痰厥头痛（柳并耕．头痛治验二则）

李某，男，59岁，农民。1973年5月4日初诊。

患者年近六旬，身体颇健，素有吐清涎史。若遇气候变迁，头痛骤发，而以巅顶为甚。前医投以温药，稍有验。近年来因家事烦劳过度，是以头痛日益增剧，并经常咳嗽，吐痰涎，畏寒恶风，经中西医治疗未效，邀余诊治。

症见精神困倦，胃纳欠佳，舌苔润滑，脉象细滑。根据头痛吐涎，畏寒等症状辨证，是阳气不振，浊阴之邪，引动肝气上逆所致。治宜温中补虚，降逆行痰，主以吴茱萸汤。

党参30g　吴茱萸9g　生姜15g　大枣8枚

连服4剂，头痛渐减，吐涎亦少，且小便也略有清长。此乃寒降阳升，脾胃得以运化之机。前方即效，乃再守原方，续进5剂，诸症痊愈。

凤翅按：呕吐清涎，是胃有寒饮，其舌苔润滑，脉细滑可以为证。"病痰饮者，当以温药和之。"故投温药有验，然治之不愈，必有遗漏。吐痰涎，并发头痛，当有浊阴上逆，故取吴茱萸汤主之。本案症候突出，投吴茱萸汤即可，寒浊之气降，胃阳得运，痰涎自去而诸症愈，但党参用量过重，吴茱萸量少，不合制方体例，且汤药味道过甜对吐涎有所不宜。

案例二：顽固性偏头痛（陈邵宗．吴茱萸汤治愈偏头痛一例介绍）

杨某，女，53岁。

患者于13年前产后即患偏头痛病，呈发作性头痛，有头顶胀痛，同时伴有呕吐涎沫，甚或吐出胆汁样物，每次发作常需卧床休息，短则二三天，长则一周始能恢复，伴见食欲不振及失眠，初起数月一次，后面渐加剧，食不下咽，必须卧床。初服止痛药有效，近数年来历经治疗无效，患者绝经已8年。

西医诊断：偏头痛（顽固性）

中医诊疗过程：头痛连脑，目眩，干呕吐涎沫，时发时止，体胖，脸色白，舌净，脉弦细。辨证：厥阴肝经头痛。厥阴寒浊上扰清窍，宜吴茱萸汤升清降浊，加归、芍养肝为治。

吴茱萸 12g　党参 15g　生姜 12g　大枣 8 枚　当归 9g　白芍 12g

上方每日 1 剂，连服 2 剂后，症状大减。再服 3 剂，一切症状消失。追踪观察 5 个月，症状未见复发。

凤翅按：吴茱萸汤证之头痛，因痛可在巅顶，故有认为是肝经寒邪循经上逆所致，因足厥阴肝经与督脉会于巅之故，以经脉为解，或认为吴茱萸汤证是"六经病"厥阴肝经之病，故痛在经脉之巅是其必然，此说古来俱有，似为有理，然证之临床，不尽如此。此头痛也可在项之外之头顶、头侧、前额、后脑等处，因伴随有呕吐涎沫，实为寒气冲逆所致，故不可以经脉为解。

本案偏头痛发作，痛而连脑，头顶胀痛，目眩，呕吐涎沫，脉弦细，是吴茱萸汤证，故十数年产后之病，投方速效者，在于辛开胃脘之寒结，苦降阴霾之浊气，胃脘之阳气伸，清气上行头痛自止。当归、芍药所治在腹痛，至于加归、芍养肝，似乎蛇足之药。

案例三：神经性呕吐（张俊杰. 吴茱萸汤治疗神经性呕吐）

运某，女，25 岁，工人。1976 年 4 月来诊。

间断呕吐 1 年余。缘于 1 年前开始呕吐，最初症状轻微，自己和家人却以为饮食不当所致，未予治疗，但呕吐日益加重，方始求医。某医院诊断为神经性呕吐。经过中西医治疗，症状不见好转。

症见：每饭后即吐，特点为一口一口吐少量食物和酸水。吐出物淡而无味，吐前无恶心，也不痛苦。食欲尚可，二便正常，一般情况尚好，但伴有周身无力。脉沉，舌淡苔白。

辨证：属胃虚寒，寒气客于胃，久恋不去，升降失司，故胃气上逆而呕。治以温中补虚，降逆止吐。

吴茱萸 9g　太子参 15g　生姜 9g　大枣 5 个　半夏 15g　茯苓 15g

上方服 3 剂症除。原方再服 2 剂以巩固治疗。1 年后随访，一直未发作。

凤翅按：西医学认为神经性呕吐是一种心因性疾病，以反复发作的呕吐为特征，并无器质性病变作为病理基础，常与心理 - 社会因素有关，故无特殊治疗办法。

本案除饭后即一口一口吐少量食物和酸水外，并无其他不适，甚至恶心感也无，但是从吐出物淡而无味，脉沉，舌苔淡白，诊断为胃中虚寒，胃气上逆而吐。此等症候，并无剧烈冲逆，故少用吴茱萸，合参、姜、枣，并加半夏、茯苓，即成吴茱萸、小半夏加茯苓汤之合方，起到祛寒温中补虚、降逆化饮止吐功效。

案例四：胃反（闫云科．临证实验录）

田家庄同学解某之父，52 岁，在乡躬耕。

呕吐已历月余，日不间断，有时吐出物系前日所食之物。朝食暮吐，或暮食朝吐者，翻胃也，本属难治之病，于乡里服药数剂，毫不见效。自认已成癌症，大限将至，不再求治。解某大孝，素以承颜顺志为众称赞，泣恳赴并诊治。时余在太原市中医研究所进修，故有先诊之机。解翁皓首苍颜，形容憔悴，舌质淡，苔白滑。询知呕吐物多为清水，少有食物，手足不温，脉象弦细。一俟诊毕，即悉知病因，谓之易治，无须找余师。之所以敢夸海口者，因观其脾胃虚寒，浊气上逆诸症大显，如呕吐清水，手足不温，舌苔白滑，脉象沉细，比比皆是。并无实证、热证兼夹，非丝萝藤缠，迷离复杂也。拟吴茱萸汤原方。

吴茱萸 10g　党参 10g　生姜 10 片　大枣 5 枚

2 剂。

二诊：呕吐止，手足转温，脉舌同前。原方 3 剂，呕吐再未发生，遂欣然归乡。

凤翅按："朝食暮吐，暮食朝吐，宿谷不化，名曰胃反。"胃反也称为翻胃，多有因胃之下口幽门病变所致者，比如痉挛、水肿、肿瘤等导致幽门梗阻不通，食物不能下行，食后久而吐出。

"胃反呕吐者，大半夏汤主之。""干呕吐逆，吐涎沫，半夏干姜散主之。"此二方都可治呕吐。大半夏用人参、白蜜与半夏配伍，当有大便燥结，在于补中润燥止吐，干姜半夏散在于温中散寒止吐，本案似乎亦可用此二方。然舌淡，苔白滑，呕吐多为清水，手足不温，脉沉细，一派虚寒浊阴上逆病象，故取吴茱萸汤治之。见手足不温、呕吐清水、不欲冷饮、脉象弦细、沉细，即可投方。

案例五：婴儿呕吐（天津中医院儿科继承小组．吴茱萸汤的应用经验）

田某，男，2 个月。

出生后即见呕吐。多在进乳或饮水后 4 ～ 5 分钟即喷吐而出，吐物清淡无臭。延 50 余天呕吐未止，在某医院诊断为"幽门痉挛"，予解痉镇吐药治疗无效。

诊见患儿面色晦滞，精神委顿，形体瘦弱，哭声低微。检查：心肺无异常，腹胀而软，可见逆蠕动波形。舌淡苔白，指纹淡红。

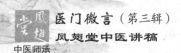
证属脾胃虚寒，浊阴上逆，治宜温胃降逆止吐。

吴茱萸、党参各0.6g　生姜1.2g　大枣1枚　黄连0.3g

水煎至50ml，分2次频服。

服药2剂，呕吐减轻，继进2剂吐止，食欲转佳，又予2剂以巩固疗效。

凤翅按：与垂直的成人胃不同，婴儿的胃呈水平位，直到小儿开始会走路时，胃的位置才逐渐变为垂直位。由于贲门处较宽，该处的括约肌发育还不完善，关闭作用不够强。在吃过多的奶汁，或吞咽过程中进入过多空气后，容易出现溢乳，这是正常生理现象。这就需要在哺乳过程中不能过于平卧，应该斜抱或多竖起拍背。而幽门处的括约肌发育较好，但由于婴儿神经调节功能不成熟，也常会引起幽门痉挛而产生呕吐。

本案婴儿哺乳或饮水后即刻发生呕吐，2个月不止，已属于病态。舌淡苔白，指纹淡红是寒，呕吐属喷射性是气冲逆表现，故予吴茱萸汤温胃降逆，痉挛解除，呕吐即止。黄连与吴茱萸相伍，可治因热而呕吐吞酸，然本案无热可清，故用黄连似乎不妥，不如加半夏合生姜成小半夏汤止吐，或加味芍药解痉缓急。

案例六：吐利烦躁（刘金发．吴茱萸汤的临床运用经验）

郭某，女，62岁。

先上吐下泻，厥逆无脉，泻下清水，转筋。用通脉四逆汤，结合注射葡萄糖盐水后，泻减，脉现微细，但烦躁，呕吐甚剧，手足厥冷，此系阴盛阳虚，浊气上逆。处方：

吴茱萸15g　高丽参9g　生姜24g　大枣4枚

服1剂后，症减，再服1剂，诸症均愈，用理中汤以善后。

凤翅按：吐、泻，厥逆无脉，予通脉四逆汤后泻减，脉出，是阳回之佳象。但烦躁、呕吐甚剧、手足厥冷，应当鉴别于吐、利，神智淡漠，躁动不安，四肢逆冷的"少阴病，吐、利，躁烦，四逆者死"之危证。此"烦躁"是因呕吐而胃中极度不适，是阴盛浊气上逆所致，故予吴茱萸汤镇阴寒之逆气，呕吐止则烦躁去而安。

案例七：阴烦（李海颖医案）

要某，女，63岁。

丙寅春月病手肢疖疮，住院治疗周余，疮愈。继而变生夜间失眠之苦，服镇静催眠药，反日渐加剧，彻夜烦躁不得眠。改肌注速效镇静药，病人反夜烦更剧，大声哀叹不休，至天亮方安然入睡，每晚如是。虽中西药合治，但不取效。时逾半月余，前邀余试诊。

诊见：病人面色晦暗，手足逆冷，食纳不佳。语言正常，白日静坐不烦，大便微溏，舌质淡红无苔，双脉沉迟有力。辨证为肝肾阳虚，中阳不振，浊阴气逆之阴烦（虚烦）证。治拟温中补虚，降逆散寒。方选吴茱萸汤。

吴茱萸、人参各 9g　生姜 18g　大枣 12g

1 剂。水煎，日 3 服。

服药后，病人当夜安然入睡，呼之不醒。知药中病机，守原方，继服 1 剂而告痊愈。1 年后访，无复发。

凤翅按：病患疖疮，定予抗生素或清热解毒之剂，虽疮愈而害其胃，胃不和则卧不安。烦躁不得眠若为表象所惑，也会多予安神、清热、镇定之剂，反夜更剧者，必有所误。从病人面色晦暗，手足逆冷，食纳不佳，大便微溏，舌淡红无苔，脉沉迟可以看出是阴寒病象。合夜为重阴之时，主客加临，其阴寒更盛，阳虚不得潜藏，故烦躁加剧而不得寐，此为病理。若以大声哀叹不休是"烦躁欲死"看，为胃中极度不适所致。投吴茱萸汤降寒逆开阳郁，烦躁止则自安眠。

案例八：烦躁（自案）

张某，女，35 岁，武汉人，铁路工会干事。1994 年诊。

患者患心烦病六七年，襄阳、武汉二地中西医治疗乏效，所知者仅龙胆泻肝、归脾、养心等剂。月经先后不定，颜色暗黑，腹痛腰酸，脉弦舌红。诊断为血分伏热，予丹栀逍遥散治之。其始数剂即效，其续效困。自觉能力有限，即问难于父。父问其烦躁何类，详细告知，父沉思片刻，口中吟出："少阴病，吐利，手足厥冷，烦躁欲死者，吴茱萸汤主之。"嘱再仔细诊断。

再诊：烦躁不定时发作，即使在办公室，一旦发作也不顾形象，捶胸抓头，来回踱步，烦躁欲死，常常夜不安眠。曾怀疑患精神病，有自杀倾向。脉弦而细，心下饱满，常喜干呕，口中多出清水，烦躁随即而来，嗳气才得以舒畅。手脚常冷，每年入秋便早着厚衣。此病虽非少阴病吐、利之症，但有胃寒气逆之候。化裁四逆散合吴茱萸汤。

柴胡 15g　枳实 15g　炙甘草 10g　白芍 10g　党参 12g　姜半夏 15g　吴茱萸 10g

姜、枣为引。至此，病入坦途。此方变化出入，始终不离吴茱萸汤，吴茱萸量渐至 30g，热水泡去苦烈汁用。多年顽疾，月余渐愈。为防复来，变汤为丸以善后。

凤翅按：从此案可以看出，吴茱萸汤证之烦躁，非少阴病亡阳之躁。本乃胃中有寒饮浊气盘踞，冲逆刺激胃而产生极度不适所致，当与少阴病吐、利之四肢厥冷，神志淡漠，身不由己，亡阳之躁动不安相鉴别。"烦躁欲死"之描述，应当深刻理解，其一，烦躁之极不可忍受，其二，烦躁不耐有自尽之心，临证当细心体察。

案例九：胃脘痛（刘渡舟. 经方临证指南）

某女，32 岁。

主诉胃脘疼痛，多吐涎水而心烦。舌质淡嫩，苔水滑，脉弦无力。初以为胃中有寒而心阳不足，投以桂枝甘草汤加木香、砂仁，无效。再询其证，有烦躁夜甚，涌吐清涎绵绵不绝，且头额作痛。辨为肝胃虚寒挟饮。

吴茱萸 9g　生姜 15g　党参 12g　大枣 12 枚

服 3 剂后，诸症皆消。

凤翅按：脘痛吐涎，舌淡嫩，苔水滑，脉弦无力，是胃寒有饮。寒饮窃据心下，阳气郁而不得散，是以生心烦。夜半阴气盛，又值夜半丑时一阳初升，阳气不足与阴寒交争，是以烦躁夜甚。水饮寒浊之气上逆，涌吐清涎而头痛。吴茱萸苦热降寒逆，辛热散寒开阳郁，生姜散水饮，参、枣助胃气。本案，大枣用量失宜，汤味过甜有失经旨。

案例十：治高血压病（万友生. 吴茱萸汤温降"高血压"）

万某，男，51 岁。

患"高血压病"。曾经本市各医院检查，血压高达 240/140mmHg，数年不愈，曾经到处求治。1963 年 2 月 19 日请我诊治。问其症，头晕甚而巅顶时痛，并有沉重感，头皮麻木，切以指甲不知痛痒，两目迎风流泪，四肢麻痹无力，精神疲倦，怯寒甚，遇天寒风大即不敢外出，如果受寒则胸胃隐痛，口淡出水，饮食减少而喜热恶冷，时或噫气吐酸，大便时闭时通，或硬或溏，但溏粪时多，小便有时不利，色多清白。闻其声，重而不扬。观其色，面部晦暗而浮肿，唇舌之色亦然。切其脉，弦甚而迟。综观上述症候，可以看出头晕巅顶痛是其主症，这和《伤寒论》所谓"干呕吐涎沫，头痛者，吴茱萸汤主之"是完全吻合的。处方如下。

第一方（2 月 19 日）

吴茱萸 15g　党参 9g　生姜 15g　大枣 15g

服上方 5 剂后，头晕见减，血压降为 220/120mmHg。守原方加青木香 15g，连进 5 剂，血压降至 160/110mmHg。不料守原方再服数剂后，头晕复加，血压复升至 180/120mmHg。因虑其阳损及阴，恐非纯阳方剂所能收其全功，乃用阴阳兼顾法，改用肾气丸方如下。

第二方（3 月 9 日）

熟附子 15g　肉桂（研末冲服）2.5g　地黄 15g　山茱萸 9g　山药 12g　茯苓 9g　牡丹皮 9g　牛膝 9g

服后即感不适，血压继续升至 200/120mmHg，表明阴未受损，阴药难投，仍属厥阴之候，应守原方加减如下。

第三方（3 月 11 日）

吴茱萸 15g　生姜 18g　大枣 30g　党参 15g　旋覆花（包煎）15g　赭石 15g

服后即得安稳，守原方加量，共服 20 余剂，诸症全除。经西医反复检查血压恢复到正常（140/80mmHg）。4 个月后追访，血压稳定，一切正常。

凤翅按：血压为一体征，血压升高不降，西医学谓之"高血压病"。引起血压升高的病因诸多，若见血压高即予"降压"治疗，或以为"肝阳""肝风""阴虚"而予镇肝、息风、潜阳、镇定、滋阴之剂，多有不应者，是不审证求因、辨证施治之过。

本案患者，"高血压病"数年，其症头晕甚而巅顶时痛，乍一看是肝阳上亢之证，然精神疲倦，怯寒甚，遇寒胸胃隐痛，口淡出水，喜热恶冷，脉弦甚而迟，是阴寒无疑。噫气吐酸，溏粪时多，小便时有不利，色多清白，面部、唇色晦暗而浮肿，也是其阴寒佐证。提取主证头晕巅顶痛，口淡出水，脉弦迟断为吴茱萸汤证。

药后血压即降，验证此"高血压病"为阴寒浊气上逆所致。中医治病，当循辨证施治之原则，对于单味药之药理作用应当谨慎对待，本来方已对证，药已生效，当守方续进，据青木香有"降压"药理作用而加之，实属蛇足，服之数剂虽然血压续降，再服头晕复加，血压又升者，是因青木香苦寒之性本不合此阴寒之证故也。又不细审，本来无证据可凭，臆想虑其阳损及阴，用阴阳兼顾法，改用肾气汤，服之又逆。痛定思痛，回到初衷，仍予吴茱萸汤，加旋覆花、赭石是助消水饮、降逆气，也合法度。守方即愈此顽固"高血压病"。

案例十一：瀑布型胃呕吐（张金山．吴茱萸汤治愈瀑布型胃一例报告）

某男，30岁，1960年4月1日就诊。

患者自1956年起，偶有不定时恶心呕吐，吐出未消化食物。在1957年3月，转为每晨发作，先有腹胀感，然后喷射性呕吐，吐出黄色黏液，味酸，每次持续10～40分钟，吐后才舒适轻快，饮食如常，无不适感，大便偏稀，有脓血（从1852年至就诊时患阿米巴痢疾），常有头晕感。

1957年发生规律性呕吐后，先后用过抗酸药、镇吐药、解痉药、针灸等，以及改变生活条件与作息时间等多种疗法。又曾服中药旋覆代赭汤、六君子汤、理中汤、左金丸、四神丸等，最多者达百余剂，有时稍轻快，中间有19日未曾呕吐，以后仍复发如前，继续治疗终未见效，曾请外科会诊数次，均建议剖腹探查，未经同意而止。

入院后经过体检与实验室检查，无特殊发现。胃液分析：游离酸及总酸度均显著增高。胃肠造影：胃显示瀑布型，诊断为瀑布型胃。

治疗经过：根据病史，起病已3年余，呕吐涎沫，面色呈红紫而稍晦，语声虽响亮而气似短促，脉沉弦细，按之稍弱。脉症合参，显属阴证、虚证无疑。与"干呕，吐涎沫，头痛者，吴茱萸汤主之"颇相吻合，予大剂吴茱萸汤加味。

吴茱萸24g　生姜30g　大枣12枚　党参30g　法半夏12g

服1剂，呕吐即止。原方再服20余剂，追踪观察3个月余，未见复发。

凤翅按："瀑布型胃"本是人体四种胃型之一，属正常生理形态，原不应有异常表现，但因其形态特殊，常常引起诸多症状。此型胃底部呈囊袋状，容量较大并向后下倾斜。食物通过贲门先流入此部，充满囊袋后再似瀑布样流入胃体及胃窦部。且囊袋内的食物沉积于囊底不易排空，尤其是辛辣、油腻等食物长时间滞留，对局部黏膜产生刺激，并且产气，可出现如上腹不适、恶心、嗳气、反酸等症状，西医学无特殊治疗方法。

本案患病数年之久，其起因推测是患痢后，因治疗药物刺激，导致胃功能紊乱所致。据呕吐涎沫，脉沉弦细，按之弱，结合以往病史及所用方药，遵有是证用是方之原则，予吴茱萸汤镇阴寒、降浊气、补胃气，合之小半夏汤，其效显然。

2. 温经汤

原文：问曰：妇人年五十所，病下利（利当为血之误），数十日不止，暮即发热，少腹里急，腹满，手掌烦热，唇口干燥，何也？师曰：此病属带下，何以故？曾经半产，瘀血在少腹不去。何以知之？其证唇口干燥，故知之，当以温经汤主之。

浅释：问：妇女五十岁了，已经到了绝经的年纪，患阴道出血，几十天不止，傍晚即感觉身体发热，小腹拘急甚至疼痛，腹胀满，手心发热、烦躁，嘴唇、口中干燥欲饮，这是为什么？老师回答：这是属于带下病，什么原因导致有这些症状呢？是因为曾经小产过，瘀血留滞在小腹子宫里未祛除的缘故。怎么知道是这原因呢？她的症状有唇、口干燥，所以知道有瘀血。当用温经汤主治。

◇ **温经汤方**

吴茱萸三两　当归、芎䓖、芍药各二两　人参、桂枝、阿胶、丹皮（去心）、生姜、甘草各二两　半夏半升　麦冬（去心）一升

上十二味，以水一斗，煮取三升，分温三服。亦主妇人少腹寒，久不受胎，兼取崩中去血，或月水来过多，及至期不来。

浅释：本方及案，将在以后妇科专辑中详述。

◎ 附子类方

1. 四逆汤　干姜附子汤

原文：伤寒医下之，续得下利清谷不止，身疼痛者，急当救里。后身疼痛，清便自调者，急当救表。救里宜四逆汤，救表宜桂枝汤。

浅释：伤寒误用下药，随即大便泻下如清水，杂有不消化食物，身体疼痛，应该急温里寒。用药后身体仍然疼痛，但是大便已经正常，是里寒已去而表寒未解，应该急解表寒。温里寒适宜用四逆汤，解表寒适宜用桂枝汤。

原文：病发热头痛，脉反沉，若不瘥，身体疼痛，当救其里。

浅释：病有发热、头痛，是表证，应当得脉浮，而脉反沉，又治疗不愈，身体疼痛，这是里寒，当救治里证。

原文：脉浮而迟，表热里寒，下利清谷者，四逆汤主之。

浅释：脉浮，至数迟，是浮迟脉，脉迟为寒，虽然有表热，但是有泻下清水

夹杂不消化食物，这是里寒为主的症候，用四逆汤主治。

原文：少阴病，脉沉者，急温之，四逆汤主之。

浅释：少阴病，脉微细，但欲寐，又脉沉，应当急温里寒，用四逆汤主治。

原文：少阴病，饮食入口则吐，心中温温欲吐，复不能吐。始得之，手足寒，脉弦迟者，此胸中实，不可下也，当吐之。若膈上有寒饮，干呕者，不可吐也，当温之，宜四逆汤。

浅释：饮食入口即吐，或心中想吐，又吐不出来。如果病程不久，手足冷，脉弦、迟，形如少阴病，为少阴病类证，是胸中有痰、食等实邪阻碍阳气，不能外达四末，不可以用下法，应当用吐法。如果膈上有寒饮，干呕又吐不出，就不可用吐法，应当予温药，适宜用四逆汤治疗。

原文：大汗出，热不去，内拘急，四肢痛，又下利厥逆而恶寒者，四逆汤主之。

浅释：大汗出仍然发热不休，腹中拘急疼痛，四肢也痛，又有下利、手足厥冷而恶寒，这是阴寒内盛，用四逆汤主治。

原文：大汗，若大下利，而厥冷者，四逆汤主之。

浅释：大汗出，如果大下利不止，而又手足厥冷，用四逆汤主治。

原文：吐利汗出，发热恶寒，四肢拘急，手足厥冷者，四逆汤主之。

浅释：呕吐、下利、汗出并见，又发热、恶寒，四肢肌肉拘挛，手足厥冷，用四逆汤主治。

原文：下利腹胀满，身体疼痛者，先温其里，乃攻其表。温里宜四逆汤，攻表宜桂枝汤。

浅释：下利不止，腹中胀满，是脏寒，虽然身体疼痛，也应先温里寒，再治表寒。这是表里缓急的治疗原则。温里适宜四逆汤，治表适宜桂枝汤。

原文：呕而脉弱，小便复利，身有微热，见厥者难治，四逆汤主之。

浅释：呕吐而且脉弱，小便又多，身体微微发热，如果又见手足厥冷，是阳气虚衰，为难治，用四逆汤主治。

原文：既吐且利，小便复利而大汗出，下利清谷，内寒外热，脉微欲绝者，四逆汤主之。

浅释：既呕吐且下利，小便反而清长，而且大汗出不止，下利为清水夹杂不消化食物，这些表现是里有真寒而外有假热，阳气随着津液的散失而亡于外，脉很细微，几乎摸不到，用四逆汤主治。

◇ 四逆汤方

甘草（炙）二两　干姜一两半　附子（生用，去皮，破八片）一枚

上三味，以水三升，煮取一升二合，去渣，分温再服。强人可大附子一枚，干姜三两。

浅释：本方即甘草干姜汤加附子。以炙甘草守中为君，干姜温中使腹中热，附子强壮使阳气回，共为臣，方有燠土扶阳之功，为回阳救逆第一方。

生附子大辛大热，火性迅发，走而不守，开辟群阴，通彻上下、表里、内外，无所不到，为回阳救逆第一品药。但有阴寒内盛，阳气衰微之病机，见大汗、大吐、大泻，腹痛里急，肢厥脉微，舍此非他药莫属，故为急救回阳所必需者。

甘草干姜汤，温中焦阳气，即可提高消化吸收功能，附子有雄壮之气，可拯机体生理功能极度低下于顷刻。津液、阳气互根，津液所以载阳气，阳气所以摄津液，不可相离于须臾，合之神机旺，失之神机灭。于大吐、大泻、大汗出，丧失津液之际，振奋生机，有利于津液吸收运化，救危亡之阳气。故四逆汤本为吐、利、汗出、亡阳、四肢逆冷而设。

吐、利，太阴脏寒之本病，是土寒水湿，津液吸收运化障碍。用甘草、干姜温补守中，且干姜辛辣之味能刺激胃肠道黏膜对水液的再吸收，是故吐、利可止。若见汗出不止、肢体厥冷，脉微细，津液丧失过度，即合病少阴，是阳气衰微，不能敷布四末，温养脏腑、四肢百骸，即为亡阳，此时必用附子，振奋强壮机体生理功能，此即为四逆汤回阳救逆之理。

附子中者，重约 15g，三味共计量约 70g。汤法用水 600ml，煮取 240ml，则煎煮时间不长，再服，则每次服 120ml，是急方用法。强人，也即素身体强壮或身材高大之人，予大附子一枚，约合 30g，干姜三两，约合 45g，是因人制宜，当增剂量，言外之意，炙甘草亦当加量，则少、小、老、弱用量当减，以吐、利、汗出止，手足温，效而阳回为度。

原文：下之后，复发汗，昼日烦躁不得眠，夜而安静，不呕，不渴，无表证，脉沉微，身无大热者，干姜附子汤主之。

浅释：用了下法后，又发汗，伤了津液、阳气，白天欲睡，但是烦躁不能眠，夜间反而安静，无少阳病的欲呕，阳明病的口渴，也无太阳病的表证，脉沉而微，身体有微热，这是阴寒之极的烦躁，急用干姜附子汤治疗。

◇ 干姜附子汤方

干姜一两　附子（生用，去皮，破八片）一枚

上二味，以水三升，煮取一升，去渣，顿服。

浅释：干姜附子汤由干姜、附子两味组成，主治汗、下后，或本来阳气衰微而虚阳外扰，昼日烦躁较甚，欲睡而不得眠，入夜则较安，病情较急者设。凡见少阴病阳微之证，有烦躁昼甚夜安为特殊者，适用本方。此方不同四逆汤，而用生附子、干姜浓煎一次顿服，去甘草之甘缓守中，药力较四逆汤更峻。对照后文治少阴病下利脉微，或利不止，厥逆无脉，干呕烦者之危重症，用白通汤及白通加猪胆汁汤，俱不用甘草，则可互相印证。

仲景用附子，分生用、炮用两法。生则药性峻烈，用于回阳救逆，其大剂量为"大者一枚"，如通脉四逆汤、通脉四逆加猪胆汁汤；一般剂量为"一枚"，如干姜附子汤、四逆汤、白通汤、白通加猪胆汁汤、四逆加人参汤、茯苓四逆汤等方，这是视病情之轻重、缓急程度而定。炮用则药性温和，用于阳虚及风寒湿痹，一般为一枚，大剂量为三枚。治阳虚轻用，治风寒湿痹、镇痛则重用。如桂枝加附子汤治发汗后卫阳虚、漏汗不止，真武汤治阳虚水泛，皆用炮附子一枚温阳。甘草附子汤治风湿相搏，骨节烦痛，掣痛不得屈伸，用炮附子二枚；桂枝附子汤治风湿相搏，身体痛烦，不能自转侧，用炮附子三枚，都是用于逐寒湿而镇痛，剂量大小视疼痛程度有轻重。

除麻黄附子细辛汤、麻黄附子甘草汤、附子泻心汤等少数方外，仲景用附子，多与干姜相配伍，这是一般规律，所谓附子无干姜不热，是相须。干姜守而不走，无发汗、祛邪、散水作用，故治津液散失亡阳者，用干姜伍生附子。附子也与生姜同用，生姜有制约附子毒性作用，是相杀。生姜散而不守，凡发汗、利水、温经、散寒之剂，宜生姜伍炮附子，如桂枝附子汤、白术附子汤治风寒湿痹，真武汤治阳虚水泛，俱生姜与炮附子配伍。

案例一：阴盛阳微（俞长荣医案）

苏某妻，30余岁。

月经期中不慎冲水，夜间忽发寒战，继即沉沉而睡，人事不省，脉微细欲绝，手足厥逆。当即针人中及十宣穴出血，血色紫黯难以挤出。针时能呼痛，并一度苏醒，但不久仍呼呼入睡。此因阴寒太盛，阳气大衰，气血凝滞之故，急当

温经散寒挽扶阳气，拟大剂四逆汤一方。

炮附子24g　干姜12g　炙甘草12g

水煎，嘱分4次温服，每半小时灌服1次。

病者家属问：此症如此严重，为何将药分作四次，而不一次服下使其速愈？
我说：正因其症状严重，才取"重剂缓服"办法。其目的为使药力相继，缓缓振奋其阳气而驱散阴寒。譬如春临大地，冰雪自然溶解；如果1剂顿服，恐有"脉暴出"之变，譬如突然烈日当空，冰雪骤化，反致弥漫成灾。家属信服。服全剂未完，果然四肢转温，脉回，清醒如初。

凤翅按："血之与气，异名同类。"若平素阳气不旺，经期泄血，阳气必弱。冲水受凉，夜发寒战，是外感了，阳气欲抗阴寒，然阳气不足，不能御寒于外，寒自侵入于里，故阳气湮灭昏沉而睡，人事不省，手足厥逆。

"凡厥者，阴阳气不相顺接，便为厥，厥者，手足逆冷是也。"阴阳气交接在四末，刺十宣出血，即可疏通阴阳气交接之络脉，救厥逆顷刻之危，刺人中是醒神法。脉微欲绝，必须辛热挽扶阳气，故予四逆汤温之。非大汗、大下利而亡阳，无须急服而回阳救逆，故予峻药缓服法，使寒郁之微阳续生，恐阳气暴涨而飞越。

案例二：少阴伤寒（刘渡舟医案）

唐某，男，75岁。

冬月感寒，头痛发热，鼻流清涕，自服家存羚翘解毒丸，感觉精神甚疲，并且手足发凉，其子恳求刘老诊治。就诊时，见患者精神萎靡不振，懒于言语，切脉未久，即侧头欲睡，握其两手，凉而不温。视其舌则淡嫩而白，切其脉不浮而反沉。脉证所现，此为少阴伤寒之症候。肾阳已虚，老怕伤寒，如再进凉药，必拔肾根，恐生巨测。法当急温少阴，予四逆汤。

附子12g　干姜10g　炙甘草10g

服1剂，精神转佳。再剂，手足转温而愈。

凤翅按："阳气者，若天与日，失其所则折寿而不彰。"卫外之阳谓之卫气，病感寒而发热，是卫外阳气抵御外邪，若卫阳之气衰，即不可与寒争锋，是卫气所出之下焦阳气弱耳。

老人阳气日衰，故外感多有少阴病。自服寒凉克伐阳气之羚翘解毒丸，续而手足逆冷，但欲寐，脉沉，阳气几欲熄，是现少阴之病象。"少阴病，脉沉者，

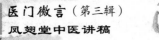

急温之，四逆汤主之。"是急当救里之法。里之阳气壮，卫气自能驱除寒邪。

案例三：小儿泄泻（汪万顷．四逆汤加黄连治疗小儿泄泻 70 例）

徐某，男，7 个月。1963 年 8 月 7 日初诊。

因母乳不足，每日喂米糊三次，两月前因喂米糊过饱，腹胀吐泻，发高热，西医治疗后，热退，腹泻昼夜达 10 多次，继续服用西药 6 天无效。改中医治疗 8 天，腹泻渐减至 1 日 4～5 次，因小儿服药不便而停药。两天前因受凉腹泻加重，每日 7～8 次，粪稀薄如蛋花汤，精神萎靡，夜间啼哭不宁，来门诊治疗。但是苔白而少津，四肢逆冷。断为脾肾虚寒，邪热留恋胃肠。予四逆汤煎剂。

先将制附子 1.5g，干姜、甘草各 9g，加水 350ml，微火煎至 150ml，再加入黄连 9g，仍用微火煎至 80ml，过滤后，加入砂糖适量，煮沸后备用。每次 8ml，4 个小时 1 次。

次日复诊：精神好转，大便次数减至 4～5 次，四肢已温，续服 3 天而愈。最近患儿感冒来所治疗，据家长告知，前次腹泻愈后，迄今未患过泄泻。

凤翅按：余治小儿发热、泄泻，有因外感输液，寒凉伤中续泻者，有喂养不慎或受凉而泻者，若有发热，见舌淡、指纹淡红，即予桂枝人参汤，多随手而愈。

本案乳儿过食而发热、吐泻，是伤食而病，应发散消食，误治寒中，昼夜泻达 10 余次，即为"自利益甚"，当温太阴之脏。改中医治后，泻减，再感寒而泻加重，粪稀如蛋花汤，是水食不别，即为"下利清谷"，又有神疲、肢冷，夜间啼哭不宁可视为烦躁，当为并病少阴，应主治四逆汤。

黄连清热燥湿，可厚肠止泻，用于湿热之利，但本案诊断有邪热留恋胃肠，并无邪热证据可凭，苦寒之性于此虚寒之证应当不合。

案例四：大汗（闫云科．临证实验录）

挚友贾君，因病不育，抱养一子，视如己出，不啻明珠耳。子近 3 岁，其身不高，齿不齐，行立迟，言语缓，先天不足也。一日申酉发热，体温 39.4℃，请治于西医，点滴消炎液体，并滴入地塞米松一支（剂量不详），输毕归。

子夜，患儿大汗淋漓，拭之不尽，瞑目沉睡，呼之不应，推之不动。急唤余诊，视其面色苍白，鼻息咻咻，全身冰冷，非仅四肢厥冷也。撬齿观之，舌淡润滑。脉细如丝，指纹淡红，已近命关矣。

观其脉证，此大汗亡阳也。急宜回阳抑阴，以挽阴阳立绝之势，若阳气回复，则阴液固敛，汗自止也。拟四逆汤。

附子 3g　干姜 3g　炙甘草 3g

上药捣碎，开水煎煮，频频撬喂。及拂晓，1 剂已尽，汗渐止。面微转红，肌肤四末亦温，阳气虽回，犹仍不足。改用桂枝汤以温阳益阴。

桂枝 4.5g　白芍 4.5g　甘草 3g　生姜 1 枚　大枣 3 枚

翌日，诸症皆失，唯饮食不思耳。

凤翅按：小儿纯阳之体，发育蒸蒸日上，已三岁而五迟，即先天阳气不足。发热，西医多以为"炎症"，而与抗感染治疗，静脉输注寒凉液体，又加入激素地塞米松抑制发热，其热去也速而更伤其阳气矣。子夜阴盛之时，主客交加，其寒益甚，不能卫外而为固，大汗亡阳可在顷刻之间。昏沉不应，面色白，气息微，全身冰冷已是体厥，脉细如丝，指纹已近命关，亡阳之诊。"大汗，若大下利，而厥冷者，四逆汤主之。"急当回阳救逆。汗止阳回再予桂枝汤，虽云温阳益阴，亦"救表宜桂枝汤"之意。

案例五：阴筋冷痛（闫云科．临证实验录）

刘某，男，36 岁，工人。

去年病腰痛，经余补肾活血治愈。近 2 月余，阴茎阴囊常有冰冷、收缩内引之感，小便时，尿道疼痛殊甚，溲液清白，不频不急，化验室检查未见异常，胃纳尚可，大便正常。舌淡红，苔薄白微腻，脉象沉细而迟。

脉症分析：迟为寒盛，细乃血虚。《素问·至真要大论》云："诸寒收引，皆属于肾。"二阴为肾之外窍、肝脉之外络也。肝肾虚弱，寒邪外袭，气血凝泣，经脉拘急，故而收缩冷痛。治当温经逐寒，补肾益肝。四逆汤本为阳虚寒盛所设，非仅限于四逆也。拟四逆汤加味。

附子 10g　干姜 10g　炙甘草 6g　茯苓 10g　当归 10g　吴茱萸 10g　枸杞子 15g

3 剂。

二诊：二阴已趋温暖，尿痛亦明显减轻。温阳气，补肝肾，仍需续进。原方 3 剂。

三诊：阴冷如失，收缩不再，尿痛亦止，脉仍细弱，嘱令再服 3 剂。

凤翅按：阴筋热纵冷缩。阴冷囊缩，辨证无热，即为寒凝无疑。小便时尿道疼痛，多以为热，然尿清白，苔白微腻，脉沉细迟，无热象可凭，即不可强认为热，疼痛是因阴缩而尿道狭窄难通之故。阳虚寒盛是运用四逆汤之本意，故可异病同治而用四逆汤。肝脉绕阴器，因而加吴茱萸温肝散寒，当归、枸杞和肝络。因小便不利用茯苓，也有通阳而利小便之意。

案例六：腿痛（闫云科．临证实验录）

张老师，女，36 岁，余子班主任也。

形瘦体弱，常腰痛失眠，纳谷不香，而工作依然。因学校条件差，办公室屋小人众，其座位靠边，右腿贴墙，历时一冬，右腿冷痛不已。针灸服药，杂治不愈。视其舌，淡红而润。诊其脉，弦细而缓。初以为风寒侵袭，经络痹塞，拟桂枝汤二剂，无效应。后思桂枝汤所治之身疼痛，系风寒外袭，应有发热、汗出、恶风等营卫不和症状。今足膝发冷，畏寒喜温，厚衣、向火则疼痛减轻，且脉细缓，乃阳气虚弱也。即《素问·痹论》寒气胜之痛痹也。遂拟四逆汤以治。

附子 10g　干姜 6g　炙甘草 6g

3 剂。

二诊：畏寒疼痛明显减轻，嘱守方续服 5 剂。

两月后，该校老师集体来院体检，云腿痛再未发生。

凤翅按：风、寒、湿三气杂至，合而为痹，其寒甚者为痛痹。腿冷痛不已，因久贴墙受凉所致，舌淡润，脉弦缓，足胫发冷，畏寒喜温，厚衣或烤火疼痛减轻，都是阳虚寒盛，又无他症，四逆汤多用附子即可祛寒止痛。

2. 四逆加人参汤

原文：恶寒，脉微，而复利，利止，亡血也，四逆加人参汤主之。

浅释：怕冷，脉微弱不易摸到，又见下利，如果下利止，是血脱，用四逆加人参汤主治。

◇ **四逆加人参汤方**

甘草（炙）二两　干姜一两半　附子（生用，破八片）一枚　人参一两

上四味，以水三升，煮取一升二合，去渣，分温再服。

浅释：本条多有歧义。如《医宗金鉴》："利止亡血，如何用大热补药？利止，当是利不止，亡血，当是亡阳。"因"霍乱吐、下已止，若恶寒、脉微而复利，利不止者，是阳气虚也，宜四逆加人参，益其阳补其气也"。

人参有补津液，补气固脱之功，而无回阳救逆之力，故四逆、通脉四逆等

回阳救急方均不用人参。宋、元而后，有倡人参有大补回阳之说者，遂致药理湮埋，实未解仲景本意。

本方证出现在"霍乱病"篇，"呕吐而利"，是霍乱病主症。以方测证，可知本方证是因呕吐、下利，或利未止，或津液亡失而利止，所致亡阳，复又阴脱之危症，四逆加人参汤，是发明回阳救逆，益气生津之治则。故本条所述，或文字本当如此，或有缺文，抑或有传抄之误，多生歧义已无意义，解方意，知其用即可。

案例一：真寒假热（喻嘉言医案）

徐国桢，伤寒六七日，身热目赤，索水到前，复置不饮，异常大躁，将门牖洞启，身卧地上，辗转不快，更求入井。一医汹汹，急以大承气与服。喻诊其脉，洪大无伦，重按无力，谓曰："此用人参附子干姜之证，奈何认为下证耶？"医曰："身热目赤，有余之邪，躁急若此，再与姜附，逾垣上屋矣。"喻曰："阳欲暴脱，外显假热，内有真寒，以姜附救之，尚恐不能胜任回阳之伍，况敢以纯阴之药，重竭其阳乎？观其得水不欲饮，情已大露，岂水尚不欲咽，而反可咽大黄芒硝乎？天气懊蒸，必有大雨，此证顷刻大汗，不可救矣。且既认大热为阳证，则下之必成结胸，更可虑也，唯用姜附，所谓补中有发，并可散邪退热，一举两得，不必疑虑。"以附子、干姜各五钱，人参二钱，甘草二钱，煎成冷服后，寒战戛齿有声，以重棉和头覆之，缩手不可与诊，阳微之状始见，再予前药一剂，微汗热退而安。

凤翅按：真热易断，而假热难决，素来为医家共识，辨识寒热真假，必以微细之处辨析方可得之真象。

本案身热目赤，身热大躁，欲入井而后快，一派阳热盛极之象。然索水而不欲饮，是里无热，脉之洪大之极而乱，重按则无力，是无根之脉，里寒阳气欲外越，残阳在表，不能作汗，故而燥热异常，固不可予大承气通泻里热者，若予之无疑是落井下石。案议"此证顷刻大汗，不可救矣。"是言里寒阳微不能蒸汗，残阳必随冷汗而亡，难以救药。予四逆加人参汤冷服是从治之法，从其所欲，冷药下肚，热性遂发，真寒之象随之而现，里热则表寒从微汗而解。

案例二：麻疹后泄泻危症（《新中医》编辑室. 老中医医案医话选）

雷某，4岁。

1958年冬患麻疹，高热、咳嗽、气喘，曾入某医院中西药治疗1周，热退疹收病愈出院。出院第五天忽然腹泻，日 10 余次，神疲纳呆，至第 5 天前来邀诊。

患儿困倦异常，神志若明若昧，身热，肢冷，腹泻每日 7～8 次，粪水清稀，睡眠露睛，囟门凹陷，呼吸急促，脉微弱而数。乃予四逆汤加味。

熟附子　干姜　炙甘草　吉林参　五味子

服药 2 剂，利止热退，继用异功散合生脉饮调之而安。

凤翅按：下利清水，神倦肢冷，昏睡露睛，脉微弱，都是阳虚之诊，虽发热亦急当救里，脉弱数者为虚，不可以热看。呼吸急促，囟门凹陷，气弱津脱之征，故以四逆加人参汤治之。五味子与参同施，益气、养阴、补虚损不足，里和表自解。

五味异功散是参、苓、术、草四君子加味陈皮，可益气健脾，生脉参、冬、与五味子同施，可益气养阴。

案例三：吐血危证（1）（吴静山．验案二则）

黄某，男，64 岁。

于 1954 年 5 月骤患吐血盈盈，气息奄奄，急延余医。至其家见病人闭目不语，汗出如珠。诊其脉息沉微，肢冷如冰，危在顷刻。因思此证气随血脱，唯有大剂益气回阳，摄血归经。

参须 6g　炙黄芪 30g　熟附子 12g　炮干姜 6g　炙甘草 6g

翌日复诊：肢温汗敛血止，唯精神疲倦，声音低微，脉息较急，但仍感微弱，虽有转机，尚未脱险。于原方加白术 9g，白芍 9g。

三诊：脉较有力，精神略振。病情已趋稳定，原方进退。

党参 9g　炙黄芪 12g　熟附子 6g　炮干姜 3g　焦白术 9g　炙甘草 4.5g　白芍 9g

四诊：递投益气摄血之剂，症候皆平，后以归脾汤调理而愈。

凤翅按：血之与气，同出而名异，亡血者必脱气。骤吐血盈盈，气息奄奄，是气随血脱。血之与汗，异名而同类，脱汗亡阳，失血亦可亡阳。昏沉不语，汗出如珠，肢冷如冰，脉沉微，是阳随血亡矣。血不能骤补，值气脱阳亡之际，唯益气、回阳。故以四逆加人参汤加味黄芪，成参附、芪附汤，益气回阳救逆；用炮干姜合炙甘草，成甘草干姜汤温阳固摄之剂，斯可摄血归经。

中焦受气取汁，变化而赤是谓血。病有转机，肢温汗敛血止，加味白术可暖肌补中，增进饮食；芍药益营血，又可除血痹，通血脉可防留瘀为患。善后予归脾汤，可补益气血，滋养心脾，属调补之方。

案例四：吐血危证（2）（赵守真医案）

萧某，34 岁，住零陵荷叶塘村。

某晨忽大吐血，先为瘀黑块状，后系鲜红新血，时少时多，三整日未逝，服药杂治均罔效，病情日益严重，特来邀治。

患者蜷卧于床，血吐犹未少止。面白惨淡无神，四肢厥冷，舌胖润无苔，身倦不欲动，口渴喜暖饮，亦不多，脉细微欲绝，此阴阳衰微，将见离决之候。检阅服方，皆苦寒折之，如三黄解毒汤、龙胆泻肝汤之类，是欲止血而过服寒凉所成。现当生死存亡，千钧一发，唯有回阳固本之一法，当处以人参四逆汤。

人参（蒸兑）15g　生附子 24g　干姜 15g　炙甘草 6g

上方意在回阳救逆，温经止血也。半日连服 2 大剂，夜半阳回肢微温，血仍点滴未停，因略为易方。

人参 15g　附子 9g　黑姜炭（炮透）12g　炙甘草 6g

水煎，冲发炭及童便服。

上方温以止血，2 剂血果止。讵知日晡身发高热，烦躁不安，脉则洪数而软，乃血气来复，故现此离奇之假象，不应为所眩惑，治宜温平补血，疏当归补血汤加炮姜。2 剂后，热退神宁。不料夜半腹大痛、拒按，大便已数日未行，此由阴证而转属阳明。然在《伤寒论》中已有调胃承气汤法治，今特小其剂以用之。

大黄（酒制）9g　芒硝（冲）9g　甘草 6g

1 剂便下痛止，改用益气补血之药，逐渐安平。

凤翅按：本案与上案类同，所异者在苦寒误治危殆耳。附子刚燥，生用可回阳救逆，如夏日之烈日，然其为血证，便不可重用而使血行彪悍难止，其一诊方用干姜者，亦当用炮姜，方可摄血归经。故一诊虽阳回肢温，而血仍点滴未止，是因药过辛热。二诊减附子量，且干姜炮黑用之，加血余炭化瘀止血，童便咸凉，导上逆之血下行，是辛热、咸凉复法，药性醇和，如冬日之暖阳，故 2 剂血止。

血止后日晡发高热，烦躁，是亡血之虚热，其脉洪数而软可证，故予当归补血汤治其血虚身热。其后腹痛、大便不通，也系治疗过程中，救阳心切未顾其阴，故阳复太过而现阳明燥象，若在前方之中加酒大黄，一可止血不留瘀，二则防用阳药过度而化燥，便无再有少予调胃承气汤和胃气之续笔。可见治危症需心细如发，全面布局，步步为营，斯能不顾此失彼。

案例五：心动过缓（李克绍．伤寒解惑论）

张某，女，医生。

患者胸中闷痛，手足发凉，脉搏沉迟。西医诊断为心动过缓症，但治疗无效，转求中医诊治。予四逆加人参汤方，5～6剂痊愈，后未再发。

凤翅按：心动过缓多属阳气不足之症。四逆加人参汤中，人参与附子俱有强心作用，参、附合剂，可振发阳气，自然可提高心脏节率。脉者，阳气所以鼓动，脉迟即阳气不足。甘草、干姜，温中阳，腹中热，手足自然温暖，所以温脏以治脉沉迟。孰谓中、西医之理不可互通乎？窃以为西药之药理单纯，故不能取效耳！

案例六：腹痛呕吐（闫云科．临证实验录）

李某，女，52岁，高城村人。

褐衣蔬食，家境不裕，体弱劳多，故常病焉。近又腹痛、呕吐五日，经用西药治疗不效，当日午后邀余出诊。

患者裸卧于炕，被半遮，言热甚，五日未曾更衣。初疑阳明病胃家实，欲拟承气汤下之。细察之，非也。患者面色萎黄无华，形容憔悴少神，舌淡润滑无苔，而非面赤唇焦，舌燥苔黄；闻其声音低微，气息细弱，而非声高息粗；询知满腹疼痛，走窜不定，而非固定于脐周；痛剧时头汗淋漓，手足冷至肘膝，而非手足濈然汗出，热深厥深；脉象沉迟而弱，而非沉迟而滑；呕吐狼藉，口不苦，亦不渴。按迹循踪，皆非阳明之状。《灵枢·五邪》云："阳气不出，阴气有余，则寒中肠鸣腹痛。"患者本非松柏坚固之体，显无抗寒傲霜之力，寒邪直中，故而呕吐腹痛；阴乘阳位，格阳于外，故见假热之象。急宜温中回阳，降逆散寒，使春回大地，冰消冻解。若从阳治，投以寒凉，势必雪上加霜，形成变证、坏证。拟四逆汤加味。

附子10g　干姜10g　炙甘草6g　党参15g　半夏10g

一剂进毕，便痛止厥回。改用理中丸以善后。

凤翅按：家境不好，体弱多劳，其体虚可知。腹痛、呕吐、大便不通、恶热，常为阳明燥结之证，然必验之神、色、舌、脉，合证乃可予承气汤。萎黄无华、形容憔悴、目光少神、舌淡润滑、声低息微，俱为虚弱之象。腹痛不定位，脉象沉迟弱，口不苦亦不渴，是寒，痛剧头汗，手足厥冷，应当温之以祛寒救阳。因脉弱，呕吐伤津液，故加味党参，因呕吐而用半夏，成四逆人参汤加味方。

案例七：但欲寐（老年性痴呆）（刘渡舟医案）

刘某，女，66岁，1994年1月19日初诊。

病人继往有高血压、脑血栓史，左侧肢体活动不利，头晕头痛。一日晨起后，突然变得双目呆滞，表情淡漠，神志时明时昧，呼之则精神略振，须臾又恍惚不清，言语含糊，不知饥饱，不知大便，时常在衣裤内屙出。到某医院做脑 CT 检查提示：海绵状脑白质病。诊断为"老年性脑痴呆"。其人腹满下利，日行 2～4 次，小便色清，夜尿频多，畏寒喜暖，手足不温，周身作痛。舌苔滑，脉沉细无力。此为少阴寒化之证，急温犹宜。

附子 12g　炙甘草 10g　干姜 10g　党参 15g

服药 3 剂，患者精神大增，神志明多昧少，言语不乱，能答复问题，仍手足逆冷，腹满下利，再以四逆汤与理中汤合方振奋脾肾之阳。服药近 20 剂，手足转温，腹满消失，二便正常，渐至康复。

凤翅按：天运当以日光明，阳光湮埋，必有阴霾蔽日。阳气者，精则养神。人身之阳气衰，必神疲昏昧。目光呆滞，精神恍惚，言语不清，不知饥饱大便，是阳不主使矣。腹满下利、便清尿频、畏寒肢冷、身体疼痛，苔滑、脉沉细无力，俱为阳虚之诊。唯振奋阳气，斯能消除阴霾，故以四逆加人参汤治之。合理中即是附子理中汤，益火暖土则腹中热，火土合德则阳气渐复。

案例八：阴盛格阳［徐宏成．治阴盛格阳（高血压病）案］

刘某，女，55 岁，居民。

患高血压病 1 余年，经某医投滋潜清降药反剧。初诊：面容憔悴，精神萎靡，步态蹒跚，面颧赤红，彻夜难寐，口干不渴，身着棉衣大汗淋漓，四肢逆冷。脉沉细欲绝，舌淡苔薄白。血压 180/110mmHg。此属阴盛格阳，拟四逆汤加味为治。

熟附子 9g　干姜 6g　炙甘草 6g　党参 12g　龙骨 15g

1 剂。

病情危笃，嘱来日复诊。

二诊：手足已温，精神转佳，大汗已收，血压 170/100mmHg，仍心烦难寐。试投已效，上方加黄连 3 克，进 3 剂。

三诊：诸证悉失，渐能入睡，血压 140/90mmHg。继服二仙汤（仙茅、淫羊藿、黄柏、知母、当归、巴戟天）15 剂以善后。

凤翅按："高血压"素来易被认为是阴虚阳亢，然虚阳上扰者亦复不少。憔悴萎靡，口不干渴，恶寒又大汗淋漓，四肢逆冷，脉沉细欲绝，本为阳虚，见面颧赤红，是"其面戴阳，下虚故也"。彻夜难寐，当为烦躁不得眠，阴盛于下，格阳于上，急当回阳救逆，导龙归潜，防虚阳从上而越，不可因"高血压"所惑，而不敢用辛热之剂，所谓有是证，必用是方。加味龙骨，也本可加牡蛎，是为参附龙牡汤，可治阳越于上，汗出肢冷，面色赤者。四逆汤加味即成回阳敛汗，潜阳固脱之剂。

3. 茯苓四逆汤

原文：发汗若下之，病仍不解，烦躁者，茯苓四逆汤主之。

浅释：发汗，或者下后，病仍然未愈，又有烦躁症状，用茯苓四逆汤主治。

◇ 茯苓四逆汤方

茯苓四两　人参一两　甘草（炙）二两　干姜一两半　附子（生用，去皮破八片）一枚

上五味，以水五升，煮取三升，去渣，温服七合，日二服。

浅释：仲景往往以发汗、下之后表述病情、病状。或治疗失误，或用方失度，伤津液阳气而病不解，甚至发生变证、坏病，以方附之而出治法。

烦为自知，躁多他见，烦者心烦无奈之感，躁者躁动不安之貌。烦、躁多同时而有，阳病多烦，阴病多躁。六病俱有烦躁，然阳病之烦躁为实为热，阴病之烦躁为虚为寒。

茯苓"味甘，平，主胸胁逆气，忧患惊邪，恐悸……利小便，久服安魂魄，养神"，茯苓主要功效在于利小便，止惊悸，安神。亡阳之证，本可见烦躁，是阳虚神不守而然。从本方的组成看，用药由四逆汤、四逆加人参汤，再加茯苓而来，即以四逆加人参汤回阳固脱、益气生津，因阳虚不化津液，必留滞为饮，故用茯苓以利小便，是去阳虚不化留滞之水饮，安神定悸止烦躁。

本条叙述过于简单，以方测证，本方证病机当为亡阳停水而烦躁者。欲回阳救逆必去其停水，水饮不去则阳气难回，故重用茯苓为君。其症当见无热恶寒，或反发热恶寒，而必有手足逆冷、神疲、心悸、烦躁、汗出、舌淡、苔薄而润、脉微细或沉弱，或脉无胃、神、根，为四逆汤、四逆加人参汤证见阳微虚寒，津脱不固，兼因阳虚而水饮不化，或本素有停饮，以烦躁、惊悸为主症者。

案例一：亡阳烦躁（周连三．茯苓四逆汤临床应用经验）

殷某，素体衰弱，形体消瘦，患病年余，久治不愈。

症见两目欲脱，烦躁欲死，以头撞墙，高声呼烦。家属诉：初起微烦头疼，屡经诊治，因其烦躁，均用寒凉清热之剂，多则无效，病反增剧。面色青黑，气喘不足以息，急汗如油而凉，四肢厥逆，脉沉细欲绝。

茯苓 30g　高丽参 30g　炮附子 30g　炮干姜 30g　甘草 30g

急煎服之。服后，烦躁自止，后减其量，继服 10 余剂而愈。

凤翅按：本案以烦躁为主证，当辨析阴阳。望形体消瘦，两目欲脱而知其身体弱，面色青黑，气喘不足以息，冷汗如油，肢厥，脉沉细欲绝，又据其所服寒凉清热之药，病情加剧，知其是阴寒，故此烦躁是阴盛格阳，投茯苓四逆汤而愈。病急药急，病重药重，缓解之后当减其药量，师所谓"病皆与方相应者，乃服之"。

案例二：亡阳发热（周连三. 茯苓四逆汤临床应用经验）

李某，女，35 岁，农民，1966 年诊治。

患者素阳不足，外感寒邪，发热恶寒，寒多热少，入夜尤甚，常增被而不暖。初用辛凉解表，继用苦寒攻下，以致病重，卧床不起已 3 个月矣。

现症：面色㿠白无华，精神恍惚，形体消瘦，凉汗大出，面颊汗满下流，语声低微，气息奄奄，四肢厥逆，六脉欲绝。

茯苓 30g　炮附子 30g　潞党参 15g　干姜 15g　甘草 15g

上方 2 日内连服 7 剂，汗止足温，六脉来复，继服 20 余剂而愈。

凤翅按：患外感发热恶寒，寒多热少，夜寒更甚，当温阳解表。用辛凉之剂，再以苦寒下之，是误而又误。色白形瘦，精神恍惚，气息奄奄，冷汗不止，肢厥，脉微欲绝，亡阳矣。重症服药，当量大效足，以知为度，故重剂也可连续服用。

若细辨此案，用四逆加人参汤，救亡失之阳，滋养津液之外，亦当兼涩津液，加味龙骨、煅牡蛎、五味子或山茱萸更为合拍。

案例三：疟疾误治亡阳（周连三. 茯苓四逆汤临床应用经验）

马某，82 岁，1956 年诊治。

久患疟疾，触邪而发，六脉沉弦，寒热往来，发作有时，发则高热谵语，胸满闷而痛，曾用大柴胡汤治疗，服后下利虚脱，急请抢救。

症见：虚脱，倒卧在地，面色㿠白，下利黑屎满身，牙关紧闭，不能言语，仅有微息。六脉沉微欲绝，四肢厥逆。

茯苓 30g　炮附子 24g　炮干姜 15g　人参 15g　甘草 5g

急煎服之。1剂泻止足温，能言气壮，六脉来复，继服3剂，其疟亦随之而愈。

凤翅按：患疟古来即有以柴胡为通剂者，然当辨其为柴胡证乃可予之。大柴胡为少阳、阳明合病之剂，其中有枳实，大黄通腑泻下之药。高龄久病寒热，其气弱津亏可知，若任发则高热谵语为阳明腑热，误用大柴胡下之，必生祸端。

下后滑泻，阳气随之从下而脱，神机几于熄矣。四逆辈强壮之剂，服后泻止脉复，阳气即刻回生。阳回疟愈，说明此疟为虚寒，本当予柴胡桂枝干姜汤，解外之寒热，内温太阴之脏。《外台秘要》柴胡桂姜汤"治疟寒多微有热，或但寒不热，服一剂如神"。

案例四：虚寒喘促（肺心病）（新中医编辑室．老中医医案医话选）

1964年，有一肺心病患者住院治疗，经中西药调治后，病情好转。

某晚，适余值班，黎明前，护理来唤。云此肺心病员突见张口呼吸，端坐床头而不能卧。余急给吸氧，气略平。但四肢渐冷，至天明，冷更甚，手逾肘、足过膝，端坐而张口呼吸更甚，痛苦异常，舌见淡，脉见数。

余遂与其他中医共拟茯苓四逆汤加减予服。

约经二三小时，冷势即减，气亦平，迫中午，已能平卧矣。

凤翅按：本案患者当为心源性哮喘，此症发作左心衰竭，导致肺水肿，常夜间睡眠时发作，迫使端坐呼吸，病情甚急、重，患者甚至有恐死感。"少阴病，六七日，息高者，死。"此等虚喘当为危症，可致喘脱。

端坐张口呼吸，是吸少呼多，脉数为虚阳欲求自救，愈数愈虚，必按之少力，属无胃、失神之脉。四肢渐冷过肘、膝，阳气欲亡。茯苓四逆汤拯救阳气之中，更能利小便，下便利，则心肺压力减轻，肺水肿消失则喘息自宁。

案例五：虚寒泄泻（周连三．茯苓四逆汤临床应用经验）

李某，女，22岁，1963年诊治。

久有下利史，经常腹痛肠鸣，大便日4～5次，状若清谷而少臭，食后腹胀，经常小腹发凉疼痛，腰痛如折，面色青黑，精神极疲，舌白多津，眼睑经常浮肿如卧蚕状，四肢常厥冷，身有微热，反欲增衣，月经淋漓，白带多，脉沉细。处方如下。

茯苓30g　炮附子20g　干姜15g　甘草12g　赤石脂30g　肉桂6g　砂仁3g

连服20余剂而愈。

凤翅按："下利腹胀满，身体疼痛者，急当救里。"此虽非急证，以里之下利清谷，腹痛、腹胀为主，当治其里。身有微热，反欲增衣，手足厥冷，是阳虚发热，其面色青黑，神疲，舌白多津，望而知之矣；小腹凉痛，腰痛如折，月经淋漓，问而知之为阴寒，白带多是津液不化为饮。以四逆汤温脏，重用茯苓加桂，则温化水饮；桂、附合用，则续生少火；甘草、干姜培土，砂仁助运化。赤石脂收涩固脱是辅助用药。

案例六：癫狂（周连三. 茯苓四逆汤临床应用经验）

李某，女，41岁，1961年7月诊。

因和爱人发生争吵而发病，初起喧扰不宁，躁狂打骂，动而多怒，骂詈日夜不休，经医用大剂大黄、芒硝泻下，转为沉默痴呆，舌白多津，语无伦次，心悸易惊，头疼失眠，时喜时悲，四肢逆冷，六脉沉微。处方如下。

茯苓30g 党参15g 炮附子15g 干姜15g 甘草12g 牡蛎30g 龙骨15g

服3剂后，神志清醒，头痛止，四肢温，改用苓桂术甘汤加龙骨、牡蛎，服10余剂而愈。

凤翅按：重阴者癫，重阳者狂。癫狂都为神志为病，当断其阴阳。因争吵怒骂而使阳气暴亢，扰乱神明而狂，与大黄、芒硝泻之于内本不为过，或因用药过度而使阳证转阴，神失所养，续变为癫而沉默痴呆，语无伦次。四肢逆冷，六脉沉微，佐证为阳虚，因舌白多津，心悸易惊，是夹有水饮，故加茯苓，即成茯苓四逆汤。加龙骨、牡蛎无他，重镇安神耳。肢温阳回，即不可再予附子剂，恐阳气过旺而变狂，改用苓桂术甘汤加龙、牡，温化水饮，安神宁悸。

案例七：心悸（阵发性心动过速）（贺有功医案）

汪某，男，53岁，1959年1月7日入院。

心慌气喘反复发作已3年，每年发作2～3次，每次发作15分钟，近次发作已三星期之久。伴有咳嗽，食欲减退，恶心呕吐，不能平卧。检查：急性病容，有发绀，时躁扰，心率212次/分，脉数急不整，按之极度无力。诊断：阵发性心动过速。

熟附子24g 淡干姜12g 炙甘草9g 台党参12g 白茯苓12g 法半夏9g

浓煎，每日1剂。服2剂，心率降为106次/分，又服3剂，心率84次/分，心音规律，患者无任何不适，痊愈出院。

凤翅按：脉来急速，较数脉尤甚，甚则一息七八次以上，已属疾脉，也称极脉。一呼六至，《难经》即称为命绝，属危殆之脉，见于危重症。本案患者心率

212 次 / 分，更为疾数，且脉率不整，按之极度无力，是愈数愈虚，为心之阳气暴衰，欲自救而不能之象，故时躁扰不宁，必有悸动不安。予茯苓四逆汤温补阳气，益气安神宁悸，斯能拯厄救危。因呕吐故加半夏，合干姜即成干姜半夏汤。

案例八：经前烦躁（自网诊案）

2017 年 6 月 7 日，微信接诊一女患者，31 岁，广东人。

自述婆媳关系不好，情绪一直低落。2008 年生第一胎后，月子也没坐好，5 个月又意外怀孕，做了人工流产。没过 2 年，又意外怀孕，检查没有胎心音，又做了人流。至此月经量很少。找中医调理一段时间，虽然月经没什么好的变化，但是又生了第二胎。小孩已经 3 岁了，还是一直一个人带，心情极度糟糕，以至于经前 10 天左右即开始烦躁，到经前第 4 天更严重，胸部胀痛，经来人没精神，经后极其疲惫。经期延迟，平时带下色黄。医治乏效。

看面白，舌胖淡，有齿痕，苔白水滑。问饮食二便尚可，睡眠多梦。此次 6 月 3 日经来，治当理气解郁安神、温宫活血通经，予逍遥散加味。交代服药至下次月经来。

6 月 24 日，述开始烦躁，且特别烦躁，感觉诊断必有误差。再次辨析，据面色、舌象排除任何阳热之证，断定此烦躁应为阳虚夹饮为患，予茯苓四逆汤。

茯苓（捣碎）40g　党参 10g　炙甘草 15g　干姜（捣绒）10g　制附子 10g

煮取 400ml，少量多次服完。先试服 1 剂，即感觉烦躁减轻，再服 3 剂，烦躁若失，睡梦亦少。诉数年之经前烦躁已去，第一次感觉这么舒服。黄带也变成清稀白带。续予调经之剂。

凤翅按：本案患者后因诸多因素未再治疗。因经前烦躁伴随乳胀痛，情绪低落，误以为是气郁血滞，予妇科套方逍遥散加味治之，虽有小效，然烦躁仍然。虽无脉可凭，然据经来精神疲惫、面白、舌胖淡、有齿痕、苔白水滑断为阳虚夹饮，即予茯苓四逆汤治之，果然应手。可见茯苓四逆汤温阳气，化水饮，除烦躁之效。

4. 白通汤　白通加猪胆汁汤

原文：少阴病，下利，白通汤主之。

原文：少阴病，下利脉微，予白通汤。利不止，厥逆无脉，干呕、烦者，白通加猪胆汁汤主之。服汤脉暴出者死，微续者生。

浅释：补述少阴病下利，脉微，当予白通汤主治。如果下利不止，手足甚至肢体冷，无脉，又干呕、心烦，白通加猪胆汁汤主治。服药后脉骤然出现的危险，慢慢出来的为顺。

◇ 白通汤方

葱白四茎　干姜一两　附子（生用，去皮，破八片）一枚

上三味，以水三升，煮取一升，去渣，分温再服。

◇ 白通加猪胆汁方

葱白四茎　干姜一两　附子（生用，去皮，破八片）一枚　人尿五合　猪胆汁一合

上五味，以水三升，煮取一升，去渣，内胆汁、人尿，合令相得，分温再服。若无胆，亦可用。

浅释：白通汤即干姜附子汤加葱白而成，葱白为通阳气要药。少阴病下利为阳气微，阴寒盛，阳气微则津不化气，阴寒盛则水饮停蓄。微阳为水饮所阻，不达四末，则肢厥脉微；水流大肠，则自利不止。于干姜、附子破阴回阳之中，入葱白在于宣通上下之阳气，是通达上下阳气之剂。阳气通则小便利，小便利则利自止；阳气壮，肢厥自温，脉自现。

下利不止，厥逆无脉，是阴寒大盛，干呕、心烦，是津液大亏，胃中干燥，于干姜、附子辛热破阴回阳之中，加入人尿、猪胆汁是咸凉滋阴、苦寒润降，是为辛热，咸凉、苦寒复法，也为反佐法，可引逆上之虚阳入阴，不至阴阳离绝。

案例一：泄泻（廖浚泉．小儿泄泻）

俞某，男，6个月。1972年12月19日住院。

家人代述：患儿已腹泻13天，近日腹泻加重，住院检查：营养差，神疲，皮肤弹性差，前囟凹陷，口唇干燥。

诊断：①单纯性消化不良腹泻并脱水；②营养不良Ⅰ～Ⅱ度。前后用过乳酶生、氯霉素、新霉素，补液，葛根芩连汤加味等中西药治疗，仍泻下无度，烦躁不安，口渴，呕吐水样液。翌晨，患儿体温高至38℃，无涕泪，弄舌，烦躁，口渴，小便不利，面色㿠白，目眶凹陷，昏睡露睛，即紧急会诊。

诊见舌苔白腻，脉细数无力，此为患儿久泻，脾阳下陷，病邪已入少阴，

有阴盛格阳之势，病已沉重。予白通加猪胆汁汤。

　　川附子（开水先煨）15g　干姜 4.5g　葱白（后下）2 寸

　　水煎三次，汤成，将童便 30ml，猪胆汁 6ml，炖温加入，分 6 次服。

12 月 21 日复诊：体温降至正常，腹泻亦减，治以温中散寒，健脾止泻，用附桂理中汤加味。

　　凤翅按：腹泻见皮肤弹性差，囟门、目眶凹陷，已属脱水貌，观象可知。阳气与津液共存，失津脱液，阳气必虚，虽补液，无脾阳运化，必泄泻更甚而无度，予葛根芩连汤清热更属误治。无涕泪、口渴、小便不利，其津液不足；面色㿠白、昏睡露睛，阳虚可见；发热、烦躁，已露格阳之象。故以四逆汤去甘草加葱白而成白通汤破阴回阳，阳气运行才能救亡失之津液。加通便、猪胆汁滋干枯之胃液，亦防热药被格拒而不入。本案始病若予理中汤温太阴，则病不至于入少阴而沉重。

案例二：顽固性呃逆案（曲战河．白通加猪胆汁汤验案 2 则）

　　刘某，男，23 岁，学生。1991 年 11 月 20 日来诊。

　　患者自诉 6 年前因饭后受寒而出现呃逆，后逐渐加重，呃声深长而频，昼夜不断，甚为苦，虽经反复调治，未能奏效。后经他人介绍求余诊治。

　　诊见：呃逆连声，深长而频，面赤心烦，急躁易怒，畏寒肢冷，大便溏泻。舌质淡、苔白，脉沉细而弱。证属脾肾阳虚，阴盛戴阳。治宜破阴回阳，宣通上下，佐以咸寒苦降。投白通加猪胆汁汤加味。

　　葱白 5 段　干姜 20g　附子 15g　童便 2 杯　猪胆汁 20g　柿蒂 15g　肉桂 15g

　　上药除童便、胆汁外，煎后去渣，兑入童便、胆汁温服，每日 1 剂，早晚各 1 服。

12 月 7 日二诊：服上方 6 剂后呃逆明显减轻，呃声已转为低短，余症悉除。舌淡红、苔薄白，脉沉细。守方继服 9 剂，病获痊愈。随访半年无复发。

　　凤翅按：呃逆病因膈肌痉挛，为格拒、冲逆之象，有因病中焦有寒，当温中降逆者，或因有胆热犯胃而气不降所致，应清胆和胃者。久病呃逆，见面赤心烦，急躁易怒，则阳气不降；畏寒肢冷，大便溏泻，为阴寒内盛。此呃逆必因腹中阴寒格拒，而使阳气不降，其舌淡、苔白，脉沉细而弱可为佐证。

　　附子泻心汤证上热下寒，因心下痞阻，使阴阳之气不相交泰，故附子与大黄、黄连、黄芩同施，而本案呃逆，虽有上热，然下则大便溏泄，明显不合三黄泻心。能治阴寒内盛，格阳于上者，唯有白通汤，呃而冲逆，类似干呕，又心烦者，当加人尿、猪胆汁，引导热药入腹中，腹中温，格上之虚阳下，呃逆自止。用柿蒂属对症之药，加肉桂协助附子温暖下元。

5. 通脉四逆汤　通脉四逆加猪胆汁汤

原文：少阴病，下利清谷，里寒外热，手足厥逆，脉微欲绝，身反不恶寒，其人面色赤。或腹痛，或干呕，或咽痛，或利止脉不出者，通脉四逆汤主之。

浅释：少阴病，下利水谷不别，里有寒，外有热，摸手足冰凉，脉也很微弱，不容易摸到，身体反而不怕冷，看患者面色发红如妆。或有腹中疼痛，或有干呕恶心，或有咽喉疼痛，或者无水谷可下而脉摸不到，用通脉四逆汤主治。

原文：下利清谷，里寒外热，汗出而厥者，通脉四逆汤主之。

浅释：下利水谷不别，里有寒，外有热，汗出而手足厥冷，通脉四逆汤主治。

原文：吐已下断，汗出而厥，四肢拘急不解，脉微欲绝者，通脉四逆加猪胆汁汤主之。

浅释：呕吐、下利，津液亡失，已经没有可吐、可泻的了，汗出，肢冷、身体冷，四肢肌肉痉挛不已，脉很微弱几乎摸不到，用通脉四逆加猪胆汁汤主治。

◇ 通脉四逆汤方

甘草（炙）二两　附子（生用，去皮，破八片）大者一枚　干姜（强人可用四两）三两

上三味，以水三升，煮取一升二合，去渣，分温再服，其脉即出者愈。

面色赤者，加葱九茎；腹中痛者，去葱，加芍药二两；呕者，加生姜二两；咽痛者，去芍药，加桔梗一两；利止脉不出者，去桔梗，加人参二两。病皆与方相应者，乃服之。

◇ 通脉四逆汤加猪胆汁汤方

于通脉四逆汤中加猪胆汁半合

上三味，以水三升，煮取一升二合，去渣，内猪胆汁，分温再服，其脉即来。无猪胆，以羊胆代之。

浅释：四逆汤与通脉四逆汤二方用药无异，是剂量不同，而主治有别。

四逆汤证为里阳微而不外达，阳未尽亡，故君用炙甘草，臣以干姜温中，附子辛热，通关节走四肢，是里阳微而外寒甚，故温里使阳气外达，为运行阳

气之剂；通脉四逆汤证为里真寒外假热，属里之阴盛格阳于外，故重用干姜温而守中使腹中热，更以附子雄壮之气，逼退阴寒，招格外之虚阳，返之于里，炙甘草固守中宫，为破阴回阳，通达内外阳气之剂。阳微于里，主以四逆；阳格于外，主以通脉；阳格于上，上呕下利，阴阳上下不相交通，主以白通。

或然证非必有者，加减法举例示意。面色赤者，谓之戴阳，残阳被阴寒格拒于上，亦属危殆之诊，加葱白辛散，交通上下阳气；腹中痛病关太阴，加芍药止痛，无戴阳即去葱白；呕为心下停饮，加生姜散水；咽痛为虚热上扰所致，故加桔梗利咽，腹不痛则去芍药；利止脉不出，是大泻之后，阳气虚津液脱，脏腑干枯，脉络空虚，故加人参佐附子补阳气养津液。"病皆与方相应者，乃服之。"是告诫此危症用药必丝丝入扣，亦为使用诸方之要领。

案例一：吐泻转筋（许大彭．许小逊先生医案）

周某，年届弱冠，大吐大泻之后，汗出如珠，厥冷转筋，干呕频频，面色如土，肌肉削削，眼眶凹陷，气息奄奄，脉象将绝，此败象毕露。处方：

炮附子30g　干姜150g　炙甘草18g

一边煎药，一边灌猪胆汁，幸猪胆汁纳入不久，干呕渐止，药水频投，徐徐入胃矣。

是晚再诊，手足略温，汗止，唯险症尚在。处方如下。

炮附子60g　川干姜45g　炙甘草18g　高丽参9g

急煎继续投药。

翌日，其家人来说："昨晚服药后呻吟辗转，渴饮，请先生为之清热。"观其意嫌昨日姜、附太多也。吾见病人虽有烦渴，但能述其所苦，神志渐佳，诊其脉亦渐显露，凡此等皆阳气复振机转，其人口渴，心烦不耐，腓肌硬痛等症出现，原系大吐、大泻之后，阴液耗伤过甚，无以濡养脏腑肌肉所致，阴病见阳证者生，且云今早小便一次，原系佳兆也。照上方加茯苓15g，并用好酒用力擦其硬痛处。

2剂烦躁去，诸症悉减，再2剂，神清气爽，能起床矣！后用健脾胃，阴阳两补之法，佐以食物调养数日复原。

凤翅按：大吐、大泻，眼眶凹陷、汗出如珠、肢体厥冷、脉欲绝，津液、阳气俱亡。筋脉失去阳气温煦，津液濡润，故挛急而转筋作。干呕频频，胃液亦亡，先予猪胆汁救胃阴以益胃止呕。值此危殆之际，唯急救回阳，振奋阳气，津液才能气化而濡养脏腑百骸。然干姜多用也可燥津液而生烦热，故药后渴饮，应当小其制。患者由气息奄奄转至神志渐佳，是阳回之佳兆，小便又利，是津液也充，因烦躁加茯苓利小便而安神，通阳气而行津液。

案例二：吐泻症（邓介豪．吐泻症）

卢某，男，35岁。

五月间患疟疾，愈后饮食不慎，忽患吐泻症，服多药不效，病反增剧，众医家辞不治，半夜邀余出诊。

患者四肢厥冷，六脉全无，气息微弱，言语断续，大汗出，唇色淡白，吐泻交作。余断为亡阳证，危在旦夕。幸神志尚清，尚可挽救。遂为灸中脘，神阙（炒盐研末填脐中）、天枢、关元、气海、足三里各五壮。灸后吐泻较疏，手足微温，继给大剂通脉四逆汤予服。

北干姜45g　炮附子30g　炙甘草18g

翌日复诊：泄泻已止，呕吐尚有，脉搏仍无，手足稍温，用原方加减用量。

北干姜18g　黑附子15g　炙甘草9g　生姜片15g

三诊：呕吐已止，手足转温，但脉仍未见，宜原方加味，处方如下。

高丽参15g　黑附子12g　北干姜18g　炙甘草9g

服后脉现，饮食渐进，继以健脾之剂而安。

凤翅按：夫得神者昌，失神者亡。故亡阳危证，因神志尚清，断言尚可挽回。吐泻重症，大汗、肢厥、脉无，阳气几灭，故急灸要穴使腹中暖而增阳气。逮灸法所不及者，必予回阳之汤药，故重四逆汤之量，而成通脉四逆汤，破阴回阳，使阳气内外通达。

二诊泄泻止，脉仍无，恐重剂使阳暴出，离阴而去，故减其制，待津液来复而使阳气续生，因呕而加生姜。三诊吐、利止，而脉仍不出，是气虚而津液尚未充盈，遵加减法，用高丽参补气养津液而复脉。本案一波三折，可见治重症用药当丝丝入扣，谨遵"病皆与方相应者，乃服之"。

案例三：严重恶寒（何廉臣．全国名医验案类编）

刘某，男，28岁。

恶寒甚剧，战栗动摇，烘以烈火顷刻不离。舌苔边白，中黑而滑，脉沉而紧。沉紧为寒伤于里，《伤寒论》所谓"无热恶寒者，发于阴也"之证。初服麻黄汤不应，改用下方。

高丽参3g　白术6g　附子4.5g　炒干姜3g　葱白9枚　炙甘草3g　生姜6片

服 1 剂，即遍身大汗，恶寒悉退而愈。

凤翅按：黑苔由灰苔发展而来，若舌嫩，苔灰、黑，不干、不燥，而腻、滑，当为阴寒证。恶寒战栗而不发热，虽近烈火而不减，是发于阴，脉沉紧者寒在里，予麻黄汤发表阳之剂，故而不应。当温里祛寒，里热透外则表寒自解，故以温补之剂，重用葱白，合生姜发散，使里热阳气通而外透，得汗而解。

案例四：咽痛失音（李松贤. 少阴咽痛失音）

周某，女，42 岁，1960 年 7 月 21 日诊。

四天前突然声音嘶哑，伴有咽痛，畏寒等症，经用抗生素及银、荞、薄等药治疗，病情加剧。现音哑、喉痒、微痛，似有物梗阻不适，言语低微，形寒恶风，自汗出，无咳嗽，脉沉细微迟，舌淡白。检查体温正常，外颈无肿胀，咽微红不肿，痛不甚，两侧无单、双蛾发现。

证属少阴寒邪遏伏咽喉，宜温经散寒，方用通脉四逆汤加味。

附子、甘草、蝉蜕各 3g　干姜 4g　桔梗 4.5g　半夏 5g

1 剂后，诸症减，音略畅，原方加白芍 6g，2 剂后发音正常，追访未复发。

凤翅按：咽痛不尽为实热，其有虚热者当辨。予抗生素消炎、清热解毒中药，咽痛不愈，反更形寒、恶风，自汗出，病情加剧，明显误治。以脉沉细微迟，舌淡白，咽微红不肿，痛不甚，断为寒客咽喉。附子、干姜温里祛寒，甘草、桔梗、半夏利咽开结，因喑哑而用蝉蜕是经验用药。

案例五：格阳高热（许云斋. 少阴格阳证辨证治疗的初步经验）

某，男，1 岁，门诊号 29596。于 1960 年 8 月 28 日因发热 7 天就诊。

其母代诉：7 天前发热，经西医诊断为重感冒，用安乃近、青霉素、链霉素等药治疗，数天后热终未退。

症见眼睛无神，闭目嗜睡，四肢厥逆，脉浮大无根，心肺正常，腹部无异常，体温 39.5℃，白细胞 $19.8×10^9$/L，中性粒细胞 80%，淋巴细胞 15%，符合于少阴格阳证的但欲寐。诊断为少阴格阳证，法宜温中回阳，兼以散寒。方用通脉四逆汤。

干姜 2.5g　附子 1.5g　甘草 1.5g

开水煎，冷服。

服药后，患儿熟睡 4 小时，醒后精神好，四肢不逆冷，眼睛大睁，体温 37℃。化验白细胞 $8.4×10^9$/L，一切症状消失而痊愈。

凤翅按："感冒发热，阿司匹林一包。"安乃近、阿司匹林，都为发汗退热药，使用方便，疗效迅速，曾为医、患所喜爱，然使用不合度，便可大汗淋漓而伤津液、阳气。白细胞、中性粒细胞比例增高，是有感染的指征，故予青霉素等抗感染治疗，从临床疗效看，抗生素作用多类似有清热解毒作用。

小儿感冒，发汗退热、抗感染，数天热不解，神疲、但欲寐、肢厥，脉浮大无根，是阳气被伐而阳病转阴，高热乃里虚寒盛格阳于外，当温里召回外越之阳。药后能睡，阳回肢体转温，体温降是其效。化验白细胞亦降，炎症也得到控制，可见抗邪之能在于正气。

6. 真武汤

原文：太阳病，发汗，汗出不解，其人仍发热，心下悸，头眩身𥆧动，振振欲擗地者，真武汤主之。

浅释：太阳病，本该发汗而病解，如果汗出病不解，患者仍然发热，又心下悸动，头晕目眩，身体肌肉跳动，震颤站立不稳，想要倒在地，这是阳虚有饮，用真武汤主治。

原文：少阴病，二三日不已，至四五日，腹痛，小便不利，四肢沉重疼痛，自下利者，此为有水气。其人或咳，或小便利，或下利，或呕者，真武汤主之。

浅释：少阴病，已经二三日了不愈，到了四五日，腹中疼痛，小便不通利，四肢沉重，身体疼痛，没有误治而自己下利，这是有水气。患者或者咳嗽，或小便通利，或者下利不止，或者呕吐，用真武汤主治。

◇ 真武汤方

茯苓三两　芍药三两　白术二两　生姜（切）三两　附子（炮,去皮,破八片）一枚

上五味，以水八升，煮取三升，去渣，温服七合，日三服。若咳者，加五味子半升，细辛一两，干姜一两；若小便利，去茯苓；若下利者，去芍药，加干姜二两；若呕者，加生姜，足前为半斤。

浅释：真武汤治少阴病阳虚水泛，是制水之方，非温补之剂。阳病有饮，主以茯苓、白术，阴病亦然，佐使之药不同耳。故以茯苓利水，生姜散水为君，白术培土为臣，芍药除拘挛去身𥆧动，止腹痛，炮附子温阳，为佐使。利水可通阳，

温阳以崇土，制水邪之泛滥，为阳虚水泛第一要剂。

咳，是寒饮射肺，加五味子、细辛、干姜温肺蠲饮止咳；小便利，即不可再利小便，故去茯苓利水，留白术培土；下利不止，腹中寒，当去芍药，加干姜温中；呕，是心下有水，故重用生姜散水止呕。

案例一：顽泻（王声明．加味真武汤治疗顽固性腹泻一例）

黄某，女，66 岁。1989 年 8 月 18 日初诊。

腹泻 7 个月。7 个月前因劳累过度复因受凉后出现腹泻，呈稀水样便，夹杂不消化食物，每日 10～20 次，时轻时重，经多家医院检查，诊断为"慢性肾上腺皮质功能减退症""内分泌功能紊乱性腹泻"。经中西医治疗（西医用药不详），服用中医方桂附理中汤、真武汤、人参养荣汤等，均无寸效，特求笔者诊治。

诊见：畏寒肢冷，神倦欲寐，口淡纳差，吐涎沫，筋惕肉瞤，脘腹不适，大便失禁，泻下清水样便，小便清，面色淡黄无华，舌淡嫩而润，脉沉弱而缓。辨属真武证无疑，法取温补元阳，益阳消阴，涩肠固脱。投真武汤加减：

制附子（先煎）45g　干姜 10g　炒白术 12g　茯苓 15g　白芍 10g　赤石脂 30g

3 剂，每日 1 剂，水煎，早晚各 1 剂。

二诊：上方连进 3 剂，病症依然，思肾阳虚极，阴寒不散，非大量大辛大热之品不能散其阴寒，也难复气化之常。守上方附子量增至 90g，4 剂，服法同上。

三诊：服药四剂后，大便失禁消失，便次未减，脉沉弱而缓，两尺尤甚，余症如故，药已中病，唯此顽症病重药轻难以奏效，继增上方附子量至 120g，加补骨脂 10g，再服 7 剂。药尽大便成形，每日 2～3 次，余症皆消。改用肾气丸以资巩固。随访 1 年未复发。

凤翅按：真武汤加减法：若下利者，去芍药加干姜二两。

本案虽治而病愈，然用药不合法度当议。证合真武，用药不遵加减之法，是为犯禁。师曰："太阴为病，脉弱，其人续自便利，设当行大黄、芍药者，宜减之，以其人胃气弱，易动故也。"太阴病脏寒下利尚且如此禁忌芍药，何况少阴病下利阳微？真武汤用芍药其意有二：身瞤动与腹痛，然下利甚者当去之而加干姜，以避其滑肠之弊，增干姜合之附子以温脏寒，且本案之下利为滑脱不禁，既然治法温补元阳，益阳消阴，更不宜用芍药。从前后效果来看，其方之效也不得不有功于赤石脂之涩肠固脱。

附子之用于真武汤，与茯苓、白术剂量相较，亦如八味肾气与地黄等剂量悬殊，而用之微生少火之意者，应以茯苓、白术，利水培土为主，附子温阳化气为辅，水饮去则利易止，阳气旺则脾运健，因非亡阳重证，故不可以重用附子。真武用生姜是散饮，且"吐涎沫"为有饮之证据，本该用生姜而弃之不用，故着眼在增加附子剂量当误。或为"慢性肾上腺皮质功能减退症"之诊断所惑而增附子，因附子药理研究有肾上腺皮质激素样作用，似把附子作为"补药"而用。

案例二：哮喘（闫云科. 临证实验录）

于某，男，62岁。患冠心病2年，服西药治疗，1日3次，从未有断，然胸憋心悸，一直不止。

近月余，每至夜则咳嗽哮喘，痰涎清稀如水，倚息不能平卧，胸憋心悸尤甚。白昼则症状减轻。询知腰脊酸困，背畏风寒，时眩晕，手足心微热，口渴欲饮，但不多饮，亦不思冷，纳便尚可，舌尖略红，苔白腻，脉沉缓。

脉症分析：喘息由痰饮而起。患者素体阳虚，不能制水，水饮上逆，致肺气呃逆而咳喘短气，不得平卧。考《金匮要略》痰饮有四，其中"咳逆倚息，短气不得卧，其形如肿谓之支饮"，饮为阴邪，夜间发作者，阴盛阳虚故也。虽有手足心热、舌尖红、口渴思饮等热象，以其程度不著，故仍需主以温药。拟真武汤治之，唯须注意寒热之变化耳。

附子6g　茯苓15g　白术15g　白芍6g　干姜6g　细辛6g　五味子6g

3剂。

二诊：咳嗽喘息大减，痰涎几竟消失。已能平卧，仍腰脊酸痛畏冷，改拟金匮肾气丸服之。

凤翅按：夜卧咳喘甚，痰涎清稀如水，倚息不能平卧，责之蓄留有饮。"夫心下有留饮，其人背寒冷如手大。"饮为阴邪，日间得阳气之助，胸闷心悸尚不喘息，夜间阴气盛，客主加临，阴邪得阴气而更盛，寒饮射肺，是故发作咳喘短气，不能平卧。口渴欲饮是因阳气虚，津液蓄留为饮不能上奉，故其手足心热是假热，其苔白腻，脉沉缓可证。

"夫短气有微饮，当从小便去之，苓桂术甘汤主之，肾气丸亦主之。"治当温阳化饮，利其小便。本案阳气素虚，水饮盛，故非苓桂术甘所能治，当予真武祛寒镇水，辛热温化水饮。加姜、辛、味，是遵真武加减法，温肺蠲饮止咳。咳喘大减，痰涎几无，腰脊酸痛畏冷，予肾气丸是缓治求本法。

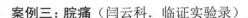

案例三：脘痛（闫云科．临证实验录）

王某，女，54 岁，忻县蔚野人，1980 年 3 月 28 日因脘痛剧烈而住院。

经检查：体温 36.2℃，脉搏 72 次 / 分，血压 110/70mmHg，白细胞 7.6×10⁹/L，肝脾不大，诊断为胃痉挛。用解痉、抗感染药物治疗 3 天，其效不显，要求会诊。

患者面色暗黄，全身水肿，下肢尤甚，口唇略青，舌质淡红，舌苔白腻。询知素有咳嗽气短病史，冬重夏轻。年前十月感冒，咳嗽气短甚急，至今仍倚息不得平卧，痰涎稀薄呈沫。最苦者，新增气上撞心，疼痛欲死，一日数发，发时四末厥冷，冷汗淋漓，浑身战栗不已。五日中饮食不进，亦未大便，且眩晕，呕吐，小便不利。诊其腹，当脐动悸，胃脘拒压。切其脉，沉缓无力。

综观脉症，当属痰饮为患。盖肾为水脏，职司开合肾阳衰微，寒邪内盛，不能温化水液，致水饮上逆，故而气上撞心，呕吐眩晕，咳逆倚息不得平卧；水饮外溢肌肤，是以周身水肿，小便不利。且肾虚则冲脉不固，冲脉之为病，逆气里急也。治当温阳化气，利水降冲，拟真武汤加味治之。

附子 10g　茯苓 30g　白术 15g　白芍 10g　龙骨、牡蛎各 30g　半夏 15g　芡实 15g　生姜 2 片

1 剂。

次日，腹痛止，冲逆不再，咳嗽气短大减，可平卧，食欲醒，精神明显好转，效不更方，原方再进 2 剂。

凤翅按：心、腹诸痛，古人有九痛之说，饮痛为其之一。如陈修园《医学三字经》："七饮痛，二陈咽。停饮作痛，时吐清水，或胁下有水饮，宜二陈汤加白术、泽泻主之。甚者，十枣汤之类亦可暂服。"

本案患者素有咳嗽气短病史，冬重夏轻，当有寒饮。因外感诱发宿疾，咳逆倚息不得卧，增气上撞心，疼痛欲死，实因阴寒之水气上逆诱发奔豚冲撞而痛。痛极而厥，冷汗自出，食、便俱废。缘其周身水肿，下肢尤甚，唇青、舌苔白腻，小便不利，腹中动悸，脉沉而缓，是阳虚水泛，当治以真武。冲气里急，加味龙骨、牡蛎镇逆，呕吐加半夏允为恰当，然亦当重用生姜。用芡实因其能补中去湿，开胃助气，亦可固涩下焦，协龙、牡镇冲气上逆。治病必求其本，观本案，可知异病同治之法。

案例四：水肿（闫云科．临证实验录）

郝某，女，11 岁。晨起头面浮肿，未予介意，继续上学读书。逾五日，肿势益盛，

其父陪同就诊。望其头面肿盛，肤色不红，二目炯炯，精神尚佳，舌淡红，苔薄白。询知小便不利，四末逆冷，身不热，反恶寒。脉象沉缓。化验小便：蛋白（＋＋），红细胞（＋）。

小儿稚阳之体，形气未充，脏腑娇嫩，极易遭受邪气侵袭。病前迁居新房，居室潮冷，寒湿之气乘虚而入，伤害脾肾，土不制水则水势泛滥，肾阳被淹而聚水为患。治当温肾阳，启胃关，崇土制水。真武汤可水中取火，鼓动肾阳以消阴翳，倘火旺土健，则水自可归川。

    附子6g　白术15g　茯苓10g　白芍6g　生姜6片

2剂。

并嘱忌盐、肉蛋等高蛋白食品。

二诊：水肿减轻，仍四末发冷，身恶寒。舌淡红，苔薄白，脉沉缓弱。尿蛋白（＋）。药已中病，法不可更。

    附子6g　白术15g　茯苓10g　白芍6g　生姜6片　党参10g

3剂。

三诊：尿蛋白（－），水肿完全消退，身体一如往昔，患儿急欲上学，嘱原方再服三剂。

凤翅按：头面肿盛常为风水，然无热恶寒，四末逆冷，脉沉，是病发于阴。当温阳利水，阳气旺，水气化，小便利则肿消。真武汤服2剂后，虽然水肿减轻，仍然手足冷、恶寒，脉沉缓弱，加党参已含附子汤意而温补阳气。

案例五：眩晕（高血压）（闫云科．临证实验录）

蔚某，女，34岁。

病头痛，发热恶寒，无汗骨楚，服荆防败毒散，汗大出，寒热解。翌日，眩晕，恶心，全身水肿，测得血压170/100mmHg。心电图正常。X线检查：右上肺结核纤维化。化验尿常规、肝功能均属正常。诊断为原发性高血压。服利血平七日，血压不降，心怀忧惧，冀早得愈，求服中药。

患者眩晕恶心，水肿畏寒，小便不利，大便如常，四末不温，饮食不思，舌苔润滑，脉象沉细。

观其脉症，此汗不如法，损伤肾阳，气化不利，水饮泛滥证也。温肾回阳，四逆汤为优；化气利水，五苓散领先。然四逆汤回阳而不利水，五苓散利水而不回阳，二者兼备者，真武汤也。

附子 10g　白术 15g　茯苓 15g　白芍 10g　生姜 10 片

2 剂。停服利血平。

二诊：血压 150/100mmHg，眩晕减轻，小便增多，水肿亦退，仍不欲食，口咽干，不思饮。此水饮阻滞，津不布也。药已中的，原方再进 2 剂。

三诊：血压 130/86mmHg，眩晕止，胃口开，水肿全消，拟金匮肾气丸善后。

凤翅按：病发热恶寒，无汗，头痛身痛，服荆防败毒散本不为错，或因用药配伍不当，抑或汗不如法，过汗而伤阳气，阳虚水泛而病水。病水小便不利，阴盛阳虚，寒水满溢，是故水肿。因水肿而血压升高，若不辨析原因，审证求因而治，必延误病情。

因水气泛溢，外见水肿，心下也必停饮，故患者以眩晕、恶心求诊，从恶寒、小便不利、四末不温、苔滑、脉沉细看，一派阴寒之象，故以真武主治。小便利，水肿消，诸症俱去，血压也随之而降。

案例六：震颤抽搐案（自案）

余早年在襄北医院中医门诊上班。某日一人用板车拉一妇女来诊。

李某，50 余岁，数月前发病。症状四肢肌肉震颤抽搐，不能自制，倒地数分钟甚至十数分钟才逐渐停止，而神志一直清醒。去襄樊二汽基地医院诊治。住院十数日，诊断不明，治疗乏效，每日发作数次，症状相同。不得已，转上级襄樊中心医院。

经过详细检查，未能确诊，治疗经过不详。主治医师说此病在美国医学杂志上好像有记载，国内未见。后数更医，也曾经看中医数次，以风治之，问及所服中药有蝎子、蜈蚣等故而得知。余当时曾治患者本村腰腿痛患者多人，以为风湿病故来找余诊治。因不可预知何时发病，故用板车拉来。

望中等身材，面白微胖，眼睑虚浮。坐下歇息片刻，刚搭指诊脉，言其肌肉跳动欲犯病，急扶持到诊断床上躺下，不一会见其肢体震颤、抽搐难以名状，搏击床板咚咚作响，因面部肌肉也抽搐，故而语言难出，神志清醒。约六七分钟后渐止。言四肢酸重疼痛，头晕，身体疲倦。脉之沉细而缓，舌胖淡、苔白微腻。问饮食、二便无碍。

此症余思之半小时难得其解，忽然忆及真武汤证有述"头眩，身瞤动，振振欲擗地者""四肢沉重疼痛"，结合诊断资料，认为此是阳虚水泛，侵及肌肉所致，便予真武汤加味试投之。

乌附片 20g　生白术 20g　杭白芍 20g　茯苓片 20g　薏苡仁 50g　宣木瓜 15g

2 剂，嘱用生姜 1 两切片同煎服之。

2 日后，患者与其夫一起自己走来，言此药服后只发作一次。继予上方减附子量 5 剂。数月后小有发作，予上方 3 剂，后续予此方作散服月余，追访 2 年未复发。

凤翅按：本案确属怪病，若以平常思维求解，实难解其病因。若非熟记真武汤证所描述之症候，焉知其病机，治疗更无从谈起，前医只是见症治症，以风治之，故不能取效。可见仲景所述之证，是对诸多疾病在某节点所出现共同症候的高度归纳而形成了证的概念，所谓智者察同。证，是诸多疾病之共同点，从此共同点切入，便可一方治多病。证，亘古不变。

7. 附子汤

原文：少阴病，得之一二日，口中和，其背恶寒者，当灸之，附子汤主之。

浅释：少阴病阳气微，得病一二日，若口中不苦、不干、不渴，有背恶寒的症状，是阳气大虚，应该灸，再予附子汤主治。

原文：少阴病，身体痛，手足寒，骨节痛，脉沉者，附子汤主之。

浅释：少阴病阳气微，身体疼痛，手足寒冷，骨节疼痛，脉沉，用附子汤主治。

原文：妇人怀妊六七月，脉弦发热，其胎愈胀，腹痛恶寒者，少腹如扇，所以然者，子脏开故也，当以附子汤温其脏。（方未见）

浅释：妇女怀孕六七个月了，脉弦而发热，感觉小腹胀满加重，又腹痛怕冷，小腹冷如有扇子扇一样，有这样症状的原因，是因为下焦寒，胞宫不能闭藏的缘故，用附子汤主治。

◇ 附子汤方

附子（炮，去皮，破八片）二枚　茯苓三两　人参二两　白术四两　芍药三两

上五味，以水八升，煮取三升，去渣，温服一升，日三服。

浅释：真武汤倍术、附，去姜加参，变为附子汤，是伤寒温补第一方。

本方独重白术，合炮附子、茯苓、人参，是补阳气，逐寒湿，暖肌补中法。附子汤治邪少虚多，火不生土之阳虚；真武汤治阳虚水泛，土不制水之阴水。加减之中，见经方移步换形变化之妙。

因不呕，故去生姜。脉沉，手足寒、身体痛、骨节痛，口中和，是有寒湿，背恶寒，是阳气大虚，亦当灸之以补阳气。故方中重用白术培土，合炮附子驱逐寒湿；茯苓利水除湿通阳气，人参补中益气养津液；寒则血凝，于补阳之中，用芍药除血痹，和营止痛。

本方白术、茯苓、人参并用，是健脾益气法，为四君子汤祖方，阳气大虚则生寒湿为患，"益火之源以消阴翳"，壮火补土，使火土合德，阳气自旺，其背寒、手足寒、身疼痛、骨节痛自去。白术、附子同用，为术附汤，治寒湿侵袭，身体疼痛；人参合附子，是为参附汤，主气弱阳衰。故附子汤为温补第一方，亦为温补祖方。真武汤倍术、附，去姜加参，变为附子汤，是伤寒温补第一方。

案例一：痹痛（韩明德．经方治验2则）

友人牛某，癸酉季春，其妻突发右下肢疼痛，开始尚可行走忍受，继则疼痛不可屈伸，动辄痛剧。

自诉体质虚弱，饮食欠佳不能多劳作，手足经常发冷，疾行则短气汗出。服祛风舒筋中药及针刺、封闭等疗法治之罔效而邀余诊治。余见患者精神欠佳，语言低微，体质消瘦，舌体瘦嫩，淡白水滑，脉沉迟兼涩，脉症合参，此为阳气内虚，寒湿内生，流溢经络，阻遏气机之痹证。治用附子汤扶阳温经，除寒化湿。

炮附子15g　白术25g　人参10g　茯苓20g　木瓜12g　干姜10g　薏苡仁15g　川牛膝20g

水煎，1日2剂，昼夜连服。并嘱灸阳陵泉、环跳等穴。

次日下午来诊，疼痛已大减，复予原方加桂枝15g，减干姜连服5剂而病愈。

凤翅按：素来体质虚弱，手足经常发冷，末梢循环不良，再求证于脉沉、迟，舌嫩滑，便为少阴病阳气虚，以阳受气于四末之故。阳虚不能温煦，则寒湿生，舌淡嫩水滑可证；寒湿偏注筋脉，便为痛痹，其肢体痛可知。附子汤温补阳气，驱逐寒湿，本可用芍药合附子，温经缓急止痛。加味木瓜、薏苡仁，祛湿、舒筋、活络，干姜祛寒，牛膝引经，法亦为善。筋病痛疾，本可刺、灸，然刺为泻邪，灸可补阳，当分别论处。筋病取阳陵，是一定之法，再循经取穴，温灸而增加疗效。二诊加桂枝，即为桂枝附子汤、白术附子汤复法。

案例二：少阴阳衰（叶怡庭治少阴阳衰案．老中医临床经验选编）

钱某，男，55岁，1973年9月12日初诊。

三日前发高热，热退后，神疲喜卧、头晕、腰酸、自汗，背恶寒、骨节痛，舌胖润，苔薄，脉沉细，两尺不应。症已由太阳之表传入少阴之里"实则太阳，虚则少阴。"治宜温补，附子汤主之。

附子 10g　党参 15g　茯苓 12g　白术 12g　白芍 12g

3剂。

二诊：1973年9月15日。背恶寒，骨节痛，自汗均消失，神气转佳，偶有头晕腰酸，口稍干，脉来亦较有力，舌胖润亦减。内传少阴之邪已有外出之机。再从原意。

9月12日原方加玄参 10g，黄芪 10g，3剂。

凤翅按：数日前发高热，或服退烧药而汗出热退，应该病解。然自汗、神疲，脉沉细、尺脉不应手、舌润，背恶寒、骨节痛，是阳气大虚。阳虚则生寒，治虚之要在于补虚，治寒则当温补，而温补之方，当以附子、人参为主，更应培土制水，予白术、茯苓。因身痛、骨节疼而用芍药，附子、芍药配伍，是治寒痛药对。

阳虚阴盛，投附子剂后，每有化热之象，阳热来复，首见口干，是阴阳转换之机，为脏病还腑，故不可以为阳证而泻火伐阳，待津液充沛，口干自已。

案例三：失眠（闫云科. 临证实验录）

谢某，女，28岁，唐林村人。

感冒后不欲食，本属脾胃虚弱，应补之益之，却以为胃中积滞，用盐卤泻之。泻后胃纳有减无增，并出现夜间不寐，迄今已14日矣。询知胸闷心悸，倦怠畏寒，身重跗肿，四末发冷。食后心下沉闷，大便溏，小便不利，口不干苦。视其舌，淡红无苔。切其脉，沉缓无力。诊其腹，心下痞满，无抵抗。

脉症分析：温病伤阴，伤寒损阳。《素问•生气通天论》云："阳气者，若天与日，失其所则折寿而不彰。"今伤寒后阳气不足，复经攻下，阳气更虚，致水饮泛滥，凌心则神不安宅而心悸不寐；饮邪弥漫，中州无光，土不制水而水肿便溏。治当温阳健脾，化气利水，阳气旺则阴自消、脾土健则水自落。调兵遣将，真武汤、附子汤皆可胜任，然本案脉象无力，似更宜附子汤也。

附子 10g　白术 15g　茯苓 15g　白芍 10g　党参 10g　生姜 10片

2剂。

二诊：夜寐可达5个小时，小便增多，身重跗肿大减，畏寒亦轻，四肢转温，纳化仍差，脉舌如前。阳气恢复一分，水饮退却一分，今效已昭然，恢复健康，企踵可待。原方3剂。

三诊：夜寐甘甜，纳化几近正常，令服归脾丸以善后。

凤翅按：不寐一证，医常责之血虚、阴亏，心失所养，或痰火扰动心神所致。要之，阳不入阴便可不寐，阳入与阴交合之媒在于中土。今感冒愈后，不欲饮食，本为胃气之虚，当待胃气来复，或予补益之剂，却以为胃中积滞而下之，败坏阳气，是故水寒土湿，水饮凌心则悸动不安而不寐作矣。据倦怠畏寒、肢冷、跗肿、大便溏、小便不利等阳虚水饮不化症候，处附子汤温阳气、消阴霾，火壮土温则阴阳交泰，夜寐甘甜。本案或可予茯苓四逆汤治之。

8. 附子粳米汤

原文：腹中寒气，雷鸣切痛，胸胁逆满，呕吐，附子粳米汤主之。

浅释：腹中有寒、水气，如雷鸣般响，腹急切而痛，胸、胁因呕吐气逆而满，用附子粳米汤主治。

◇ 附子粳米汤方

附子（炮）一枚　半夏半升　甘草一两　大枣十枚　粳米半升

上五味，以水八升，煮米熟汤成，去渣，温服一升，日三服。

浅释：本方所主治阴寒腹痛，有类大建中汤证。大建中所治，痛在腹中上及心胸，本方证痛在腹中未及膈上；大建中证是痛而呕不能食，本证为呕吐而胸胁逆满。大建中证因心胸中大寒冲击而上下痛不可触近，故用蜀椒辛热驱寒散逆气，干姜温中，人参补虚，饴糖缓急止痛；本方证因腹中寒气而痛，兼有肠鸣，是有停饮而气逆胸胁而满，故用附子温阳散寒止痛，半夏蠲饮止吐，因呕吐故用大枣补津液，甘草、粳米培中和胃气。若腹痛寒甚，诸症俱有者，二方常相合而用也不得不知。如白虎汤，煮米熟汤成，是煮药标准。

十八反："半蒌贝蔹及攻乌"，故不可因半夏反乌头之言，畏惧半夏配伍附子，要知有是证用是药乃仲景心法。

案例一：腹痛呕吐（赵守真．治验回忆录）

彭君德初夜半来谓："家母晚餐后腹内痛，呕吐不止。煎服姜艾汤，呕痛未少减，且加剧焉，请处方治。"吾思年老腹痛而呕，多属虚寒所致，处以砂半理中汤。

黎明彭君仓促入，谓服药后腹痛呕吐如故，四肢且厥，势甚危迫，恳速往。

同去其家，见伊母呻吟床第，辗转不宁，呕吐时作，痰涎遍地，唇白面惨，四肢微厥，神疲懒言，舌质白胖，按脉沉而紧。伊谓："腹中雷鸣剧痛，胸膈逆满，呕吐不止，尿清长"。凭证而论，则为腹中寒气奔迫，上攻胸胁，胃中停水，逆而作呕，阴盛阳衰之候。《金匮》叙列证治更切："腹中寒气，雷鸣切痛，胸胁逆满，呕吐，附子粳米汤主之。"尤在泾对此亦有精辟之论述："下焦浊阴之气，不特肆于阴部，而且逆于阳位，中虚而堤防撤矣。故以附子补阳驱阴，半夏降逆止呕，而尤赖粳米、甘、枣，培令土厚而使敛阴气也。"其阐明病理，译释方药，更令人有明确之认识。彭母之病恰切附子粳米汤，可以无疑矣！但尚恐该汤力过薄弱，再加干姜，茯苓之温中利水以宏其用。服2剂痛呕均减，再2剂痊愈。改给姜附六君子汤从事温补脾胃，调养十余日，即速复如初。

凤翅按：腹痛呻吟床第，辗转不宁，呕吐时作，痰涎遍地，可谓传神，知腹痛之重，且有停饮作祟，是寒饮冲逆而痛。呕吐时作，气上而冲逆，觉胸胁逆满是其必然，因寒气逼迫，水饮不化，雷鸣而响，腹中拘挛故而如刃切之痛，驱除浊阴，降逆止吐，培补中焦，是附子粳米汤所治。加味干姜温中，茯苓利水，法亦为善，而近乎干姜半夏汤、小半夏加茯苓汤。为散其饮，点服姜汁更妙。

案例二：寒疝腹痛（吴远定医案）

王某，女，45岁，1981年10月27日诊。

2天前凌晨五时，突然脐腹鸣响疼痛，痛势剧烈，全身畏寒特甚，须紧束其裤带，加以重被，疼痛畏寒稍减，持续一小时许，天明则疼痛畏寒全无，白天一如常人。病者初不介意，但于翌日凌晨一时疼痛又作，症状和疼痛时间同前，白天亦无不适。

诊其脉沉细无力，视舌质淡，苔薄白，饮食二便正常，据此脉证诊断为《金匮要略》之"寒疝"腹痛，证属肠胃虚寒，阳气式微，阴寒内盛。即书以附子粳米汤全方加细辛。

制附子（先煎2小时）30g　法半夏15g　大枣20g　炙甘草10g　细辛5g　粳米50g

当天服药3次，凌晨腹鸣疼痛，畏寒大减。次日仍进原方1剂，日3服，患者诸症全瘥，两年后随访未见复发。

凤翅按：腹中因寒而痛，有无肠鸣，有无肠形，也是附子粳米汤证与大建中汤证之鉴别点。即有无水饮在胃肠与有无大寒气冲逆症候。腹中雷鸣疼痛，痛

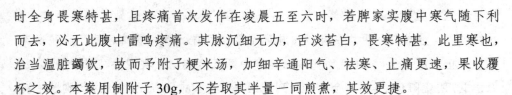

时全身畏寒特甚，且疼痛首次发作在凌晨五至六时，若脾家实腹中寒气随下利而去，必无此腹中雷鸣疼痛。其脉沉细无力，舌淡苔白，畏寒特甚，此里寒也，治当温脏蠲饮，故而予附子粳米汤，加细辛通阳气、祛寒、止痛更速，果收覆杯之效。本案用制附子30g，不若取其半量一同煎煮，其效更捷。

案例三：术后腹痛（王万方医案）

张某，26岁，工人。

怀孕三月余患化脓性阑尾炎，经手术而痊愈，但伤势愈合后，出现呕恶不食，肠鸣腹痛，复经西医补液消炎解痉镇痛之品，皆无济于事，后延余诊视。根据《金匮要略》"腹中寒气，雷鸣切痛，胸胁逆满，呕吐，附子粳米汤主之"之记载，本案与之极似，故立温中降逆为法。

附子12g 半夏9g 甘草6g 大枣12g 粳米30g

药投1剂呕吐即止，肠鸣腹痛亦随减十之八九，俟3剂而愈，终无任何影响胎儿发育成长者。

凤翅按：妊娠患阑尾化脓，术后必予输液抗感染治疗，用药过度即有寒中之变。水饮不化，寒气冲逆，呕吐、腹痛、肠鸣作矣！附子、半夏，被列为妊娠禁忌药，然《素问·六元正纪大论》云："黄帝问曰：妇人重身，毒之何如？岐伯曰：有故无殒，亦无殒也。"辨证施治，当遵循有是证用是方之原则，适事为度，无过用即不生害。

9. 芍药甘草附子汤

原文：发汗，病不解，反恶寒者，虚故也，芍药甘草附子汤主之。

浅释：病在表，发热、恶寒，予发汗法，本应该汗出而病解，热去反而恶寒甚，是表阳虚，芍药甘草附子汤主治。

◇ 芍药甘草附子汤

芍药三两 甘草（炙）三两 附子（炮，去皮，破八片）一枚

上三味，以水五升，煮取一升五合，去渣，分温三服。

浅释：本方出现在发汗后之变证，为汗后变证立法，故亦属坏病。以方测证，本方证应有不发热而汗出、恶寒、身体疼痛，或肢体拘挛伴随恶寒者，故取桂枝汤之半，以芍药甘草汤加炮附子，是敛液益阴，扶阳温经法。或谓，本方加

茯苓、白术、生姜，去甘草，变为真武汤，是身痛、恶寒而表阳虚，而无里阳虚水泛者。

案例一：自汗（闫云科．临证实验录）

许某，女，65岁，住城内周家巷。暑天大热，饮冷过多，病头痛发热（体温39℃）。自服APC4片，致大汗淋漓，热虽解，而汗出不止，神疲乏力。因循迁延20余日始找余就诊。

患者面色萎黄，倦怠头晕，汗出如泉，拭之复涌。身不热，体不痛，畏寒唇冷，手足不温，胃纳呆钝，口渴欲饮，二便如常。舌淡红润，脉沉细略数。

综观此病，既非太阳中风症，亦非太阳少阴两感证，又似太阳病汗漏不止之桂枝加附子汤证，其实亦非。乃汗多伤阴，阴损及阳之芍药甘草附子汤证也。

白芍10g　附子10g　炙甘草10g

1剂症减，2剂痊愈。

凤翅按：病发热头痛，过服强力发汗药，致大汗淋漓，津液、阳气俱虚矣！迁延不愈是故色萎不泽，倦怠头晕，汗出如泉是卫阳虚而不守，门户不要，因而恶寒手足冷。口渴、脉沉细是津液不足，非热，以舌淡红而润可知。

太阳、少阴合病，当脉微细，但欲寐、无汗、恶寒，绝无汗出不止，口渴思饮；太阳病，发热、汗出、恶风、脉缓，为桂枝汤证；太阳病过汗，漏汗不止，卫气已虚，当治予桂枝加附子汤，此三证皆有表未解。而本案所异者，在于无表邪，故予芍药甘草附子汤治之。

案例二：寒痹（风湿性关节炎）（刘定西医案）

张某，男，56岁，1978年1月27日初诊。

1年前因防震露宿，右腿关节疼痛，遇冷加剧，得热可减，诊为"风湿性关节炎"，转诊四川、甘肃等地，中西医多方治疗效果不佳，病情逐渐加重。现有腿强直冷痛，运动障碍，弯腰跛行，形寒肢冷，疲乏无力，面色苍白，口淡无味，食欲不佳，舌苔白腻，六脉濡弱，证属寒痹。

赤芍、白芍、甘草各30g　附子15g

3剂。

服后诸证逐渐减轻，服药期间曾自觉右腿肌肉跳动掣痛，后自行缓解，原方附子量新增至30g，又服药10余剂，病愈八九，经善后调理痊愈。追访数年，未再复发。

凤翅按：以药测证，芍药甘草汤有敛液和营，缓急解拘挛之功，加附子便有温经止痛之效。甘草干姜汤加附子，便为四逆汤，故芍药甘草附子汤与四逆汤对勘，便知一益阴补阳，一温中回阳，其用方之理则更明矣！

本案关节疼痛，遇寒加剧，强直冷痛，形寒肢冷，是为寒痹，亦名痛痹。其色白、口淡、苔白腻，望而知之为寒。重用芍药甘草汤解强直，缓筋挛急，加附子逐寒湿，温经止痛。沉寒痼冷，附子量小不济，故取效后重用之。方合其证，久病痼疾遂解。

案例三：畏寒（随志化医案）

张某，男，40岁，1986年8月21日就诊。

时值酷暑盛夏，而病者却厚衣加身，仍打寒战。自诉因天热贪凉，夜宿树下，晨起即感恶寒头痛，身痛，鼻塞流涕，自认为感冒，遂购复方阿司匹林三片服之，半小时后大汗淋漓，良久方止。自此，觉气短懒言，蜷怠乏力，畏寒怕冷、蜷卧欲被，动则汗出，半月未愈。舌红苔白，脉迟无力。此乃大汗伤阳耗阴所致。治以扶阳益阴。

白芍 12g　炙甘草 10g　附子 15g

服2剂，四肢转温，汗出停止，病愈体安。

凤翅按：盛夏厚衣而仍恶寒，无发热并见，则知其无表证，是表阳虚而恶寒，舌质红，则无脏寒，里之阳气不虚，苔白是寒在表。因热贪凉而受寒，恶寒头痛、身痛，鼻塞流涕，感冒无疑，然过服发汗药而伤表阳之气，是故动则汗出，畏寒怕冷。既然无表证，动辄汗出即不合适桂枝加附子汤，故予芍药甘草附子汤，益阴扶阳以救误，肢暖汗止，卫气旺津液固而病愈。

本案以恶寒、动辄汗出为主症，案一自汗出、恶寒为主症，案二以关节疼痛，遇冷加重为主证。以此观之，芍药甘草附子汤所主治者，恶寒之外，当或有汗出，或有身痛，甚或三症并见。

第二讲　从外感说中医的快速入门

导读：本讲讲述临床最常见的感冒、发热、咳嗽之病、脉、证、治。余常谓：不能速治外感的中医绝对不是好医生，也没有多高的诊疗水平。中医失去治疗急病阵地其中之一原因，即为此。然西医学对外感的认知与治疗尚且浅薄，故而治疗外感，并且能快速治愈外感是一个合格中医必备的技能，还能狙击因外感带来的诸多并发症，以及因外感导致的大病、重症。本讲所述三验方，是余临证多年在经方基础上之发明，读者若能深刻领会，定有获焉！

首先，在本讲开始之前，我想推荐读者先读几本书，比如《伤寒论》《金匮要略》《温病条辨》《温热经纬》。为什么要推荐这几本书？

《伤寒论》其理奥而其用至简，是传统中医的临证标准。六七年前，我刚开始上网络的时候，看见很多学中医的，有学什么道医，什么佛医，什么儒医，什么乱七八糟的，啥都有，还有学看相算命学医的。所以在忧忿之下，我拿起了笔，从我学医，行医的历程，并医案医话入手，写了第一本书《医门凿眼》。

学经典，勤临证，拜明师，汇通诸医家。是我的座右铭。

拜师，有明拜，有暗拜。明拜，我的条件有限，除了父亲之外，我没有师父；而暗拜，我广读百家，推求师意。经过数十年临床实践，我已基本汇通伤寒、温热而融之于一炉。

学医初始，当勤读《伤寒论》《金匮要略》。背诵全文，最起码背诵方证比附的条文，是最基本的第一要求。因为方证比附条文是临证的基本标准，如西医学也有标准一样。《伤寒论》所述，是以疾病所出现的症候，按阴阳属性划分

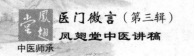

疾病，确定治则的标准。

背诵基础牢靠之后，还当背诵一些临床很实用的，如陈修园先生编撰的《时方歌括》，所辑录方均为临床常用且效果很好的古方。再熟读，并且深刻领会《瘟疫论》《温病条辨》《温热经纬》《重订广温热论》《时病论》等温热专著，这些书是明、清代医家总结治热病的医学经验，汇总治疗温热病的名著，是古人在《伤寒论》治疗热病基础上的发挥。

我的医学经验，多来自于这些书籍，以经典标准为经，后贤诸论为纬。医学是实践性、操作性很强的实用技术，故学医应当早实践，学会就该去用。医之技术，以汤方来说，得益于药效，所谓方证之中有药证，那么就该在背诵和学习理论的同时，需要读本草书籍，以明药物功效主治。

中医书籍，汗牛充栋。以一个人的精力来看，这么多的书都要读，而且要掌握，是很难而且容易迷惑的事情，那么，就一定有捷径。这个捷径，以我的经验：首先，学会看热病，内科杂病就会迎刃而解，因为治疗热病，能训练辨证施治的基本功，训练诊疗技能。一个感冒发热咳嗽都看不好的医生，说能治病入膏肓的病，是不可能的，即使能取些疗效，也就是死守个方，冒撞罢了。

 ## 感冒发热的诊断治疗

外感，古今有伤寒，温病之分，如果以此细分，会很繁琐，使初临证者无所适从，以外感发热概括之则可也，在症候上做文章，而不在病名上寻枝问叶。总要以见证为主，随证而施治。

我们所见的多为上呼吸道感染，所谓感冒之类，还有西医学说的流感。轻者流涕、打喷嚏，重者发热头痛、恶寒身疼、咽痛、咳嗽等。在教科书里边，有风寒、风热等划分，表现的症状多样化。风寒、风热只是理论上的界限，按风寒风热的表现来鉴别，多不符合临床实际，特别是对于初临证者更不易划清。

治外感发热常用寒热两平的辛平之方，根据表现来权衡药量之搭配，如常用的有荆芥、薄荷、连翘、石膏、甘草、桔梗、玄参等。这是得益于温病医家的经验，虽然与经典有出入，但是也很稳妥。

《伤寒论》中治疗这些问题，多是针对人体阴阳的偏差而用药，温热病医家多是针对病因而用药。那么，我们就可以取经典之长，再取后世医家之经验，结合用药。

初感时，有一部分人只觉咽喉不适，些许怕风或恶寒、头昏、身困的症状。在这个时候，我们会常常求助于体温表，这个体温表的发热界限，是个大众化的数值，有时候症状出现了，而体温表不显示，但是，身体已经报信在发热了。我们有些医生，甚至认为体温到了37℃还未发热，临床经验，很多人体温超过36.5℃以上，已经是在发热了，甚至还有一些人，素来基础体温低，不到36.5℃以上就已经是在发热，这是因为有个体差异的问题。虽然体温表还在疑惑，但是，人的身体已经表态了，那么，我们就不能以体温表为绝对依据，而是依据人的感觉。发热，只是个过程的问题，这个，伤寒论已经明确说明："太阳病，或已发热，或未发热，必恶寒、体痛，呕逆，脉阴阳俱紧，名曰伤寒。"在这个时候，如果有脉诊经验，就会发现脉不一定见浮紧或浮数，只是脉无缓和之象，有躁动不安的感觉，是体温在蓄积上升阶段，体表未显现而已。此时，若给予一般的解热药，如我们都知道的一些中成药等，还有些简单方，如葱豉汤、葱白、豆豉、生姜熬汤热服取汗等，如果没有里热，多会病解。

在《伤寒论》里张仲景提出了温病与风温的概念。"太阳病，发热而渴，不恶寒者，为温病。若发汗已，身灼热者，名风温。"风寒，多见药后热即退，若发热而渴，不恶寒，或隔半日或次日再发热，为汗出热不解，是为病温。温，是兼里热。单纯的风寒，多一汗而解，而温热则汗出不愈。

针对这个问题，我在长期的医学实践中，常用辛平两解方。即使不用经典的麻、桂、青龙方，也能解决问题，只是用药多一些。这与我以后发明代大青龙汤治疗发热疾病，打下了基础。荆芥、薄荷等药，不是经典用药，但是荆芥、薄荷，皆为平和之品，寒热皆宜，用量常在15～30g，甚至更多，这要与病情轻重相吻合。

若遇二三日，甚至三五日发热不解，特别是午后体温达到38℃以上者，即可考虑使用石膏，或者有依据开手就可以用。石膏，因为在大家都熟悉的白虎汤里运用，所以，就是清代大医家吴鞠通，早年对于石膏使用就有四大禁忌，就是非脉洪大、大汗、大渴、大热，不可用石膏之说，这是临床的误区。那么我们如何判断使用石膏的标准呢？

使用石膏的标准，简单说就是看舌干不润，或舌边尖红，或舌上见红点，虽然不一定见黄苔、见渴，即是里有郁热或热重于寒，加之汗出热不解，即可使用石膏，非必须舌头干燥，甚至舌苔发黄才可用。一般使用 10 ～ 30g 即可，捣碎末入煎，不需要先煎；有明显口干舌燥者，即可加大用量，可用 30 ～ 50g，甚至更多，因为石膏质重，量小无济于事。发热初起时舌润要少用辛凉，应以荆芥为主。舌干即可重用辛凉，不必一定见渴，薄荷、连翘、石膏用量要大。

外感初起，常见咽喉不利，也就是如咽干、咽痛的情况，"咽喉干燥者，不可发汗。"等不可汗的禁忌，是指用辛温发汗重剂，不避辛凉透解。见此症状，即可用甘草、桔梗的配伍，如果咽痛严重，即可加入玄参。咳初起，可以加杏仁。

煎药也有讲究，外感发热所用之药皆为芳香轻清之品，在教科书里边，常说解热药后下，我的经验恰恰相反，常用凉水泡药 15 分钟左右，急火煎开，待香味大出，最多十分钟就可取头煎 150 ～ 300ml，再兑热水煎取二煎 150 ～ 300ml，两煎混合，分温服。

发热乃急病，服药也应急，常日三夜二服，就是服药要接续，以小汗绵绵而出，效而为度。

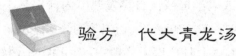

验方　代大青龙汤

下面是我近十几年来临证实践发明的一则简单、实用、安全的验方——代大青龙汤。

◇ 代大青龙汤方（自拟经验方）

荆芥 30 ～ 100g　连翘 20 ～ 50g　薄荷 20 ～ 50g　石膏 20 ～ 100g　甘草 10 ～ 20g　生姜（切）10 ～ 30g　大枣（擘）5 ～ 10 枚

上七味，以水 1000 ～ 1500ml，泡 15 ～ 20 分钟，先急火煎 10 分钟，取 200 ～ 300ml，再煎 20 分钟，取 200 ～ 300ml，2 煎合为 400 ～ 600ml，分 3 ～ 4

次温服。前 5 味亦可为散，每取 10 ～ 20g，薄切生姜、大枣煮散服之。

歌曰：

代大青龙用石膏，荆芥连翘薄荷晓；

甘草可以用生的，生姜枣子别忘了。

至于如何使用代大青龙汤，如何判断使用标准，怎样才安全、有效，它是如何来的，与经典麻黄、桂枝、大青龙有何关系，后面会慢慢讲解。

验案：学生尤阳春治自家孩子发热

小儿 4 岁，发病始出，流清鼻涕，发热，咳嗽，咳白稀痰，考虑没有发热故未用药，到诊所玩了 1 天，没有上幼儿园，可是，第二天出现了发热、头疼，还有恶心、呕吐症状，咳白痰，最初认为是寒证，用了小青龙和柴胡桂枝汤的合方，并且加了石膏，用了后当晚就退热了，但是咳嗽无变化，第二天下午又发热了。

间断发热，持续了 2 天时间。自发病，感冒咳嗽断断续续 5 天，纳不香，遂请教吾师，师父让我给拍个舌苔图片，开出了如下方。

荆芥 30g　薄荷 15g　麻黄 10g　杏仁 10g　甘草 9g　前胡 10g　桔梗 9g

我自将荆芥加到 40g，薄荷加到 20g，当天晚上小孩头上出绵绵的汗，热退，咳嗽也减轻了很多。就这个方子，连续吃了 2 剂，其实第 1 剂病就好了，在家避风 2 天，上学去了。

为什么师父看了我儿子的舌苔，问了症状就开了这个方子？

思忖良久，悟到两点：①发热久久不解，已经不属于风寒。②当时小孩虽然舌苔白，但是舌尖发红。

这个方子应当属于一个辛凉的方子，因为咳嗽，所以合并了三坳汤，也就是加了麻黄、杏仁、甘草。

从这个案例来看，伤寒和温病其实并没有明显的界限，最初我用小青龙汤是对的，没有坚持祛邪和避风，所以又发热咳嗽，连续多次的反复发热，外感风寒已经有了郁热，也就是病温，这个时候应当用辛凉透表的方剂才是。

说了感冒发热的一般规律，提出来了个自拟方代大青龙汤，或许会有很多疑问？放着经方大青龙汤不用，为什么自己发明一个方？

这里需要说说这个方子的来源，并以验案来说明，以及与大青龙的关系，这就引出了温病与伤寒的关系。代大青龙汤有个剂量区间，要按照老少强弱，病情轻重而有变化。那么它的适应证是什么？

本方，治外感热病，脉浮紧、浮滑、浮洪、浮大，或滑数，沉取有力，证见表里俱热，无汗恶寒或恶风；或时有汗出而热不透解；或身感拘束而微恶寒；或身痛而重；舌红少津，或舌淡而边尖红，或舌上红点，苔白干，或见薄黄者。这些就是用代大青龙汤方的标准。中医也是有临证标准的。这个标准，是以病、脉、证来判断的。

再来看一个典型案例，以案说法。

案例：高热

何某，男，12 岁。冬季恣饮酸凉饮料，滥食酸辣垃圾食品，一日不慎受凉感冒，高热 41℃，父母急送医院治疗。血检白细胞超高，即按"炎症"治疗，高级抗生素输液四五日，无奈药撤热复起，反复如此。

刻诊：高热 41℃，述热起时寒战，手足冰凉，1～2 小时后身热难耐。观嘴唇鲜红，面有热色。大小便尚可。脉之滑大而数，舌红苔厚，舌红即有热，苔厚热重，欲化燥。此素有伏热，外感寒邪，当治之以大青龙汤。

经方大青龙汤，就是感冒发热第一方，变通之，疏方如下。

荆芥 80g　连翘 30g　薄荷 30g　生石膏（打细末）30g　生甘草 10g　生姜（切）15g　大枣（掰）4 枚

水 1200ml，泡药 10 余分钟，上火急煎取 600ml 余。

大青龙汤由麻黄、桂枝、杏仁、甘草、石膏、生姜、大枣组成。代大青龙汤与大青龙汤药味虽然一样多，然用药不一样，那么是为什么呢？这个会在下几节里细致说明。那么这么个小孩子，怎么用这么大的剂量？这就要说服药法了。

先温服 150ml（一次性杯子，三两的样子）。嘱回家后，可温覆取汗，汗不出，1.5～2 小时后再温服 100ml，以汗出为度。药进三次热退，尽剂病解。温覆，就是盖一下被子或毛毯。

此变通大青龙汤法，药性平和，效力可比大青龙汤，而无误用麻、桂之弊。

本方以荆芥、薄荷辛平解表为君臣，连翘、石膏清解透热为佐，甘草调和诸药，生姜宣散助发表之功，大枣滋养津液为使，君臣佐使，是中医配方的基本法则。

看患者身体强弱和表里之热多少而变化药量，所以，用药剂量就有了个多少的区间。就是说，组方药量的大小，药味的轻重，要与病合才可以，这就是所谓的"病皆与方相应者，乃服之"。

服之当取微汗，汗不出温覆之，随汗出多少决定下一次服药量与间隔的时间，当以汗出绵绵为度，这就是标准，不是以体温表的数据来判断，是以服药后的疗效来作为标准。

本方是受清代医家吴鞠通银翘散，张锡纯先生清解、凉解、寒解三方启发而制，实践十数年，疗效确切，可以说疗效已经高出银翘散、张锡纯先生清解、凉解、寒解三方。因此方之制，是参照大青龙汤发明。

我们先看看吴鞠通在《温病条辨》里边的表述："太阴风温、温热、温疫、冬温，初起恶风寒者，桂枝汤主之；但热不恶寒而渴者，辛凉平剂银翘散主之。"

◇ 辛凉平剂银翘散方

连翘一两　银花一两　苦桔梗六钱　薄荷六钱　竹叶四钱　生甘草五钱　荆芥穗四钱　淡豆豉五钱　牛蒡子六钱

上杵为散，每服六钱，鲜苇根汤煎，香气大出，即取服，勿过煎。肺药取轻清，过煎则味浓而入中焦矣。病重者，约二时一服，日三服，夜一服；轻者三时一服，日二服；夜一服；病不解者，作再服。

仔细看看此方的制方法与服药法，再看看服药的注意事项，就知外感发热该如何服药、护理。

服法与方意：一个方出来，就有服药法，如桂枝汤法，会把方与服法都表述出来，不像我们现在一些中医大夫那样，只会按照书本开方，而不交代患者如何熬药、服药，那样疗效就会大打折扣，甚至无效。

每服六钱，市制约 18g 多，当然，这是个约数，小孩、老人，或体弱小者，应当适当减量；成人壮汉可以适当加量；不但要合病，更要合人。

银翘散这个方因为含有荆芥、薄荷、连翘，都是芳香药，他们的有效成分多含有挥发油，所以不能过煎。香气散尽，疗效就会减轻。吴鞠通说："肺药取轻清，过煎则味浓而入中焦矣。"病情严重的，约两个时辰，即 4 小时服一次，若按照 4 小时服药一次，这个间隔太长了，病重者甚至可以 1 ～ 2 小时服一次。

发热服药，可不能像吃饭那样，一天三顿，那样就无效了，那是治疗慢性病的服药法。发热是急病，日三夜一服，就是说夜间也不能停止服药。按照"遍身微似有汗者益佳，不可令如水流漓"的原则，或胸背湿润，或头汗微出，或

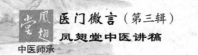

四肢见汗后，即可减少每次的服药量或延长服药时间，这是按照书上说的。但是一般可以再服小剂量，这样的服法小汗出就像下毛毛雨，润物细无声，不会伤津液。

外感表不解，里有郁热者，当主以大青龙汤。

"太阳中风，脉浮紧，发热恶寒身疼痛，不汗出而烦躁者，大青龙汤主之，若脉微弱，汗出恶风者，不可服，服之则厥逆，筋惕肉瞤，此为逆也"。

大青龙汤以麻黄汤为底方，重用麻黄发表，加石膏、生姜、大枣，是为发表清里热方，然而，如果用之不当，就会生起祸端。故方后告诫云："温服一升，取微似汗，汗多者，温粉扑之，一服汗者，停后服，若复服，汗多亡阳，遂虚，恶风，烦躁不得眠也。"张仲景使用大青龙汤也很谨慎，故谆谆如此告诫。

然而，证之临床，热病表里有热者，发表清热，汗出而热去复来者多，难道就不可以再服了么？答案是可以的，掌握法度即可。病不去，当续服药，以大青龙汤治病，怕患者服药不好掌握，滋生祸端，所以张锡纯先生自创清解、凉解、寒解诸汤，以薄荷、蝉蜕、石膏、知母、连翘、甘草等味组方。

温热初起，发热恶寒，或者表里俱热，甚至里热而渴，当辨表里之热孰多孰少变化药味剂量。热病脉象变化比较多，有浮紧，浮缓，浮洪，浮大，滑数，滑大等都可见到，所以张仲景又说："伤寒脉浮缓，身不疼，但重，乍有轻时，无少阴证者，大青龙汤发之。"这里伤寒脉浮缓与中风脉浮紧是互辞，说明发热因人而异可以见到不同脉象，症候也有一定的区别。像这样的复杂症候，难辨之极，投方不准，难于生效，辩证错误，祸不旋踵。能不能有个万全万当，且不易发生汗出过多，失津亡阳之方呢？

对此，我思考实践了很多年，总结出了代大青龙汤，药味精炼，见发热恶寒，里有郁热，或发热不恶寒，表里俱热者，就可以使用，而且疗效突出，与大青龙汤药味一样多，但是很安全，效力可比大青龙汤，而无麻、桂误用之弊。但是，代大青龙汤也只是针对热病而言，也没有大青龙汤治疗疾病那么广泛。

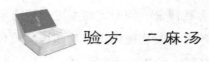

验方 二麻汤

先来看一个病案，以案说法。此案治疗带有实验性质，为什么？案子说完了就会明白。

案例：化脓性扁桃体炎

黄某，男，11岁。

家长代述，2日前感冒流涕，微咳，今日发热咽喉不适，查体温38℃。诊脉浮数，舌微红，苔白干，咽红，头疼、身痛、恶寒。这个明显是代大青龙汤的适应证。

本来可以处方代大青龙汤予服，但是，为了再次验证大青龙汤的疗效，看看对扁桃体发炎的效果如何？给予大青龙汤1剂。

麻黄15g 桂枝8g 杏仁8g 甘草6g 石膏10g 生姜5片 大枣4枚

煮取400ml，温分4服。每次服药100ml，周时服尽。

11日二诊：服药时即有汗出，但过后随又复热，到昨晚先恶寒后壮热，加服退热药乃有汗大出而热退。昨日没有大便，小便热，看舌上有薄黄苔，这明显是郁热加重，脉仍浮数。再予昨日方1剂，煎服法仍旧。

12日三诊：昨天白天没有发热，到傍晚又寒战壮热，体温高达41℃，仍给予退热药而汗出热解。大青龙汤虽然有效，但是病情没有得到遏制，更严重了。再看舌尖微红，苔薄黄。见咽部扁桃体左边红肿而有脓点，舌苔由白干变黄，问咽喉痛吗？说吞口水都痛，随即用6号注射针头刺之数处脓点，出血数滴，这个是刺血辅助疗法。

扁桃体刺血法，现在很少用了，原来用得多，现在的人信科学，都认为这是发炎感染了，必须先消炎。随即给予验方二麻汤。

◇ 二麻汤

麻黄10g 升麻10g 连翘20g 荆芥30g 甘草10g 桔梗10g 玄参10g 淡竹叶6g 生石膏（捣碎末）10g

1剂。煮取500ml，温分5次，周时服尽。

13日四诊：昨日已没有发寒战、高热，说自服药后汗出绵绵，到今天早晨体温已正常，看扁桃体红肿也已消散。再予上方1剂，仍煮取500ml，嘱2日服完。

二麻汤，是我多年实践得来一经验方。本方受经方麻黄升麻汤，时方银翘散启发而来。经过十数年对小儿扁桃体炎、化脓性扁桃体炎的治疗，发现疗效确切，十用九验，那么它有什么深刻意义呢？

二麻汤取麻黄升麻汤、银翘散加减法的方意，发越阳气之郁，解咽喉之热毒。痈脓就是毒，是疮疡，生在咽喉部位，反应强烈，与皮肉生痈，病情严重了反应基本差不多，那就是寒战高热。

二麻汤治疗小儿外感，咽喉有潜伏热毒，证见发热恶寒，甚至寒战高热，扁桃体红或红而肿痛，甚至化脓，脉浮紧，或浮数，或滑数，或脉大，舌尖红或舌体通红而干，或苔白干，或见黄苔，皆可以使用，是热郁毒聚咽喉之专方。

这个验方是从经方麻黄升麻汤与时方银翘散得来的。上案不是说实验大青龙汤方嘛，因为掌握在可控的范围里，所以才敢实验，但坏就坏在桂枝上。

吴鞠通说："太阴风温、温热、温疫、冬温，初起恶风寒者，桂枝汤主之；但热不恶寒而渴者，辛凉平剂银翘散主之。温毒、暑温、湿温、温疟，不在此例。"说但热不恶寒，不符合临床实际，说渴，也不完全符合临床实际。

虽然白玉有瑕，但是银翘散制方有深刻意义。那就是银翘散有清热败毒的功效，而桂枝汤、麻黄汤无此功效，更不能败毒。大青龙汤、麻杏石甘汤有清热之功，亦无败毒之效，它们是应对阴阳之气多少的治法，是拨乱反正法，也就是说，出现了这个症候，用他们可以立刻解决症状。但是，对于病因的治疗上，却有缺陷。

银翘散加减法有一项：项肿咽痛者，加马勃、玄参。

玄参，甘、苦、咸，微寒。以甘咸为主，可以泻火解毒，凉血滋阴，其中，治疗咽喉肿痛独善其功。那么，为什么要用甘草、桔梗？咽痛用甘草桔梗来源于《伤寒论》："少阴病二三日，咽痛者，可与甘草汤，不差，与桔梗汤。"

二麻汤中有荆芥、连翘、石膏、甘草与代大青龙药味相同，是代大青龙的衍化方。那么为什么又牵扯上了麻黄、升麻？我们必须得先学习一下经方麻黄升麻汤，就知道其中的道理了。

在《伤寒论》里边，有个古来争议的麻黄升麻汤。有一些医家甚至说不是张仲景的方，是后人增加的烂方，其实是不解其意，甚至清代大医家柯琴也这样说。柯琴说："……若此汤其大谬者也"，明白人也有糊涂的时候，我们再来看看这个方是咋回事。

原文："伤寒六七日，大下后，寸脉沉而迟，手足厥逆，下部脉不至，喉咽不利，唾脓血，泄利不止者，为难治，麻黄升麻汤主之"。

感冒发热六七天，又被大下后，这是坏病，是因大下之后的坏病。上见寸脉沉而迟，咽喉不利，唾脓血，这是阳郁之热毒，所以脉相对沉迟；下有下部脉不至，阳气陷下而泄利不止之阴寒。上热下寒，阴阳之气不相顺接，故而手足厥逆。上热下寒，错综复杂，当为难治。那么为什么会有这样的坏病呢？

这是不遵循先表后里的治则，或不知病因而错治的缘故。说简单点，是咽喉部位的病变导致的恶寒发热。我们一般的医生会针对发热而发汗或下之。发汗或许不是治的太坏，见发热，以为是里热而下之，败坏了脾胃，从而导致阳气下陷下利不止，而咽喉部位的病变并未治愈，还在发展，化脓吐脓血。这个，似乎像是说的扁桃体化脓治坏了的病，或者诸如白喉等咽喉部位严重的疾病。这是误治之害，既伤其阳，复伤其阴，故难治。

这个麻黄升麻汤是针对这个坏病而救逆的方，我们看看它的组成。

◇ 麻黄升麻汤方

麻黄（去节）二两半　升麻一两一分　当归一两一分　知母十八铢　黄芩十八铢　葳蕤十八铢　芍药六铢　天冬（去心）六铢　桂枝六铢　茯苓六铢　甘草（炙）六铢　石膏（碎，绵裹）六铢　白术六铢　干姜六铢

上十四味，以水一斗，先煮麻黄一两沸，去上沫，内诸药，煮取三升，去滓，分温三服，相去如炊三升米顷，令尽，汗出愈。

本方药味剂量区别甚大，麻黄二两半约近40g，升麻、当归一两余，约合18g，二十四铢为一两，一铢约合0.65g，则知母、黄芩十八铢约合12g，余药六铢，约合4g。本方，麻黄为君，升麻为臣，升麻与麻黄为伍，发越上郁之阳气而解毒；当归辛、温，本治"诸恶疮疡，金疮"（《本经》），有活血化瘀、和营止痛之功，予黄芩、知母、石膏清热，共治"喉咽不利，唾脓血"。葳蕤即是玉竹，与芍药、天冬同用养阴润燥补阴不足；桂枝、白术、干姜、茯苓、甘草共用温脾而治"泄利不止"。药味已经过了十二三味了，因为病情复杂，也是不得已而为之。杂药互投，各司其职，但有轻重。

方后云"汗出愈"，说明本方可发汗解表，解毒退热，陷下之邪气仍当从表而解。其描述咽喉不利，甚至唾脓血，当为咽喉部位的严重化脓性病变，泄利

不止为误下治疗造成的错误，或者说是变症。

误治以后的病，先有咽喉不利，疼痛，治疗错误，造成下利不止，是并发症，也叫并病，也是错误治疗的是结局。那么，我们说了这么多，还是为了能理解麻黄与升麻配伍的意义。为了弄清楚麻黄与升麻配伍的意义，还必须要先学习一下升麻的性味功效。

升麻"主解百毒，辟温疾、障邪"（《本经》），是毛茛科升麻属升麻的根茎，也叫鸡骨升麻，鬼脸麻。

上边我们说了麻黄升麻汤治疗的症候，在《金匮要略·百合狐惑阴阳毒病脉证治第三》，有治阳毒与阴毒的升麻鳖甲汤与升麻鳖甲去雄黄蜀椒汤。其中都有咽喉痛，唾脓血的症候描述，也当为诸般疾病所导致的喉科急证，这两个方都用"主解百毒"的升麻二两为主药，依照此用药规范，则知咽喉不利，热毒结聚可以升麻主之。二两，汉制约30g。升麻性辛而微寒，归纳诸家本草对升麻论述，都言有升阳发表，透疹解毒的功用。治时气疫疠，头痛寒热，喉痛，口疮，斑疹不透，中气下陷，久泻久痢，脱肛，妇女崩、带，子宫下坠，痈肿疮毒等。

这些功效，与用药剂量有密切关系。一般医者多知其升阳透疹之功，而忽略其解毒败毒之用。（以成人服药剂量为例，一般用3～6g是升举阳气，用到10g以上即可解毒）。

《肘后方》："治天行发斑疮，头面及身须臾周匝，状如火疮，皆戴白浆，随决随生（不治疗，剧者数日必死，疗得差后，疮瘢紫暗，弥岁方灭，此恶毒之气也）：水浓煮升麻，渍绵洗之。苦酒渍煮弥佳，但燥痛难忍。"（升麻外用即有解毒功效）。

《圣惠方》有升麻丸，"治咽喉闭塞，津液不通：川升麻半两，马蔺子一分，白矾一分，马牙消一分，玄参一分。上药，捣罗为末，炼蜜和丸如楝子大。用薄绵裹，常含一丸咽津"（升麻是天然的抗生素，多用在咽喉肿痛不利的疾病）。

咽喉疼痛红肿甚至化脓导致发热，虽外有太阳病发热恶寒之形证，也因热毒结聚导致，若去其毒热，其外证则也必解。

欲理解二麻汤的组成和具体方义，还必明白其他药物的功效。务必做到通透理解本方，拿来即可用，用之即有效。

二麻汤其中还有一麻就是麻黄，那么，我们需要再来认识一下麻黄。麻黄这味药容易被人认为是虎狼之药，本来是一味良药，用不好就成了麻烦，因为它惹过一些祸，这个在古今医案里边都有。我初行医时，见父亲经常用麻黄，只是自己多不敢用，怕用不好惹事，因为看过一些用麻黄误治的病案。

有道是：学问与年岁俱长，胆识也当与实践共进。随着实践经验的积累，我对麻黄的使用有了更新的认识。

要认识麻黄，我们还得从经方里边来认识。在《伤寒论》与《金匮要略》中，粗略的统计了一下，用麻黄的方大概有二十八方，其使用规律就是阳证多用，阴证少用；比如大青龙汤用麻黄六两，还有越婢汤，越婢加术汤。汉制一两合公制约 15.6g，那么六两就是 90g，这个剂量确实超大。阴证用量轻，如麻黄附子汤，麻黄附子细辛汤，只用二两，就是 30g 多点，这也比我们经常使用剂量要大。

阴证用量是阳证用量的三分之一，阴阳用法判然如此。这都是因为以阳气的多少来决定用量。阳气，在阳证阳气有余就是邪气，在阴证阳气不足就是正虚。所谓麻黄发阳，即发越阳气。阳证阳气旺盛，正邪相搏，应以祛邪为主；阴证阳气衰弱，邪少虚多，当以扶正为要。

发汗，麻黄必须配伍桂枝，所谓发表不远热。比如麻黄汤、葛根汤，麻黄用三两，桂枝用二两，比例是三比二。那么我们二麻汤为什么不用桂枝，这个问题下文即有详细分解。

大青龙汤证因有郁热，桂枝虽然也用二两，却只是麻黄的三分之一。麻黄配伍生姜也是常法，大青龙汤用生姜三两，用量超过桂枝，药后无须温覆，即可汗出。

越婢及越婢加术汤也用生姜三两，是为协助麻黄散水气，不与桂枝为伍就不是为了发汗，而是为了发散肌表水气。那么，麻黄汤的发汗力度不及大青龙汤，其机巧在于麻、桂的比例，以及是否用生姜。

葛根汤虽然也用生姜三两，是在桂枝汤的基础上加了葛根与麻黄，其中有芍药，那样发汗力度就小了不少。而大青龙汤则不然，同时用桂枝与生姜助大发汗，用大枣的目的就是为了濡养津液，防止汗出伤津。

分析麻黄用量及麻、桂方的药味变化，其制方严谨与移步换形之妙就可见一斑了。所以中医处方并非是想象，是根据症候表现来严谨制方的，能达到制方严谨，就会效如桴鼓。

《神农本草经》云："麻黄，味苦，温，主中风伤寒，头痛，温疟，发表出汗，去邪热气，止咳逆上气，除寒热，破症坚积聚"。那么"温疟"是什么？《素问·疟论》："先热而后寒也，亦以时作，名曰温疟。"这个温疟必然会有发热恶寒，是疟疾中的一种，既然有寒热，即可用麻黄发汗。在《金匮要略·疟病脉证并治》中，张仲景也有温疟的论述："温疟其脉如平，身无寒但热，骨结痛烦，时呕，白虎桂枝汤主之。"这个与内经所说的有些差别，无寒但热用白虎加桂枝汤治疗，那么，这就提示了一个问题，即热病无恶寒即不可用麻黄，这也是一定的，不可犯禁，犯禁必错，这个就是我们现在说的禁忌证。这是一般规律，是在发热性质的疾病里边的，特殊的不在此例。

当然，并非是说有内热就不可用麻黄，比如麻杏石甘汤、大青龙汤、小青龙加石膏汤等方都能治疗温热，要用麻黄伍石膏即可。

汉唐以后，特别是到了明清以后治疗热病的，多不喜用麻黄，畏麻黄如虎。药不配伍不成方，配伍就是取它的治疗作用，而避免它的不良反应。那么，温热初起，麻黄剂并非绝对不可涉足。我开始行医的时候，经验不足，也可以说是被一些医家所影响，治热病只要见咽喉疼痛，舌红苔黄即不敢使用麻黄剂，多取连翘、金银花、荆芥、薄荷、桑叶、菊花等平和之品，然而疗效多不尽人意。

在十几年前就摸索此类病的治法，虽然不敢随意应用麻黄剂，也根据大青龙汤证治疗体例，再参考银翘散和张锡纯的清解、凉解、寒解三方的应用，发明了"代大青龙汤"，疗效可以说高于银翘散和张锡纯的三方，这是个创新。

代大青龙汤可以变化药量决定偏辛温还是辛凉，所以方中药味就有个区间，不是一成不变的。这个也是学习张仲景变化麻黄、桂枝的剂量，或加减一二味，有桂麻各半、桂枝二麻黄一、桂枝二越婢一汤的意义一样。

根据经典对咽痛及咽喉不利的论述及治法，我又在实践中把麻黄与升麻，甘草与桔梗等合用，发明了"二麻汤"。用于治疗以发热、恶寒，伴随咽喉红肿、疼痛为主的热病，多在一二剂即愈。但是，扁桃体已经化脓了的，治疗过程就要长一些，因为已经有了实质性的病变，生疮了就有个痊愈的过程。

小儿常患咽喉之病，见发热咽痛甚至寒战高热，扁桃体红肿甚至化脓，这个传统叫乳蛾，发作有单侧叫单蛾，双侧叫双蛾，现在多予抗感染治疗，然多反复发作，缠绵难愈，久而久之，扁桃体肿大，堵塞气道。有不少小儿被割去扁桃体，以杜绝感染发热之根，岂不知扁桃体乃人体之门户，遭外感之邪毒，此腺首当其冲，割去此腺体，其弊当大于利。因此病为临床常见问题，常以发热来诊，观察咽喉，一旦红肿热痛，其病多难一二日可愈，甚至导致化脓。

中医本可治急证，亦可药到病除。我在实践中，常以辛凉透解，清肺胃利咽败毒为治，以银翘散化裁，效多亦可，然多有吃药数剂而不愈者，这就引来了思考。咽喉疼痛红肿导致发热，虽有太阳病发热之形证，也因毒热结聚使然，这个毒热结聚不去，即成潜伏的病气，也叫伏气，导致反复发病。去其毒热，其外也必解。故而在实践中取麻黄升麻汤意，发越阳气之郁，解咽喉之毒，荆芥本能发散治疮毒，又能协助麻黄解表，再配治伏热少阴之甘草桔梗汤，取用疮家圣药且本有发散之力的连翘，加玄参咸凉养阴泻火解毒，淡竹叶导热从小便下行，再用石膏清解肺胃之热，诸药同用，表里分消，热毒去而病解。

◇ 二麻汤方（自拟经验方）

治外感内有伏热，证见发热恶寒，甚至寒战高热，咽喉红或红而肿痛，脉浮有力，或脉滑数，舌边、尖红或舌通体红而干，或舌白干苔，或苔见黄色。以 5 岁小儿剂量为例。

麻黄 6 ~ 12g 升麻 6 ~ 12g 连翘 10 ~ 30g 荆芥 10 ~ 30g 甘草 10 ~ 20g
桔梗 6 ~ 12g 玄参 6 ~ 12g 淡竹叶 6 ~ 12g 石膏 10 ~ 15g
煎取 300 ~ 500ml。

此方配伍味甘而微苦，小儿常易接受。治病服药当以取效为准，故每首次温服 100ml 是常用量，不汗当小促其间，可以减少服用量为 50ml，以汗出为度，以此方治此病，常在 2 日左右病解。

歌曰：

> 外感咽痛红肿烧，二麻汤用荆连翘；
>
> 解毒利咽玄甘桔，热重石膏淡竹叶。

一般来说夏日避免用麻黄，但是根据有是证用是方的原则，虽在夏日也不避用麻黄，我们再看看一些本草书籍对麻黄的论述。

《本草正》："麻黄……大能表散风邪，祛除寒毒。一应温疫、疟疾、瘴气、山岚，凡足三阳表实之证，必宜用之。若寒邪深入少阴、厥阴筋骨之间，非用麻黄、官桂不能逐也。但用此之法，自有微妙，则在佐使之间……故仲景诸方，以此为首，实千古之独得者也。今见后人多有畏之为毒药而不敢用，又有谓夏月不宜用麻黄者，皆不达。虽在李氏有云，若过发汗则汗多亡阳，若自汗表虚之人，用之则脱人元气，是皆过用及误用而然，若阴邪深入，则无论冬夏，皆所最宜，又何过之有。此外如手太阴之风寒咳嗽，手少阴之风热斑疹，足少阴之风水肿胀、足厥阴之风痛、目痛，凡宜用散者，唯斯为最。然柴胡、麻黄俱为散邪要药，但阳邪宜柴胡，阴邪宜麻黄，不可不察也。"

《本草正义》也说："麻黄轻清上浮，专疏肺郁，宣泄气机，是为治感第一要药，虽曰解表，实为开肺，虽曰散寒，实为泄邪，风寒固得之而外散，即温热亦无不赖之以宣通。观于《本草经》主中风伤寒，去邪热气，除寒热之说，及后人并治风热斑疹，热痹不仁，温疟岚瘴，其旨可见……"。观此等语，乃临床家真言，麻黄焉可不放心用之？

看象知性，麻黄中空，属于轻浮药。虽曰解表，实为开肺，虽曰散寒，实为泄邪。就是说，麻黄功效虽然说是解表，实际是宣肺、散寒，其实是为了泻邪气；风寒固得之而外散，即温热亦无不赖之以宣通。就是说风寒必须用它，温热也可以借助它的轻浮性质来宣通；后人并治风热斑疹，热痹不仁，温疟岚瘴，其旨可见，麻黄可放心使用了。用错麻黄是因为配伍错误，如治"汗出而喘，无大热者"的麻杏甘石汤，麻黄用四两与杏仁、石膏配伍；治"咳而上气，此为肺胀，其人喘，目如脱状，脉浮大者"的越婢加半夏汤，麻黄用六两与石膏为伍；此等证都可见到汗出，也是治温热方，有是证而用是方，使用麻黄不必畏惧，精义在于禁忌证以及服药之法，所以，就是在冬月，用麻黄也要在汤法中推求，勿犯其禁。

那么，用方、用药法度，是以什么作为标准呢？为了更好地掌握二麻汤的运用标准，我们必须学习以麻黄为主药的大青龙汤。那么，怎样掌握这个标准，先来剖析一个案例。

案例：咽痛发热

王某，12岁，表侄女，2016年4月18日中午诊。

数日前，天阴下雨，气温下降，没加衣服，又在姥姥家食凉面加辣椒油一大碗，翌日即咽痛发热。

分析：外感，必然有它的外在因素，天阴下雨，气温下降，身体受到外寒，又加上吃了凉辣的食物，引动了身体的防御反应。咽痛，我们现在认为是感染性质的问题。孩子妈妈是医院护士，带去做雾化一两次，并口服感冒退烧消炎药。汗出热去又复来，如是者已经三日。现在，孩子咽喉还不舒服。那么，我们如何诊断治疗？

首先，看形态，孩子体格壮实，这侄女个子大，12岁估计已经50kg，属于那种喝凉水都长肉的类型。那么发热，我们如何判断虚实？做个简单的触诊，摸后背干热无汗。干热，好像是西医的名词，还有个湿热，我们中医没这个说法，只有无汗与有汗。如何判定有汗与无汗，摸一摸就知道了。干热，就是无汗；湿热，就是有汗。这是手下的感觉，不是患者的表述。摸到干的、热的，就是发热无汗；摸到湿的、热的，就是发热汗出。中西医学本来是相通的，只是表述形式不一样而已。

那么，摸到干热无汗，发热持续，怎么治疗呢？还有下一步的诊断：舌淡红，苔薄微干。舌淡红，是说舌体的颜色，舌象淡红是本色，无什么特别的意义，也就是说她脏腑无热；苔薄微干，舌苔薄，说明无里热证，是在表，微干说明是发热导致的；无口渴，没到口渴的程度，说明病情还浅表；微咳，嗓子不舒服，咽痒，咳几声是很正常。脉实有力。也不用再分辨什么浮紧浮数，摸一摸有力无力，虚实立刻可以辨明，再说了，体格壮实，也没有什么虚。毫无疑问，可予大青龙汤 1 剂。

净麻黄 24g　桂枝 8g　杏仁泥 8g　生甘草 8g　生石膏（打碎末）20g　生姜（切）15g　大枣（掰）3 枚

上方用水 1200ml，煮取 500ml，嘱温分 5 次服，汗不出即小促其间续服之。

用方，服法很重要，所谓小促其间，就是吃药没见效，再缩短服药时间，1～2 小时的样子，以达到血药浓度才有治疗效果，至傍晚汗出热退，二便通畅而病解。

再学习一下经典，来看看大青龙汤条文："太阳中风，脉浮紧，发热恶寒，身疼痛，不汗出而烦躁者，大青龙汤主之。"发热，不汗出，有自感，也有他感，以感官来确认就是干热，皮肤不湿润，干燥而热。"若脉微弱，汗出恶风者，不可服，服之则厥逆，筋惕肉瞤，此为逆也。"意思就是说，脉无力，有汗，即使怕风恶寒也不能服，因为在表的阳气不重，这是大青龙汤的禁忌，掌握这个，至关重要，错用即会发生危险，用错了，就会汗出更厉害，以至于手足发冷，筋脉肌肉跳动。

那么，大青龙汤到底是个啥样子的虎狼之方？

◇ 大青龙汤方

麻黄（去节）六两　桂枝二两　甘草（炙）二两　杏仁（去皮，尖）四十枚
生姜（切）三两　大枣（擘）十二枚　石膏（碎，绵裹）如鸡子大

麻黄去节，就是净麻黄，节有收汗之功，前面我们学习过，麻黄不配伍桂枝，

便少发汗之力。我们用中药，要讲求性味。麻黄六两，汉制换算到公制约 90g，这个剂量是很大的。那么，怎样用这么大的剂量，既能取得疗效，又不发生危险呢？来看看张仲景的教诲："右七味，以水九升，先煮麻黄，减二升，去上沫，内诸药，煮取三升，去滓，温服一升，取微似汗，汗出多者，温粉扑之。一服汗者，停后服。若复服，汗多亡阳，遂虚恶风，烦躁不得眠也"。九升，约合 1800ml，先熬麻黄，因为剂量大，麻黄先熬去掉上面的泡沫，因为这个泡沫吃了会叫人心烦。放置太久的，陈的就不必先熬。煮取三升，也就是 600ml，去滓，温服一升，取微似汗。

熬药，不是我们现在一般理解的熬药多长时间的问题，是以用水量为标准的，二千年前就有标准了。

温服一升，约 200ml，这个也符合我们现在的口服用量。取微似汗，即服药了，达到有微微汗出的目的，这就是发汗的标准。达到，掌握这个标准，就是个关键的问题，细微之处，才能体现出真正的中医医术。发汗得有个度，掌握这个度很重要，那么如何来掌握这个度呢？就是服药后不能大汗淋漓，一般来说，像大青龙汤这样的重剂，针对的病情较急。所以，我们在实际运用中，可以放大剂量，多煮一些汤药出来。针对小孩用大青龙汤这样的汤药，更是要注意每次的服药量，小儿多不愿意服药，所以要尽量浓缩一些，以提高汤药的浓度，也可以少少频服，这是变通之法。

假设一个一二岁的孩子，初次服用药量 20～30ml 即可，几汤勺而已，服药后观察 20～30 分钟，就要判断药是否起效了，怎么判断呢？如果看见小孩额头上有汗珠子流，这就说明第一次服药量已经过多。最合适的出汗是摸前心后背有湿润的感觉，这个时候就是要继续服药，遵照少量频服的方法，以免药量过剂。最少可以在 30 分钟左右，最多不超过 2 个小时。即使投方正确，有些时候，在初几次服药的过程中，如"天气郁蒸而雨作，人身烦闷而汗出"，发热汗出之前，体温或许还会升高一些，干热无汗，遇到这个情况，不要怀疑你的方错了，要继续服药，一直到汗出，这种频服少服的方法，能保证用方用药安全。

见到汗出，也不一定会马上完全退热。为了达到"脉静身凉"的目的，我们还是要继续少量的服药，以使接续微微汗出。从小儿的状态看，热解后，多会索食。一般发热的小孩，都会食欲不振，吃东西是没有胃口的。我们常常借助体温计来判断是否热退病解，这里边有错误，不要太相信体温计。摸摸脉，无躁动的感觉了，这才算是真正的热解，这叫脉静。还有一种情况，精神、饮食、二便都已经没有问题。但体温仍然没有降下来，还是要继续少量服药，这个时候，脉一定不安静，小孩表述不出来，我们只能从这些表现来判断，即看面色，看状态，摸身体。

热病解后，不要随意让小孩多食，而是应该吃容易消化的、清淡的饮食，更不要在有风大的地方逗留，以免吹风复感。还有，在发汗解表的过程中，随着汗出慢慢多了，衣服会湿润，这时候要用干毛巾垫在小孩的后背上，以免汗湿衣服凉了后背，有条件的可以换内衣。在服药过程中，如果汗难出，可以抱在大人怀中，或者适当的盖被子，这叫温覆取汗。即使想以擦拭去热的方法，也该用温热的毛巾适当擦前心后背，或额头、腋窝等处，万万不可以用凉毛巾擦拭，凉毛巾顶多可以在高热不解的情况下，覆盖在额头上即可，因为本来汗孔就是闭合不出汗的，再以凉的毛巾擦拭，会更加闭合汗孔。这些都是要注意的问题，也叫将息法，就是现在说的临床护理。护理做好了，会提高药物的疗效。

在大青龙汤组方里边，有一味药是桂枝。因为二麻汤所主治的发热，是针对咽喉肿痛，甚至平素就有伏热，也就是有内热的问题，常见舌体发红，还有红点，加上舌苔淡黄稍厚，特别是舌尖发红，那么可以断定这个小孩平素就有潜伏的里热，那就绝对不可用桂枝了。所谓"桂枝下咽，阳甚则毙"，当然，不一定就有那么严重，起码是会使里热加重。不用桂枝，而取用味辛，性微温的荆芥，再配伍辛凉的连翘，这样，麻黄的发表效力就会大大增加。可能会有疑问？把麻黄剂量加重不就可以了？在实践中，我发现麻黄的质量不一，用量就不易掌握，青色新鲜些的，效力会大一些，陈旧颜色暗而发黄的效力会大减。

还有一个问题，治疗这类因扁桃体发炎甚至化脓的热病，已经不是一般的发热了，想使病情缓解得有个过程，除非能及时用药，有 1 剂而病解的，只要有稍微地延误，多不会 1 剂药热解病愈，至少 2 剂甚至以上，只要见有脓点，多会至少二三日才能愈病。所以，为了安全起见，二麻汤虽然用麻黄，也不随意增加麻黄的剂量，而是增加荆芥、连翘的用量。荆芥性质接近平性，微温，荆芥散风，并可以理血消疮。

《本草纲目》："荆芥，入足厥阴经气分，其功长于祛风邪，散瘀血，破结气，消疮毒。盖厥阴乃风木也，主血而相火寄之。故风病、血病、疮病为要药。""荆芥，治风热在表在上诸症，能泄肺热而达皮毛，风热咳嗽宜之，风热外感头痛寒热，亦是主药。又入血分，清血热，能治咽、喉、口、舌、发颐、大头诸症，亦治疮疡……"。这就是可以大剂量使用荆芥的依据。如果在实践中使用顺手，甚至可以不精确计量，小孩也可使用 50g，甚至 80g，荆芥本来就是食物中药，很安全的，用量多少以得效汗出为标准。

连翘，也是治疮要药，能清热解毒，散结消肿，大剂量还能透热出汗。《本经》："主寒热，鼠瘘，瘰疬，痈肿恶疮，瘿瘤，结热。"看咽喉红肿的程度，可以作为连翘剂量的标准。

甘草、桔梗，合用是甘桔汤。"少阴病，咽痛者，甘草汤主之，不瘥，桔梗汤主之"。这是针对咽痛使用的。此时甘草应当生用，生甘草才能解毒，桔梗祛痰利咽，配伍玄参，玄参咸凉。

《类证活人书》有玄参升麻汤："主治伤寒发汗吐下后，毒气不散，表虚里实，热发于外，故身斑如锦文，甚则烦躁谵语，兼治喉闭肿痛，解热消疮毒。"

玄参升麻汤：玄参、升麻、甘草（炙）各半两。上锉如麻豆大，每服抄五钱匕，以水一盏半，煎至七分，去滓服。

舌尖发红，是使用淡竹叶的证据，淡竹叶清热利尿，可以分解里热从小便而去，石膏与淡竹叶合用，有竹叶石膏汤的意义，用量大小，要以舌象来判断，不是以体温的高低来判断。舌润，在这里一般不会出现，起码是舌干，即使不渴，舌苔厚，甚至发黄，就可以增加石膏的用量，但随意增加石膏用量，也会影响食欲，所以应该斟酌用量。发表清里当如权衡而不失其度。

还有一个问题，此类热病，多是大便较干，甚至干结。如果舌苔腻，可以用滑石而去石膏，这也算是加减法，滑石亦有辛散之力，但发散之比较薄弱，也不能见大便一二日不解，就随意去通大便，随着热解毒消，即使不去刻意去通大便，大便也会解出。因为外邪去内热除，表解里自和，大便自下。

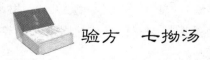

验方　七拗汤

俗话说，感冒咳嗽，伤风咳嗽，伤风感冒都是外感的通俗说法。那么，外感与咳嗽有什么必然的关系？先来看一个医案。

案例：感冒咳嗽

史某，女，39岁，2016年4月1日诊。

述说1月份感冒后，一直咳嗽，时过已经3个月了。

曾自己购感冒药、咳嗽药数种，服用后效果不好，再又去输液治疗。虽然自己感觉感冒已愈，可是咳嗽一直不好。遂住院行全面检查，未发现异常，诊断为过敏性咳嗽，治疗了半个月没有任何效果，患者问个中缘由，医生言待天气暖和会好转。

咳嗽，是肺系疾病引起的症状，我们先来诊断一下。

首先望色，面白，体态中等，看面色形态似乎没有什么大病，但是可以看到听到问题。咳嗽少痰，上气而急，使劲咳，就是没痰，如鲠在喉，咳而不出。上气而急，就是咽喉发痒，一直咳嗽，咳嗽的涕泪俱出。症状弄清楚了，接着切脉，脉之浮紧。浮，就是搭手即可感觉到脉搏的跳动，紧就是紧张的感觉。脉诀说：紧似转索。转索是什么意思？如去摸拧紧了转动的绳子那样的感觉。就像过去制作麻绳的作坊，绞紧麻绳后，手摸上去那样的感觉。脉浮紧是表证的脉象。下一步再求佐证，舌淡苔薄白，这是佐证之一；问头疼否，说咳则头疼不已，问怕冷么，言时感拘束而恶风。我诊断是感冒引起的咳嗽，患者很疑惑，我病三个月了，还是感冒？为什么3个月了还是感冒，这个是有证据支持，毋庸置疑的。也许是感冒虽然觉得是好了，但并没有好彻底，又复感了。

我们再从《伤寒论》里继续求证："太阳病之为病，脉浮，头项强痛而恶寒。"患者没有恶寒，时感拘束而恶风。拘束，即自我身体的感觉，不舒畅，拘拘束束，见风感觉怕冷，这就是表证的证据。

那么怎么治疗？予三拗汤加味。

麻黄10g 杏仁10g 甘草10g 荆芥10g 防风8g 桔梗10g 紫菀12g 陈皮8g 生姜5片

7剂。7剂药一起代煎，共取3000ml，一次服150ml，日三次温服。

与言服此药后即有微汗出，咳嗽亦当有痰出则愈。

咳嗽痰难咳出来，这是表邪郁闭肺气的表现。汗出，是发表而宣发肺气，咳痰利索，是肺气得开的表现。像这种感冒后咳嗽，查体温一般有37℃左右的低热，凭借患者与医者的自感与他感，也会发现低热，会长期咳嗽不愈。

4月8日电告服药已5天，药后正如所言，常身体发热欲出汗，特别是夜间

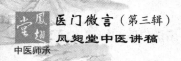

睡觉捂暖和了有汗出。3 个月咳嗽服药数日即愈，还有 2 天药浪费了。

这样的案子，是平常经常遇到的，症状不尽相同，但是病机是一样的。辨之法在于舌、脉、证。就如本案舌淡苔薄白，脉浮紧，头痛，恶风，咳嗽，就是表不解肺气郁闭的证据。

那么什么是三拗汤，它的组成与意义是什么？

《太平惠民和剂局方》卷二："治感冒风邪，鼻塞声重，语音不出；或伤风伤冷，头痛目眩，四肢拘倦，咳嗽多痰，胸满气短。"

◇ 三拗汤方

甘草（不炙） 麻黄（不去根、节） 杏仁（不去皮、尖）

上等分，为粗散。每服五钱，水一盏半，姜五片，同煎至一盏，去滓，通口服，以衣被盖覆睡，取微汗为度。

《局方》是政府修订的大众方，其中散剂很多，药房制作成成药，为的是方便患者。三拗汤这个方三味药，用麻黄、杏仁、甘草组成的小方有什么意义呢？

感冒风邪，是我们现在说的感冒，伤风受寒外感了。咳嗽，就是感冒引起支气管炎发作，鼻塞声重，这个症状我们都有体验。鼻黏膜肿胀，通气功能受到影响，发声也会有变化，这个现象在《伤寒论》里面也有描述，叫鼻鸣。

感冒发热，头痛，头晕是常见的症状，那么目为什么会眩？是因为鼻塞不通之故。我们都知道，大眼角下有鼻泪管与鼻腔相通，这是生理结构，鼻黏膜肿胀，分泌鼻涕增多，也会影响眼泪从鼻泪管流入鼻腔，会有个眼泪汪汪的现象，就会产生"目眩"。四肢倦怠，就是乏力不想动作，那是因为发热的原因。咳嗽多痰就是支气管炎"发炎"了，发炎是什么？按照西医学的认识，发炎的基本病理就是局部组织水肿、充血、肿胀这样的现象，这些现象必然会使支气管的分泌物增多，这就产生了痰，这个痰是病理产物，胸满气短是痰阻碍呼吸通道的病理反应，所以治疗咳嗽时祛痰是第一要务，不然会影响到正常生理功能。

我们用麻黄、杏仁、甘草这三味药物组成的方，就是要解除这些病理反应。麻黄发表出汗解热，宣肺平喘；杏仁降肺气止咳；甘草祛痰。甘草在此处用，一般认为是调和性味，其实，甘草有很好的祛痰功效。一宣发，一肃降，生甘草祛痰，祛除病理产物，合乎肺脏的生理功能，用药治疗使其复常。这三味简单的组合用药，就可以解决大部分感冒、发热、咳嗽的问题。

肺通于鼻窍，与汗孔也是相通的，汗孔失去了开合的功能，鼻窍也会不通，这个也是我们都知道的慢性鼻炎的症状。那么，所谓的鼻炎也与感冒息息相关，肺脏失去了正常的宣发与肃降的功能，所以慢性鼻炎也可用三拗汤。

麻黄，在麻黄汤、青龙汤里边要求去节，这是古代的用药标准，到了宋朝甚至以后，好像对于这个要求已经不再那么严格了，所以，现在的麻黄，多掺杂有根节，有了一部分收涩的功效，麻黄根是收涩药，能止汗。杏仁，经方要求去皮、尖，现在我们知道杏仁的有效成分多含在皮尖里面，可能是那时候，用药剂量比较重的缘故，这个应该是历史原因，也是实事求是。我用杏仁，从不去皮、尖。现在用杏仁，一般用10g左右，不去皮尖，捣碎即可，处方叫杏仁泥。

这种散剂，还需要煮汤服的，每次用量15～20g即可。服药后，遵照以衣被盖覆睡，取微汗为度的原则，说明，此方有发散功效。也就是说，药后当有汗出，才能达到疗效，那么，它就应该是解表剂。本方与麻黄汤比较，去桂枝，则发汗力减，就属于平剂了，所以，应该掌握它的用法，它所治疗的症候乃以伤风受寒咳嗽为主，它是简化的麻黄汤与小青龙汤，比较适应大众化。

方义：风寒外束，肺气不宣，鼻塞声重，肺气上逆则咳喘生，故以麻黄宣肺平喘，杏仁降气止咳，甘草不炙，即有清解与止咳的功效。诸药合用宣肺、止咳、平喘。本方功效，可用于治疗感冒、流行性感冒（简称流感）、急慢性支气管炎、支气管哮喘等符合上述有表证症候的患者。这是个基础方，我们在运用的时候，多有根据症候的表现，需要加味，也就是说，病情不是单一的，就必须加味，在这里，三拗汤也就成了基础方，是方根。

《证治准绳·幼科》在本方基础上，加入荆芥、桔梗，称为五拗汤。加桔梗是为了祛痰利咽，加荆芥是加重散风解表的功效。

荆芥，芳香，味辛、微温，有发表、祛风、理血的功效。在实际运用中，荆芥可与寒热、温凉诸药配伍，故寒温之外感皆可以通用，取其功效即可，因其性质不偏，性质平和，祛风可用小量，常用10g左右即可。发表出汗可用大量，常可用至30g甚至更多。对于发热恶寒无汗束表不解，荆芥小儿也可用至30g甚至以上。有麻黄、桂枝之解表功效，而无误用麻黄、桂枝之弊端，荆芥作用很多，甚至比麻黄使用率更高的一味良药，而且价格低廉，药源易得，房前屋后皆可种植，新鲜生药疗效更好。荆芥与防风常相须为用，随寒热也可与紫苏叶、薄荷配伍使用。

桔梗味苦、性平，功能祛痰利咽而开提肺气，所谓开提肺气，就是祛痰（通气道）。痰液是病理产物，我们现在叫上呼吸道感染，这个感染，似乎范围小了一些。有感染，必然有炎症反应，即使无感染，吹风受凉，引起呼吸道的过敏性反应，也会有炎症反应的基本病理表现。即使是无外来的致病因素，也会有本身体内的菌群失调，所以，感染不一定就是外来病邪侵犯。比如受凉，引起机体的反应，存在机体的某些菌群就会大量过度增生，所以也会出现所谓的感染。调整机体的应对状态，也就平复了炎症反应的感染。那么，痰是炎症反应的病理产物，我们用桔梗的目的，就是刺激多产生呼吸道分泌物以祛除病理产物，是刺激性的排痰药，大凡外感咳嗽痰不易咯出者，用桔梗即能达到祛痰的目的。

三拗汤在实际运用中应该视病情症候而酌情加味，如表证急，发热恶寒、无汗，可加入荆芥、防风、紫苏叶等发汗解表；里证急，上气咳逆、喘息，可加入枇杷叶、旋覆花等肃降肺气；肺热者，可加入黄芩、石膏、鱼腥草等清邪热壅肺；肺寒有饮者，可加入干姜、细辛、五味子温肺蠲饮；肺热而燥者可入桑叶、沙参、麦冬、玉竹等清热养阴；肺寒而燥者可入紫菀、当归等温润肺脏。

在清代医家程钟龄《医学心悟·卷三》有个治疗咳嗽的方子叫止嗽散，治诸般咳嗽。

◇ **止嗽散方**

桔梗（炒）、荆芥、紫菀（蒸）、百部（蒸）、白前（蒸）各二斤　甘草（炒）十二两　陈皮（水洗去白）一斤

共为末。每服三钱，开水调下，食后临卧服，初感风寒，生姜汤调下。

予制此药普送，只前七味，服者多效。或问："药极轻微，而取效甚广，何也？"予曰："药不贵险峻，唯期中病而已，此方系予苦心揣摩而得也。"

盖肺体属金，畏火者也，过热则咳；金性刚燥恶冷者也，过寒亦咳。肺如钟，撞则鸣，风寒入，外撞鸣。且肺为娇脏，攻击之剂概不任受；而外主皮毛，最易受邪，不行表散则邪气流连而不解。经曰：微寒微咳。寒之感也，若小寇然，启门逐之即去矣。医者不审，妄用清凉酸涩之剂，未免闭门留寇，寇欲出而无门，

必至穿逾而走，则咳而见红。

本方温润，不寒不热，既无攻击过当之虞，大有启门驱贼之势，也是平和之剂。荆芥祛风解表，桔梗、陈皮宣肺理气，紫菀、百部、白前、甘草止咳化痰。七味相配，共奏宣肺解表、止嗽化痰之功。风寒重，即加生姜煎服，宣散之力更大。

临床实践，百部虽止咳化痰很好，不过味道不怎么好，所以一般少用，而独用紫菀一味，紫菀温润肺脏，化痰止咳功效甚好。若表邪重，还可加入前胡，前胡不但可以化痰止咳，还有解表功效。止嗽散，对于微寒、微咳功效不错，临床中也可单独使用。

我用三拗汤与止嗽散化裁，就得到个经验方七拗汤。

◇ 七拗汤方（自拟经验方）

麻黄6～12g　杏仁(捣泥)6～12g　生甘草6～12g　桔梗6～10g　荆芥6～30g　前胡9～12g　蜜紫菀9～12g　生姜数片

水600～1200ml，煮取200～500ml。小儿每次温服20～50ml，成人每次温服100～150ml。

歌曰：

感冒咳嗽有良方，多用验方七拗汤；

麻黄杏仁生甘草，桔梗荆前紫菀彰。

本方药味精炼，味道甘美，尤宜小儿，治外感咳嗽，投方即效。

加减法：发热、恶寒、头痛，荆芥重用20～30g；舌淡胖，苔白，肺素有寒而夹饮，加干姜6～10g，细辛3～6g，五味子6～10g；舌红苔干，或薄黄而燥，或大便干结，加生石膏10～15g；若苔黄腻，是夹湿热，加滑石10～20g。

实践经验证明，本方对普通感冒、流感等外感疾病，以发热、咽痛、咳嗽为主要症候者，都有确切的疗效。

我还在三拗汤的基础上，入桑白皮、葶苈子，称之为"麻杏桑葶汤"，治老少感冒风寒，肺中积痰生饮，或肺气肿、肺心病水饮积于胸中，肺气壅塞不利，上气喘急，面目浮肿，为救肺苦逆上气，泻痰饮上泛高原之良方。肺脏位高，犹如高原，用葶苈子需微炒香，捣碎入煎良，可视病之缓急，用量6～30g。葶苈子、桑白皮可强心、利尿，对肺心病发作效果良好，也属于对症治疗药味，

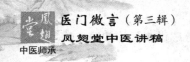

解除肺气壅塞，呼吸急迫。用药来源是葶苈大枣泻肺汤与泻白散。

本讲代大青龙汤、二麻汤、七拗汤三方，是我从医数十年临床实践，在经方以及名方基础上得来的几个常用效验方，掌握这几个方的运用，就能快速治疗外感热病，阻断病情的发展，也算是中医入门的捷径了。

第三讲　凤翅医话

导读：凤翅医话系列文章，在网络流传甚广，被中医临床医生和广大中医爱好者所喜爱。所作有对治法治则的细致探讨，也有对医理药理的深刻认识，其中不乏临证经验与真知灼见，可师可法。洞察病机皆学问，人情练达成篇章。讲述娓娓道来，深入浅出；文字从心流露，雅俗共赏。本篇再次带您走进为医者诊治疾病的心路历程！

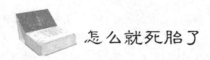

怎么就死胎了

余以妇科业医，故所治女子杂病甚多，也兼通男科，旁及外感、诸杂病。其中孕、产，原来是传统妇科所治与关切的内容。现在，有新法接生以及剖腹产，中医在产科这一块儿已经失去了作用，只有产后病还有所涉及，而孕育这一块儿，中医还没有失去价值。常有不孕者，千方百计而不能，而中医就能搞定。随着医学科学的进步，以及机器的广泛使用，早孕者也就成了现代妇产科密切监测的对象之一，孕期跟踪检查可以优生优育。也常常遇到一些莫名其妙的问题，百思而不得其解，比如，早孕而胎死腹中。

余夫人表弟媳妇的小表弟媳妇，34 岁，已生一女 6 岁，想生二胎也是在情理中的事情。数年前，当艾灸这个传统祛除寒邪的技术被神话后，满街都是什么艾灸养生、艾灸减肥等神效的店铺，因身体已经有些发福，故而去艾灸祛寒减肥，不料正值经期，"火气虽微，内攻有力，焦骨伤筋，血难复也"，随即经期过后而血漏下不止半月余，来诊予清凉止血之药 2 剂乃愈。其后 2

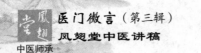
年，虽怀孕 2 次，然每至停经不足半月即漏血。去医院检查，医生云见胚胎只是一空壳，并不能成孕，数次刮宫去之。2016 年 6 月 27 日，此妹子来求诊，言月信已过期十余天未至，早孕试条检查确实怀孕，又见漏血，腹有隐痛下坠之感。去医院 B 超检查又云只是一空壳，疑似非胎，吸取上两次教训，故来问诊。

脉之沉而细涩，竟然不见孕脉搏指之象，治当予升提固胎、温宫止血之法，疏方如下。

柴胡 6g　当归 8g　白芍 6g　川芎 6g　延胡索 6g　小茴香 4g　肉桂 2g　荆芥炭 10g　蒲黄 4g　桑寄生 15g　甘草 6g　生姜 4 片　大枣 4 枚

4 剂，以期助胎成孕。4 日药尽后，来电说漏血已无，嘱观察数日再议。

7 月 14 日，再来求诊。言自血止之后数日，再去 B 超检查，医生言此次胎已活，便静心养胎，这几日反应甚大，呕吐清水，不欲饮食，来索方治疗。脉之滑动搏指，胎脉甚显，舌淡苔薄，予方如下。

柴胡 8g　甘草 6g　半夏 8g　当归 6g　蒲黄 4g　白芍 6g　白术 6g　茯苓 6g　生姜 6 片　大枣 4 枚

4 剂，药后即安。

胎在腹中不见生长的问题，古人早有论述，一般认为，胎元在胞，由血气资养，若气血亏损，加之胞脏冷者，则胎萎伏不长，这与植物种子扎根发芽生长期间水分不足及营养不良类似。也有因原来胞宫有死血未去而害胎者，当祛除瘀血而养胎，这也恰如植物种子扎根发芽生长过程中，因土壤板结当松土者。但是，胎萎不长一般发生在孕 4、5 月左右，而我所遇到的多是在早孕期间，由产检发现的所谓死胎，不知产科医生如何判断胎死，是确实如此，还是判断失误，抑或是医学的误区，不得而知。总之，从中医的观点来看，即使胎在早期因故死于腹中，想必身体会自我识别而主动祛除之，如果人工介入，予手术等方式帮助祛除，或许会违背自然规律而遗害，现在女子不孕者愈来愈多，恐怕这过多的人工介入也是其中的原因之一吧！

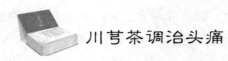

川芎茶调治头痛

歌曰：川芎茶调用荆防，辛芷薄荷甘草羌；祛风散寒并解表，偏正头痛自尔康。

川芎茶调散出自《太平惠民和剂局方》，方用薄荷叶（不见火）八两，川芎、荆芥（去梗）各四两，香附子（炒）八两（别本作细辛去芦一两），防风（去芦）一两半，白芷、羌活、甘草各二两，为细末。每服二钱，食后，茶清调下。治丈夫、妇人诸风上攻，头目昏重，偏正头疼，鼻塞声重；伤风壮热，肢体烦疼，肌肉蠕动，膈热痰盛，妇人血风攻注，太阳穴疼，但是感风气，悉皆治之。常服清头目。方中川芎善治少阳经头痛，羌活善治太阳经头痛，白芷善治阳明经头痛，均为主药；荆芥、薄荷、防风升散上行，疏散上部风邪；细辛祛风散寒止痛，配合荆、防、薄荷，增强疏风止痛之效；甘草和中益气，调和诸药，使升散不致耗气；用茶清调服，乃取茶叶苦寒之性，既能上清风热，又能监制风药过于温燥升散，使之升中有降，诸药合用，共奏疏风止痛之功。临床使用，当在辨证的基础上增损药味，不可胶柱鼓瑟。久病入络，常加味虫药通络止痛。

案例一：头痛多年

吴某，男，80 岁，襄阳市政府退休老干部。2016 年 5 月 7 日初诊。

患者自诉：头疼病约 40 年。起病于援藏工作期间，因不服水土，不耐高寒缺氧而患病。归襄阳后，头疼头重，疼痛涉及整个头部，长期有如戴厚帽感。被诊断为血管神经性头痛，中西医长期治疗竟然不愈，长期服止痛西药以及治头疼中成药。近数年来，头疼部位集中在两侧，怕风，即使夏天也不敢脱去帽子，见风头痛甚。

看体格壮实，左脉浮取而弦细，重取滑，右脉但滑而实，舌淡苔薄微黄，饮食、二便如常。此风寒之邪留恋在血络不去，郁而化热，当祛风散寒，清热通络为治。化裁川芎茶调散，疏方如下。

荆芥 12g　防风 8g　薄荷 6g　黄芩 6g　甘草 6g　川芎 10g　白芷 6g　细辛 3g　全蝎 6g　生姜 4 片

7 剂，1 日 1 剂，水煎温分三服。

5 月 18 日二诊：述因患病太久，已失去治疗信心，7 剂药服完后不想再治，但是感觉药服完后，虽然头疼未愈，不服西药止痛药亦可忍受，说明药已生效，

221

故而延迟数日仍然来诊。脉之浮脉已不见，两手六部俱见缓滑。看舌上有苔厚而黄，上方去黄芩之苦燥，加石膏10g辛凉发散，甘寒清热，仍予7剂。

5月24日三诊：述头疼轻微，已经停服所有西药与中成药。上方加味白僵虫6g，以加重通络之力，再予7剂。27日来电咨询，说药未服完，头已不痛，问吃完后还需不需要服药，与言药尽再来，看还需治否。

5月26日四诊：患者言我病时间太久，需再服药巩固治疗。问此次服药后情况如何，言停药2日又疼，只是疼痛不厉害，未服止痛药。依照二诊方再予7剂。后根据舌苔变化，或再用黄芩清热，或用石膏辛散，或加苍术燥湿，或加葛根升清气，服药至7月中旬，头痛一直未发。为了清除余邪，疏方如下。

荆芥穗250g 防风180g 葛根180g 白芷120g 川芎120g 黄芩60g 苍术60g 细辛60g 甘草120g 薄荷叶120g

共为细末，每日用清茶分二次调服10g以善后。

案例二：头痛头昏

时某，女，22岁，2016年4月13日诊。

自诉约18岁时，思虑过度，导致失眠，神经衰弱，治疗过程及用药不详。2年前出现头痛头昏的症状，后经过治疗，睡眠有所改善，然头痛头昏一直未愈。时至今日，仍感觉项强，头疼以后脑、两太阳穴、前额为主。虽然自觉睡眠时间充足，但是醒来仍然感觉没有睡好，整日头昏欲睡，思维不清。曾服数位老医中药数月而无效，听闻其兄在我处治愈失眠而来诊。

看体质、面色尚可，切脉浮大，沉取有力。舌淡红，苔薄干。问月事无异常，口中常干而欲饮，二便可。此头痛当治在三阳，应祛风清热。

柴葛根15g 荆芥穗12g 关防风10g 薄荷叶6g 川芎片10g 香白芷10g
生甘草6g 生石膏（碎）10g 生姜6片 大枣（瓣）3枚

7剂，水煎服，日1剂。

4月22日二诊：述服上方7剂后，头痛、头昏明显缓解，有时已经感觉不到不适，已无头昏欲睡，思维清晰。只是口干尚有，依上方加石膏为15g，再予7剂。

脑中瘤子如奈何

脑瘤这东西，自从有了高级的影像学检查机器，似乎变得常见许多。就是脑壳里边长了个疙瘩，似乎还有良性、恶性之分，一般的只要检查出来，会"砍"开脑壳，刀割之。

记得十多年前，我诊所隔壁有个卖面条的哥们，是个不错的人，早上吃他的牛油豆腐面，一般会多给一些，人熟多吃二两豆腐嘛。有一日突然感觉脑壳晕，头痛，问我咋了，一般我是不轻易动手给熟人看病的，便请他去医院检查检查再说。这一去不打紧，便再也未有回来。1个月后，他从医院回来了，我问是咋回事，说检查脑壳里边生个瘤子，住医院割了。哦，割了都好，这一下斩草除根了，我说。过了大约不到3个月，他又感觉头晕脑壳痛了，便再一次去住院，这一去，真的未有再回来。后来听他老婆说人不在了，唉！空悲切。

2017年4月21日，从安徽来了个小哥，22岁，职业厨师，在北京打工，说是我某网友的堂弟。大约在2、3月份，工作时发生了头晕的症状，几乎晕倒，大约隔十天左右发作一次。第三次直接晕倒，不省人事，手足抽搐，口吐白沫，如痫状。2017年3月28日，经过首都医科大学附属北京天坛医院影像检查，发现右额叶部有大小约31mm×41mm×36mm的占位病变，怀疑脑瘤，医生建议住院手术治疗。父母惊恐，欲去做手术。某网友说有一个亲戚的小孩，也是脑瘤，做了手术，后来因病去了，这小伙子惧怕"砍"开脑壳，便来求治。

问及发病前后经过，说在北京谈了个女朋友，因自己是乡下人，便常常心里犯愁，便逐渐睡不好，多梦，常常惊醒而不能再入眠，这不没过多久，便发生了头晕欲倒，甚至昏迷抽筋的毛病，检查后爸爸妈妈很害怕，想住医院动手术。今天来刚好距离上一次发病十天了，按它的规律，可能又快发病了。

诊脉弦滑，舌淡红苔薄腻，边有少许黄色，述头昏、头痛，记忆力下降，夜寐易惊，食欲不振，欲呕，余无他症。分析此为柴胡龙骨牡蛎汤证，结合医学检查，处方如下。

柴胡18g　黄芩10g　半夏15g　甘草10g　茯苓（捣碎末）15g　龙骨（捣碎末）10g　牡蛎（捣碎末）15g　南星10g　天竺黄10g　白僵蚕10g　地龙6g　生姜6大片　枣（切）3枚

上方，水 1500ml，煮取 400ml，温分三服。每日 1 剂。

嘱回去先抓 7 剂，喝了反馈。后反馈说，服药之后，诸症缓解，也没有再发作晕倒或者抽筋。

5 月 10 日，蚌埠医学院第一附属医院核磁共振影像报告：右侧额叶见一大小约 40 mm×30 mm×30mm 的占位病变。结论：右侧额叶囊性占位，脑出血吸收后囊腔并周围胶质增生待排。看了这个报告，再问病史，说几年前摔过一跤，磕着了脑袋。嘱继续守方服药。

后来根据舌象的变化，更方如下。

柴胡 18g　黄芩 9g　半夏 15g　甘草 10g　桂枝 12g　白芍 12g　茯苓（捣碎末）15g　龙骨（捣碎末）10g　牡蛎（捣碎末）10g　南星 10g　白僵蚕 10g　地龙 6g　生姜 6 大片　枣（切）3 枚

因为无其他深入检查，故而不能断定此占位病变到底是什么，但是经过一段时间中药治疗，已无任何不适。后来患者在福建姐姐家因为睡眠不好加上做事情劳累发作一次，亲戚家人倍感恐惧，急送回老家，经不住劝说，最终还是做了手术，其后结果尚不得而知。

 异病同治用经方

所谓异病同治，即彼病之症候表现，与此方证立方所治之症候不相同，而病机近似，便可以此方治彼病。异病同治是中医治疗疑难疾病的一大特色，故应常深究之。

三叉神经痛，又称面部神经痛性抽搐，以面部三叉神经分布区域出现的发作性剧痛为主要表现。女性略多，多在中年后起病，随年龄增长而增加。疼痛部位常位于单侧，右侧多见。西医治疗在服药疗效不好的情况下，还会给予手术。确实是个不好治的毛病，虽是筋脉上的问题，无关脏腑，要不了人命，然发作痛苦异常，难于忍受，生不如死。

余二姨妈多年前即患此病，常吃卡马西平，多数时间不发作也没啥大事，发作严重予中药服几剂即刻缓解，时间久了，因不愿接续服药，所以一直还未痊愈。

余一同家姑姑，66岁，就是前面提到严重口腔溃疡、食管溃疡的表妹的妈妈。十五六年前即患此病，也是右侧三叉神经痛。这十几年来，求医甚多，西药、中药、针刺、理疗、埋线等，效或小有，抑或无效，后来没办法还做了一次手术，但是疼痛依然存在。

2016年，大约8月份，这姑姑想起来我这个郎中侄儿，便来诊治。述这个病几乎每天发作，每饭前必须服卡马西平。洗脸、说话，甚至风吹都能诱发。发作时，右半边脸肌肉感觉抽搐，甚至别人可以看到，更是不敢触摸，不敢说话，只能苦笑。痛处好像有个快刀子在剜割，有时又如一个锥子在胡乱锥刺，有时又如一道闪电，反正是痛不欲生。严重的时候，不能吃饭，为了活命，只能用个小勺子盛稀饭，还要冷热适合，从牙缝慢慢塞进去，用舌头慢慢搅动搅动便吞了进去。我给老姑开玩笑说，您老这是"老神经病"，恐怕不好治。

诊脉左弦、紧，稍数，右脉很奇怪，触之如蹦豆，似颤抖，上鱼际，明显与右手节律不同，奇了怪，从来未有得过此脉，难以效象形容。还有手抖的伴随症状。舌淡红，中心略有薄黄苔，大便有时干结，时有口干。予祛风、通络、止痛俗套之方，还用了蝎子等虫子药。诊2次，服药14剂，后无消息。

2017年3月1日再来，言去年服药半月，似乎有效，又似乎无效，本来不想再看，但是疼起来难忍，还是想再找侄儿瞧瞧，多用点心，云云。这一次感觉到了压力，这个疾病怎样才能治疗呢？

细思此病呈发作性，痉挛抽搐，亦如痉病，何不以痉病治之？予桂枝加葛根汤加味。

柴葛根40g　桂枝15g　白芍30g　甘草10g　防风10g　制川乌12g　生石膏15g　川芎10g　延胡索10g　白芷10g　当归10g　生姜6片　大枣4枚

7剂。

2月23日二诊：言此次药，服了大效，也可以开颜哈哈大笑了，卡马西平甚至可以两三天吃一粒也行。再次切脉，右手那个奇怪的脉象好像平复了些，守方再予7剂。

4月27日三诊：脉之两手一致，不弦、不紧、不数，呈柔和之缓象，也不再手抖。西药卡马西平在服中药期间可以不吃，基本也感觉不到大的疼痛，有时候想发作，似乎它又回去了。守方再予7剂。

5月15日四诊：守原方不动，前后服药28剂。6月10日再来抓药7剂，但愿以后这个"老神经病"不再发作。

再说柴胡陷胸汤

小柴胡汤证，除寒热往来之外，见胸胁苦满，默默不欲饮食，心烦喜呕等症；大柴胡汤证，除寒热往来之外，还有呕不止，心下急，心中痞硬，郁郁微烦等候。小柴胡治在上中焦，使气机上下通达，大柴胡则兼泻中下焦之热结在里。

临床所见，柴胡汤证所主症候常相互交错出现，具体操作使用大小柴胡汤时，应该遵循"随证治之"的治疗原则。若有夹证，当合方处治。如小结胸，病证在心下，按之则痛，见脉滑苔黄，是痰热结聚胃脘，当予小陷胸汤。小结胸证若并见呕而胸胁满者，应当合柴胡汤，是为柴胡陷胸汤法。以案说法，可见用合方之妙。

某女，半年前因妇科小恙，服西药、中成药数种，逐渐心下急满，甚则胀痛，胸中食管气堵而噎塞。去中医院问诊某老中医，诊断为肝郁脾虚，服药匝月，病有增无减。自以为患食道癌，又惧怕检查，终日惶恐不安，郁郁寡欢，食欲不振，大便不畅。

望面色淡黄，舌边红，苔黄厚腻，口苦口黏，脉弦而滑，右脉沉取少力，按心下抵抗疼痛。述不能多食，常感食管有气，有黏液堵塞而通行不利，恶心欲呕，心烦不安，若能嗳气则稍舒，头晕目眩，疲乏无力，大便常三五日一解，初硬后溏，数月来已经消瘦十数斤。求证若因心下急结予大柴胡汤下之，然外无寒热，里无燥结，故不恰当；若因郁郁寡欢，嗳气舒适，与疏肝理气，健胃消食，亦隔靴搔痒。遵合方之制，予柴胡陷胸汤法，开上中焦之气闭，通心下痰热之互结。处方如下。

柴胡18g　黄芩9g　半夏9g　黄连3g　枳实10g　芍药10g　全瓜蒌20g　生姜6片

7剂。日1剂，煮取500ml，温分三服。

小柴胡加减法云："若胸中烦而不呕者，去半夏、人参，加瓜蒌实一枚。"此病心烦不安，当不用人参，故不可因右脉弱，疲乏无力而用之；有恶心欲呕，虽心烦亦不可去半夏，又心下按之疼痛，苔黄厚腻，半夏当与瓜蒌实合用，可见小柴胡加减法已暗寓小陷胸汤法。心下急满疼痛，大解不畅，当泻之于内，用枳实开幽通闭，合之芍药解痉缓急，又为大柴胡法，加瓜蒌、黄连，清热、化痰、燥湿，此即为柴胡陷胸汤之来由。

7剂药服后，嗳气通畅，大便顺利，心下急满已减，胸中食管噎塞感几无，舌苔薄黄而腻，药已中病。二三诊再守方14剂后，脉缓有力，只是舌上尚有微腻薄黄苔，虽然食欲旺盛，多食即稍感胃脘痞满不适，予半夏泻心汤加味枳实，补中消痞善后。处方如下。

半夏9g 党参9g 甘草6g 黄芩6g 黄连3g 干姜4g 枳实6g 生姜4片 大枣（切）3枚

7剂。

 ## 乌药小茴与肉桂

乌药与小茴香俱属辛温理气药，都可暖下焦，散冷气，定疼痛，是常用的药对。乌药以浙江天台所产者品质最佳，为道地药材，故常称为"天台乌药"或"台乌药"，为散下焦逆气攻冲疼痛之要药。小茴香多家园栽种，状如蛇床，其形类谷，亦人家佐食之物，可祛寒理气止痛。肉桂辛、甘、热，驱寒行血脉，其味厚沉降，偏暖下焦，可生命门之火。

腹中寒气，攻冲疼痛，谓之寒疝，《金匮要略》腹满寒疝病篇用大建中汤、附子粳米汤、大黄附子汤、乌头煎、乌头桂枝汤等治寒疝诸症，乃治诸寒疝腹痛大法，然寒疝逆气攻冲疼痛者，用辛温理气之药不可或缺，乌药与小茴香常相须为用而取卓效。

吴鞠通《温病条辨》引用李东垣《医学发明》天台乌药散方，治"寒疝少腹或脐旁，下引睾丸，或掣胁，下掣腰，痛不可忍者"，方用乌药与小茴香加味。歌曰：乌药散中茴良姜，青皮槟榔与木香；金铃需用巴豆炒，寒疝攻痛是良方。其方做散，取用方便，乃医必备之药，遇寒疝攻冲疼痛不可忍者，黄酒或姜汤调服，即可援救一时之仓促。

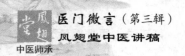

泌尿系结石疼痛发作，痛在少腹或牵掣脐旁，上掣后腰肾区，其痛如绞，下掣前后二阴，欲尿难通，欲便不得，憋胀欲死，甚则手足厥冷，冷汗自出，脉沉紧，其状甚惨，即为寒疝重症，需急方急治之。余在医学实践中发明一方，名二金排石汤，治泌尿系结石，特别是输尿管结石，大小不超过 0.5cm 者，疗效甚佳。方重用广金钱草利尿通淋，鸡内金化石为君，乌药、小茴香辛温祛寒散逆气攻冲，青皮疏肝破气协同散结气，共为臣；芍药、甘草缓痉挛止疼痛，川楝子、延胡索理气止痛为佐；滑石滑窍、车前子利水、川牛膝引导下行共为使。本方可使尿量增加，并可以解除输尿管痉挛，同时有化石功效。本方用药共十二味，二金排石汤常用量如下。

广金钱草 60g　鸡内金（研末分冲）15g　乌药 15g　小茴香 15g　青皮 10g　芍药 20g　甘草 10g　川楝子 10g　延胡索 10g　滑石 20g　车前子 15g　川牛膝 15g

煮取 600ml，温分四服，以小便通利，腹中有气滚动、矢气，为效。疼痛减轻后，续服 3～5 剂。

《金匮要略·妇人妊娠病脉证并治第二十》有桂枝茯苓丸，用桂枝、茯苓、桃仁、丹皮、芍药，等分末之，炼蜜为丸，可化瘀消癥，治妇女胞中血癥瘤疾为害，是常用的中成药。取经典方意，余治女子宫寒，症见月水不利，经血量少色暗，小腹坠胀冷痛，腰酸疲软少力，或漏下黑血不止，脉见尺脉弱涩者，常用肉桂、小茴香与当归、芍药、川芎、丹参、延胡索、炮姜等配伍，于经来前后服之数剂，常收良效。用此等方治久不受孕，或胎萎不长、暗产、滑胎，辨证确属火衰胞寒，血脉瘀滞者，乃不传之秘法。

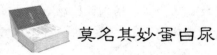

莫名其妙蛋白尿

西医学随着检查技术的进步，在临床中会发现很多隐秘的肾脏疾病，甚至在平常检查身体时就能发现，比如蛋白尿。

蛋白尿按照西医学理论的认识，有生理性与病理性的区别。正常人每天尿中排出的蛋白质一般为 40～80mg，上限为 150mg，称为生理性蛋白尿。由于量少，常规化验检测为阴性，超过 150mg/日，即属于异常蛋白尿，异常性蛋白尿常常是各种肾病的诊断依据之一。人体在剧烈运动、重体力劳动、情绪激动、过冷、过热及在应激状态时，尿中蛋白的排出量均可增多，称一过性蛋白尿，在几小时或数天后即可恢复正常，也属于生理性蛋白尿。

肾病，因为所出现症候的不同，在中医治疗范畴内，有不同的治疗法则，这是中医的特点，故不可因肾病而联想到"肾亏"而"补肾"，当审证求因，辨证施治。

谭某，男，15岁，余一朋友之子。2016年11月13日检查身体，尿检发现尿蛋白（＋＋），尿比重增加，尿酸升高，医院诊断为"慢性肾炎"，用药不详，治疗无效。春节期间住院一段时间，无效，出院后服"黄葵胶囊"。后复查依然，医生欲行肾脏穿刺而确定为何种肾炎，朋友电告此事，余建议不要做有损伤性检查。

3月12日，朋友带儿来求诊。数年不见，小子已成小伙子，身高已近180cm，身体强壮，面色暗红，额头生不少青春痘。脉之浮而缓滑，沉取有力，舌苔腻微黄，舌上些许红点，大便黏腻，小便黄。此"慢性肾炎"并无水肿等症，此蛋白尿因何而来似乎有些莫名其妙。看过检查单，思索如何下手。此子在七八岁时，因为慢性荨麻疹数年不愈，经过余治疗后，这几年从未再发。因家庭条件好，平素爱食荤腥，多饮牛奶，渴则饮瓶装饮料，很少喝水。考虑是否在慢性荨麻疹时，就有尿蛋白，无证据故而不能确定，再考虑平素饮食习惯，结合色、脉，证属瘀浊下注，不可因其有尿蛋白而着眼在"肾"，应当祛风活血，利湿败毒，仿麻黄连翘赤小豆汤法，化裁消风散为治，处方如下。

荆芥穗10g　关防风6g　白鲜皮6g　生甘草6g　当归尾6g　赤芍6g　地肤子12g　土茯苓12g　生姜4片　大枣（切）2枚

7剂。煮取400ml，温分三服。同时忌口荤腥厚味。

由于西医学和中医理论的不同，对疾病命名以及对疾病的表述也有很大的差异，而目前临床上往往以西医学病名为准，造成诊断和治疗上的模糊，如何客观的分辨两者之间的关系，使得可以有效借鉴历代医家的经验，提高临床疗效仍然是个很复杂的课题。西医学认为肾炎多与免疫机制有关，有免疫复合物沉积在肾脏；中医有因风化毒，风毒舍肾，谓之肾风之说，是瘀血败浊留滞而不去，此等认识即有不谋而合之处，故不可认为尿蛋白的出现一定是"肾虚"。

守方服药，至4月10日第四诊后，复查小便，尿蛋白﹣，尿酸恢复到标准范围，

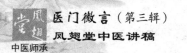
随即停药观察。6月4日，再次复查，未见尿蛋白，只是尿酸稍微增高，嘱仍需忌口。

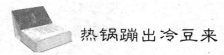

热锅蹦出冷豆来

我们治病，往往在治疗过程中会发生意想不到的情况，就如俗话说的热锅蹦出冷豆来。

王某，女，37岁。2018年1月8日诊。

大约1个月前，感冒发热咳嗽，自购感冒药服之无效，去医院门诊输液治疗一周，发热好像控制住了，"炎症"也消了，只是咳嗽不止。又在中医门诊服中药十余天，效果不显。10天前又感觉左耳气闭不通，闻声不清。来诊头痛，鼻塞，怕冷，咽痒、咳嗽，时有小汗出。望面色白，舌淡苔薄，脉浮稍紧，不呕、不渴，饮食二便可。此太阳病也！外感表未解，肺气郁闭，窍道不通。予桂麻各半汤加味治之。

麻黄12g　桂枝12g　杏仁（捣泥）9g　芍药12g　生甘草9g　白芷9g　蜜紫菀9g　前胡9g　葱白2根　生姜6片　小枣（瓣）3g

上方7剂，共煮取3000ml，每次温服140ml，1日3次。

1月14日复诊。述诸症俱去，唯鼻尚有堵塞感。上方减量，去紫菀、前胡，加辛夷花6g，再予5剂。

1月16日，患者一大早突然来到我的诊所，说这下完了，弄不好要去住院开刀了。我忙问是咋了？说热锅蹦出个冷豆来，前晚孩子吃奶，不小心左侧乳房被压了很久，本来左乳房乳汁就不咋通畅，聚了个大疙瘩，这一压迫，半夜就感觉热痛难忍，并且打寒战，发起了高烧，烧到了40℃，昨天吃了一天阿莫西林加退烧药，没有效果。

脉之浮紧而数，舌红苔白。此乳痈初起，外有太阳形证，无少阳、阳明证，应当表散，加以败毒散结。予方：

荆芥40g　连翘30g　生甘草15g　防风15g　白芷15g　天花粉15g　赤芍10g　瓜蒌（捣烂）15g　象贝母（捣碎）10g

2剂。嘱加生姜10薄片，小枣4枚，水煎服。同时，予芒硝一大把，嘱回去后开水化开，待微温，小毛巾吸附药汁，湿敷乳房包块处。这一去便无消息。

2月24日，患者抱孩子来看感冒发热咳嗽，问及病情，说2剂药只服了1剂，寒热去，包块软，乳汁通畅而病解。实出乎我意料。又问及原来的问题，是第二次药也没吃完，现在只是偶尔打一二个喷嚏，余无不适。嘱注意冷暖，别感冒，自己会好的。

不知解表病难愈

在《伤寒论》里，仲景多有表述表里先后之治则，当遵循。如："伤寒大下后，复发汗，心下痞，恶寒者，表未解也，不可攻痞，当先解表，表解乃可攻痞。解表宜桂枝汤，攻痞宜大黄黄连泻心汤。"又如："伤寒不大便六七日，头痛有热者，与承气汤。其小便清者，知不在里，仍在表也，当须发汗。若（苦）头痛者必衄。宜桂枝汤。"这些治疗原则不可违背，违之即犯法度，小病也难治愈。

宋某，女59岁。2018年1月10日诊。

述因为有老胃病多年，3个月前胃镜检查说有胃息肉，便手术摘除。谁知术后又住院半月，外甥打灯笼，老胃病照旧。不得已，又请中医治疗胃病1月余，期间又感冒咳嗽，胃愈加不适。来诊时仍然在服治胃病汤药，还有治咳嗽的中成药加杀灭幽门螺杆菌的西药。

刻诊：咽喉不适，咳嗽频繁，咳痰不利，时有稀痰，鼻塞声重。心下饱满，嘈杂似饥，饮食无味，大解不畅。脉之浮紧，问怕冷否？言怕风怕冷，头痛身重，时常低热。看舌淡苔心微腻。此太阳病表未解，约束肺气宣发肃降，积饮生痰，当先治新感，再治其痼疾。方书外感三验方之七拗汤加姜、辛、味。

麻黄9g　杏仁（捣泥）9g　生甘草9g　桔梗6g　荆芥12g　前胡9g　蜜紫菀9g　干姜6g　细辛6g　五味子6g

5剂。共煮取2250ml，每次温服150ml，日三服之。同时停服所有他药。

1月15日二诊：述已很少怕冷，咳嗽时有，胃中不适感也减轻不少，食欲好，大解顺畅。再予上方4剂。

1月20日三诊：咳嗽已愈，要求治老胃病。脉之弦而微紧，舌淡红，舌心有薄黄腻苔，时有嗳气、欲呕，早起口中微苦，口不渴，按心下抵触微痛，自

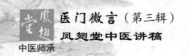

感有物支撑，大便微溏。予柴胡桂枝汤加味。

柴胡 18g　黄芩 6g　桂枝 9g　芍药 9g　生甘草 6g　干姜 9g　生半夏（捣碎）6g　枳实 9g　白术 6g

7 剂。共煮取 3000ml，每次温服 140ml，日三服之。

1 月 27 日四诊：诸症减，守方再予 7 剂。

2 月 6 日五诊：他症俱消，只是时有心下满，再守方 7 剂，嘱每日温服两次即可。

 ## 胃肠功能紊乱症

潘某，女，64 岁。2017 年 8 月 29 日诊。

主诉：慢性胃肠炎数年，久治不愈。症状腹痛腹胀，时有逆气上顶心，嗳气，欲呕，胸胁时满。大便初硬后溏，或日数次腹痛后溏便。心烦，夜尿多。被诊断为"胃肠功能紊乱症"。

望身体瘦高，面白。舌淡红苔薄白。脉双弦，左强右弱。腹肌紧张，脐周深按疼痛。

案议："心腹卒中痛者，柴胡桂枝汤主之。""本太阳病，医反下之，因而腹满时痛者，属太阴也，桂枝加芍药汤主之。"此少阳太阴合病，予柴胡桂枝干姜汤、桂枝加芍药汤化裁治之，处方如下。

柴胡 12g　桂枝 6g　芍药 12g　炙甘草 8g　炒枳壳 9g　台乌药 6g　小茴香 6g　炮干姜 6g　生姜 4 片　大枣（切）3 枚

7 剂。共煮取 3500ml，每日服 500ml，日三夜一分温服之。

9 月 5 日二诊：药已中病，诸症俱减。守方再进 7 剂。

9 月 21 日第三诊，数年之病已基本痊愈。腹不痛不胀，大解 1 日 1 次，多则 2 次，性状干软适中，无其他不适。再与 7 剂。嘱 1 日 2 次，每次温服 150ml 即可。再嘱饮食适其寒温，少食辛辣厚味，防止复发。

胃肠功能紊乱症，是西医学的病名，其症候表现复杂多样，总以胃肠功能不协调，在中医看来属于气机升降失调，辨证施治疗效可靠。